Anaesthesiology and Resuscitation
Anaesthesiologie und Wiederbelebung
Anesthésiologie et Réanimation

13

Infusionstherapie

Bericht über das
Symposion des Physiologisch-Chemischen Institutes
und des Institutes für Anaesthesiologie der Johannes Gutenberg-Universität
am 29. und 30. Oktober 1965 in Mainz

Herausgegeben von
K. Lang, R. Frey und M. Halmágyi

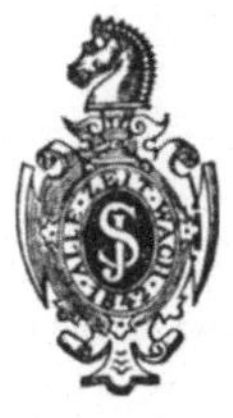

Springer-Verlag Berlin Heidelberg New York 1966

ISBN 978-3-540-03453-7 ISBN 978-3-642-87095-8 (eBook)
DOI 10.1007/978-3-642-87095-8

Titel Nr. 7483

Vorwort

Das von zahlreichen Theoretikern und Klinikern unserem letzten Symposion entgegengebrachte große Interesse hat uns angeregt, auch im Jahre 1965 ein Symposion über Infusionstherapie einzuberufen.

Aus dem weitreichenden Gebiet der Infusionstherapie wurden diejenigen Themen ausgewählt, die in den letzten Jahren durch neue, auch für die Praxis wichtige Ergebnisse wesentlich bereichert wurden.

Wir sind glücklich, daß Seine Magnifizenz der Herr Rektor Prof. Dr. G. FUNKE, Seine Spektabilität Herr Prof. Dr. G. KORTING und der Hausherr Prof. Dr. H. BREDT es uns ermöglichten, das Symposion in den Räumen der Johannes Gutenberg-Universität zu veranstalten.

Den Vorsitz der einzelnen wissenschaftlichen Sitzungen haben dankenswerter Weise die Herren Prof. Dr. M. ALLGÖWER (Chur), Prof. Dr. J. LASSNER (Paris), Prof. Dr. U. KÖTTGEN (Mainz), Prof. Dr. F. KÜMMERLE (Mainz), Prof. Dr. P. SCHÖLMERICH (Mainz) und Prof. Dr. K. SCHÜRMANN (Mainz) übernommen.

Es hat sich wieder als fruchtbar erwiesen, die neuen Forschungsergebnisse zur Diskussion zu stellen und damit einer Kritik zu unterwerfen. Die Zusammenarbeit zwischen Theoretikern und Klinikern ist insbesondere auf dem Gebiet der Infusionstherapie sehr wertvoll. Es steht außer Zweifel, daß diese Zusammenarbeit zu pflegen und zu fördern unsere vornehme Aufgabe ist.

Der Inhalt dieses Buches dient allen Ärzten zur Vertiefung ihres eigenen Wissens und zur Anregung der Forschung.

Mainz, im Januar 1966 Die Herausgeber

Inhaltsverzeichnis

I. SÄURE-BASEN-HAUSHALT

II. HYPERAMMONIAEMIE

III. INFUSIONSTHERAPIE IN DER NEUROCHIRURGIE

IV. DER VENA CAVA-KATHETER UND SEINE GEFAHREN

V. PLASMAEXPANDER

Verzeichnis der Referenten

Ahnefeld, F. W., Priv.-Doz., Institut für Anaesthesiologie der Univ. Mainz und Bundeswehrlazarett Koblenz

Bachmann, K. D., Prof. Dr., Universitäts-Kinderklinik, Köln-Lindenthal

Bässler, R., Priv.-Doz., Pathologisches Institut der Univ. Mainz

Bauer, B. L., Dr. med., Neurochirurgische Universitätsklinik, Gießen

Baur, H., Prof. Dr., München, Trogerstr. 17

Burri, C., Dr. med., Chirurgische Klinik, Kantonsspital Chur (Schweiz)

Czok, H., Priv.-Doz., Physiologisch-Chemisches Institut der Univ. Mainz

Dietz, H., Priv.-Doz., Neurochirurgische Klinik der Univ. Mainz

Dohrmann, R., Professor Dr., Chirurg. Abteilung im Städt. Behring-Krankenhaus, Berlin

Ebert, K., Priv.-Doz. Institut für Technische Chemie der Technischen Hochschule München

Erdmann, G., Prof. Dr., Kinderklinik der Univ. Mainz

Eyrich, K., Dr. med., Chirurgische Universitätsklinik Freiburg

Fischer, F., Dr. med., Institut für Anaesthesiologie der Univ. Mainz

Gerok, W., Priv.-Doz., II. Med. Universitäts-Klinik und Poliklinik, Mainz

Griem, W., Dr. med., Physiologisch-Chemisches Institut der Univ. Mainz

Gruber, U., Dr. med., Schweizerisches-Medizinisches Forschungsinstitut Laboratorium für experimentelle Chirurgie, Davos-Platz (Schweiz) und Chirurgische Universitätsklinik Göteborg (Schweden)

Halmágyi, M., Dr. med., Institut für Anaesthesiologie der Univ. Mainz

Henneberg, U., Dr. med., Anaesthesieabteilung der Medizinischen Fakultät der Freien Univ. Berlin

Herden, H.-N., Dr. med., Anaesthesieabteilung des Allgemeinen Krankenhauses Hamburg-Altona

Hutschenreuter, K., Prof. Dr., Institut für Anaesthesie der Universitäts-Kliniken des Saarlandes Homburg/Saar

Isfort, A., Priv.-Doz., Chir. Universitäts-Klinik, Münster

Langendorf, H., Priv.-Doz., Physiologisch-Chemisches Institut der Univ. Mainz

Lassner, J., Prof. Dr., Institut für Anaesthesiologie der Univ. Paris

Lawin, P., Dr. med., Anaesthesieabteilung des Allgemeinen Krankenhauses Hamburg-Altona

Mappes, G., Priv.-Doz., Chir. Klinik der Univ. Mainz

Müting, D., Prof. Dr., I. Med. Klinik Homburg (Saar)

Nordmann, R., Prof. Dr., Paris-XVIe, 25, Rue Louis David

Opderbecke, H. W., Dr. med., Anaesthesie-Abteilung der Städt.-Krankenanstalten Nürnberg

Pia, H. W., Prof. Dr., Neurochirurgische Universitätsklinik Gießen

Reichelt, A., Dr. med., Orthop. Klinik, König-Ludwig-Haus, Würzburg

Schmidt, K., Priv.-Doz., Neurochirurgische Universitäts-Klinik Freiburg

Schröder, M., Dr. med., Anaesthesieabteilung der Medizinischen Fakultät der Freien Univ. Berlin

Toussaint, W., Dr. med., Kinderklinik der Univ. Mainz

Überla, K., Dr. med., Institut für med. Statistik und Dokumentation der Univ. Mainz

Van de Weyer, K. H., Dr. med., Neurochirurgische Klinik der Univ. Mainz

Weidtman, V., Dr. med., Universitäts-Kinderkliniken, Köln-Lindenthal

Zimmermann, W. E., Dr. med., Chirurgische Universitäts-Klinik Freiburg

Theoretische Grundlagen des Säure-Basen-Haushaltes

Von **H. Langendorf**

Aus dem Physiologisch-chemischen Institut (Dir. Prof. Dr. Dr. K. Lang) der Johannes Gutenberg-Universität Mainz

Das Säure-Basen-Gleichgewicht steht bei manchen Ärzten in dem Ruf, daß zu seinem Verständnis mehr Mühe aufgebracht werden muß, als es seiner praktischen Bedeutung entspricht. Jedoch sollte, gerade im Hinblick auf die Infusionstherapie und die modernen Narkoseverfahren, die Bedeutung nicht unterschätzt werden. Die zum Verständnis aufzuwendende Mühe wird merklich reduziert, wenn man sich klarer und eindeutiger Begriffe bedient und sie konsequent anwendet.

Unter dem Säure-Basen-Gleichgewicht ist die Gesamtheit aller Gegebenheiten und Funktionen zu verstehen, die in der Lage sind, die Wasserstoffionen- oder Protonen-Konzentration in den Körperflüssigkeiten – und nicht nur im Blut, das allerdings allein der direkten Messung zugänglich ist – zu stabilisieren. Die Protonen-Konzentration wird meist und mit Vorteil als pH-Wert, d. h. als negativer Logarithmus der Konzentration, angegeben. Gelegentlich wird gegen die Verwendung des pH-Wertes polemisiert, weil er eine künstlich geschaffene Größe ohne physiologische Bedeutung sei und weil durch seine Anwendung eine Konstanz vorgetäuscht werde, die gar nicht vorhanden sei. Diese Polemik entbehrt jedoch der sachlichen Grundlage, denn das elektrochemische Potential von Ionen ist nicht ihrer Konzentration, sondern dem Logarithmus der Konzentration linear proportional. Man darf mit einigem Recht daraus folgern, daß die körpereigenen Meßfühler im Dienste der Kontrolle des Säure-Basen-Gleichgewichtes ähnlich wie Glaselektroden nicht konzentrations-, sondern pH-empfindlich sind. Die geregelte Größe ist also der pH und nicht die Protonen-Konzentration. Man kann von keinem Regelsystem, auch nicht von einem biologischen, erwarten, daß es genauer regelt, als es der Empfindlichkeit des Meßgliedes entspricht. Daher ist der pH-Wert in den Körperflüssigkeiten so wenig eine Konstante im strengen Sinne wie etwa die Körpertemperatur oder der Blutdruck, sondern, genau wie sie, eine geregelte, d. h. stabilisierte Größe.

Die erwähnten Gegebenheiten sind die Zusammensetzung der Körperflüssigkeiten, die ihnen Puffereigenschaften verleiht, die unmittelbare Teilnahme des Stoffwechselendproduktes CO_2 am Säure-Basen-Gleichgewicht und schließlich die speziellen Permeabilitätseigenschaften der Zellmembranen, die eine Verschiebung von Protonen zwischen den Lösungsräumen im Austausch gegen Natrium- und Kalium-Ionen gestatten. Diese Permeabilitätseigenschaften, zusammen mit der unterschiedlichen makromolekularen Zusammensetzung der extra- und intracellulären Flüssigkeiten, bringen es mit sich, daß die pH-Werte in diesen Lösungsräumen nicht identisch sind (extracellulär rund 7,4, intracellulär etwa 6,95), und daß sie sich gegebenenfalls nicht nur quantitativ, sondern auch qualitativ unterschiedlich verändern können.

Die wichtigsten Funktionen im Dienste des Säure-Basen-Gleichgewichtes sind die Lungen- und die Nierenfunktion. Da beide Funktionen stark kreislaufabhängig sind, bestehen auch enge Beziehungen zum Kreislauf.

Die den Körperflüssigkeiten innewohnenden Eigenschaften stellen die physikalisch-chemische Grundlage des Säure-Basen-Gleichgewichtes dar. Im Interesse einer klaren Begriffsbildung muß erst die Frage geklärt werden, was denn eigentlich Säuren und Basen sind. Die Chemie liefert verschiedene Antworten, denn es bestehen mehrere Säure-Basen-Definitionen nebeneinander, die nicht nach den Kriterien „richtig“ oder „falsch“ bewertet werden können, sondern die ihre Entstehung dem Bestreben verdanken, den Begriffen „Säure“ und „Base“ eine möglichst breite Nutzanwendung zu ermöglichen. Bei dieser Sachlage ist es durchaus erlaubt, diejenige Definition auszuwählen, die für die Zwecke der Biologie am praktischsten ist. Unter diesem Aspekt hat sich ohne Zweifel die Definition von BRØNSTEDT am besten bewährt. Sie besagt in aller Kürze, daß Säuren Moleküle oder Ionen sind, die in Lösungen Wasserstoffionen abzugeben vermögen, während Basen Moleküle oder Ionen sind, die Wasserstoffionen binden können. Da freie Protonen in Lösungen nicht existenzfähig sind, kann eine Säure HA nur dann Protonen abgeben, d. h. dissoziieren, wenn eine Base B zugegen ist, die die Protonen aufnimmt:

$$HA + B \rightleftharpoons BH^+ + A^- \tag{1}$$

Das uns allein interessierende Lösungsmittel Wasser ist eine solche Base:

$$HA + H_2O \rightleftharpoons H_3O^+ + A^- \tag{2}$$

Da man bei der Formulierung von Säure-Basen-Reaktionen häufig auf die Mitbeteiligung des Wassers keine Rücksicht zu nehmen braucht, erscheint in den Gleichungen nur das Symbol H^+, mit dem aber das Hydronium-Ion H_3O^+ gemeint ist. Unter Verzicht auf die Mitbeteiligung des Wassers reduziert sich Gl. 2 zu

$$HA \rightleftharpoons H^+ + A^- \tag{3}$$

Bei einer schwachen Säure kann die Reaktion von links nach rechts oder von rechts nach links ablaufen. Das Anion A^- kann also unter geeigneten Bedingungen Protonen binden, es ist daher laut Definition eine Base, nämlich die der Säure HA konjugierte oder mit ihr korrespondierende Base. Bei einer starken Säure wie etwa HCl ist die Reaktion praktisch nicht reversibel, das Chlorid-Ion, eigentlich die korrespondierende Base der Salzsäure, vermag keine Protonen zu binden. Es ist daher praktisch ein aprotes Ion (ein Ion, das mit Protonen nicht reagieren kann) ohne saure oder basische Eigenschaften. Das Gleiche gilt für die Anionen der anderen starken Säuren.

Die schwache Säure HA und die Dissoziationsprodukte H^+ und A^- befinden sich in einem Gleichgewicht, das vom Massenwirkungsgesetz beschrieben und von der Dissoziationskonstanten K der Säure näher definiert wird:

$$K = \frac{[H^+] \cdot [A^-]}{[HA]} \tag{4}$$

(Symbole in eckigen Klammern bedeuten molare Konzentrationen.)

Die Reaktionsrichtung (Gl. 3) kann daher leicht durch Veränderung der Protonen-Konzentration manipuliert werden: eine Erhöhung drängt die Dissoziation zurück, die Reaktion läuft nach links, eine Senkung fördert die Dissoziation, die Reaktion läuft nach rechts, jeweils so lange, bis die Gleichgewichtsbedingungen wieder erreicht sind. Es muß daher eine Protonen-Konzentration existieren, bei deren Überschreitung praktisch nur noch undissoziierte, freie Säure, und eine zweite, bei deren Unterschreitung praktisch nur noch die korrespondierende Base vorliegt (tatsächlich nähert sich der Dissoziationsgrad der Säure den beiden Endzuständen 0 [völlig undissoziiert] und 1 [völlig dissoziiert] asymptotisch). Dieser Konzentrationsbereich, ausgedrückt in pH-Werten, beträgt gut 4 pH-Einheiten und liegt symmetrisch um jenen pH, der dem negativen Logarithmus der Dissoziationskonstanten K, dem pK-Wert, numerisch gleich ist. Bei diesem pH = pK liegen Säure und korrespondierende Base in gleichen Konzentrationen vor, 2 pH-Einheiten darunter sind weniger als 1% der Säure dissoziiert, 2 pH-Einheiten darüber weniger als 1% nicht dissoziiert (s. Abb. 1).

Die variable, pH-abhängige Dissoziation schwacher Säuren ist die Ursache der Puffereigenschaft von Lösungen, in denen eine Säure und ihre korrespondierende Base nebeneinander enthalten sind, denn ein Zusatz oder eine Wegnahme von Protonen wirkt sich nicht voll auf die Protonen-Konzentration in der Lösung aus, da im ersten Fall die Base einen Teil der zugesetzten Protonen bindet, im zweiten die Säure einen Teil der weggenommenen nachliefert. Ein solches Puffersystem kann natürlich nur in jenem pH-Bereich wirksam sein, in dem die Säure ihren Dissoziationsgrad ändern kann. Die Wirksamkeit oder Kapazität eines Puffersystems ist im Bereich pH = pK der Säure am größten (Abb. 2). Sie ist außerdem natürlich der Konzentration an Protonen-Acceptoren (Base) und Protonen-Donatoren (Säure) proportional.

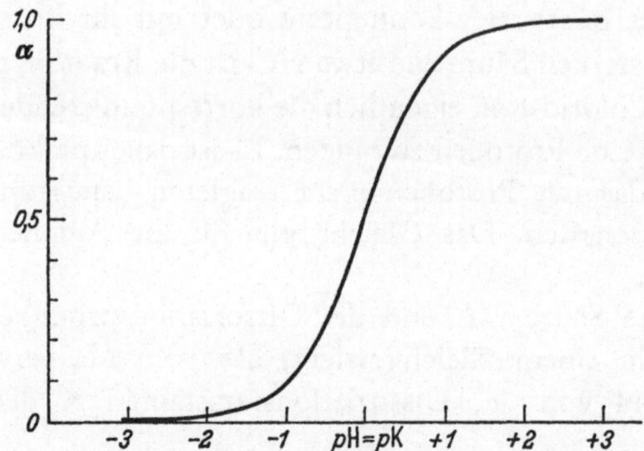

Abb. 1: Dissoziationskurve einer schwachen Säure. Dissoziationsgrad

$$\alpha = \frac{[A^-]}{[HA] + [A^-]}$$

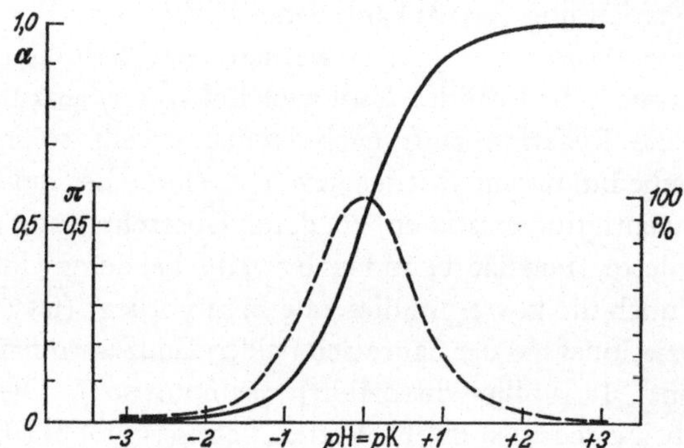

Abb. 2: Graphische Darstellung der Pufferkapazität $\pi = \frac{dB}{dpH}$ in mVal/l/pH (gestrichelte Linie) bei einer Gesamtkonzentration $c = [HA] + [A^-]$ von 1 mMol/l (linke Skala). Die rechte Skala gibt die Pufferkapazität in % der maximalen Kapazität an. Die ausgezogene Linie ist die Dissoziationskurve (Skala ganz links).

Die aus dem Massenwirkungsgesetz abgeleitete Hasselbalch-Gleichung beschreibt die Eigenschaften eines Puffersystems:

$$pH = pK + \log \frac{[A^-]}{[HA]} \tag{5}$$

Der pH ist dem Quotienten aus Base- und Säure-Konzentration proportional. In einem geschlossenen System bleibt die Summe von [HA] und $[A^-]$, die Gesamtkonzentration c, konstant, Zähler und Nenner müssen sich daher immer gegensinnig ändern, wenn der Puffer in Anspruch genommen wird. Ein Puffersystem kann den pH-Wert nicht absolut konstant halten. Die Lösung der Gleichung gelingt, wenn von den drei Variablen pH, [HA] und $[A^-]$ zwei bekannt sind, oder wenn pH und c ($[HA] + [A^-]$) bekannt sind.

Wasser, Säuren gegenüber eine Base, verhält sich Basen gegenüber als Säure, es ist eine amphiprote oder amphotere Flüssigkeit. Das Hydronium-Ion H_3O^+ ist die korrespondierende Säure zur Base Wasser, das Hydroxyl-Ion OH^- ist die korrespondierende Base zur Säure Wasser. Das Hydroxyl-Ion ist es auch, das Substanzen wie NaOH die basische Eigenschaft verleiht, das Natrium-Ion kann als aprotes Ion nicht mit Protonen reagieren und besitzt daher keine basischen oder sauren Eigenschaften, wie auch alle übrigen Metall-Kationen. Daher nehmen die Metall-Kationen auch nicht unmittelbar am Säure-Basen-Gleichgewicht teil. Da sie jedoch als Austauschpartner bei der Verschiebung von Protonen durch Membranen hindurch dienen, gewinnen sie einen mittelbaren Einfluß auf die Kontrolle des Säure-Basen-Gleichgewichtes.

Bei der hier gegebenen Schilderung der Säure-Basen-Reaktionen wurde von der Möglichkeit, die die BRØNSTEDTsche Definition gibt, nämlich die Begriffe „Säure“ und „Base“ auch auf Ionen anzuwenden, Gebrauch gemacht und mit Absicht auf die Nennung der zwar vorhandenen, aber an der eigentlichen Reaktion nicht beteiligten Gegenionen verzichtet. Natürlich ist es unmöglich, einer Lösung Protonen allein zuzusetzen oder aus ihr wegzunehmen. Aber es ist im Grunde gleichgültig, mit welchem Anion zusammen das Proton zugesetzt wird, wichtig ist allein, daß die zugesetzte Säure stärker ist als die vorhandene und Protonen liefern kann. Ebenso ist es unerheblich, durch welche Base Protonen entfernt werden, wichtig ist nur, daß die zugesetzte Base stärker als die vorhandene ist und aus dem gegebenen Medium Protonen aufnehmen kann. Dabei wechselt das betrachtete Anion natürlich sein Gegenion: war es zuerst das Wasserstoffion, so ist es jetzt entweder ein aprotes Kation (wenn etwa NaOH zugesetzt wurde) oder eine Kationensäure (wenn etwa NH_3 oder ein Amin $R\text{-}NH_2$ als Base verwendet wurde, aus denen dabei NH_4^+ bzw. $R\text{-}NH_3^+$ wird). Die Ausdrücke: „Anion“, „korrespondierende Base“ oder „Salz“ der Säure, auf ein Puffersystem angewandt, bedeuten daher im Grunde dasselbe.

Die BRØNSTEDTsche Definition erlaubt ferner, und das ist ebenfalls ein großer Vorteil, eine schwache Base durch die Dissoziationskonstante ihrer korrespondierenden Säure zu charakterisieren, denn die Konstante (bzw. der pK-Wert) gibt diejenige Wasserstoffionen-Konzentration (bzw. pH-Wert) an, bei der Base und korrespondierende Säure in gleichen Konzentrationen vorkommen. So hat das System

$$NH_4^+ \rightleftharpoons NH_3 + H^+ \tag{6}$$

in den Körperflüssigkeiten einen pK-Wert von etwa 9. In gleicher Größenordnung liegen die pK-Werte der Aminogruppen der Aminosäuren. Man ersieht daraus sofort (s. o., Dissoziationsbereich der Säuren), daß bei dem pH der Körperflüssigkeiten wenig über bzw. unter pH 7 das „Ammoniak“ oder die Aminogruppen ganz überwiegend als NH_4^+ bzw. als $R\text{-}NH_3^+$ vorliegen müssen.

In den Körperflüssigkeiten sind mehrere Puffersysteme nebeneinander vorhanden. Das System aus anorganischem primärem Phosphat als Säure und sekundärem Phosphat als Base ($H_2PO_4^-/HPO_4^{--}$) hat mit pK = 6,8 im Vergleich zum pH des Blutes (7,4) und der Zellen (6,95) einen sehr günstigen pK-Wert, seine Konzentration ist jedoch zu niedrig, als daß ihm eine größere Rolle als Puffer zufiele. Viele organisch gebundene Phosphate (Zuckerphosphate, Nucleotide) haben ebenfalls pK-Werte über 6, so daß sie in ihrer Gesamtheit als wirksame intracelluläre Puffer anzusehen sind. Von den im Stoffwechsel gebildeten organischen Säuren haben die meisten pK-Werte unter 5 [z. B. Milchsäure 3,8, Brenztraubensäure 2,2, Äpfelsäure 3,5 und 5,1, Fumarsäure 3,0 und 4,3, Citronensäure 3,1, 4,8 und 6,4 (abgerundete Zahlen)], sie liegen daher in den Zellen und erst recht im Plasma nahezu vollständig als Anionen vor und daher ist auch ihre Pufferwirkung unerheblich. Die Eiweiße haben als Ampholyte Puffereigenschaft. Unter ihnen kommt dem Hämoglobin die größte Bedeutung zu, einmal wegen seiner hohen Konzentration, vor allem aber wegen des noch zu erwähnenden Bohr-Haldane-Effektes. Anämien gehen daher immer mit einer Reduzierung der Pufferkapazität des Blutes einher.

Das Kohlensäure/Bicarbonat-System hat mit einem pK von 6,1 bereits einen recht ungünstigen pK-Wert und nur das Zusammenspiel mit der Atmung macht es zum wichtigsten Puffersystem. Im Stoffwechsel entsteht das Gas CO_2, das im wäßrigen Medium zum Teil zur Kohlensäure H_2CO_3 hydratisiert wird. Dieser Vorgang findet vor allem in den Erythrocyten statt, in denen das Ferment Carboanhydratase für eine rasche Gleichgewichtseinstellung zwischen CO_2 und H_2CO_3 sorgt. Das Gleichgewicht liegt übrigens weit auf der Seite des physikalisch gelösten CO_2 ($[CO_2]$: $[H_2CO_3]$ im Plasma rund 1000:1). H_2CO_3 dissoziiert sofort nach Maßgabe des pH in Protonen und Bicarbonat. Es besteht somit das folgende kombinierte Gleichgewicht:

$$CO_2 + H_2O \rightleftharpoons H_2CO_3 \rightleftharpoons H^+ + HCO_3^- \qquad (7)$$

Die Menge des physikalisch gelösten und damit auch des hydratisierten CO_2, also die Summe von $[CO_2] + [H_2CO_3]$, hängt vom CO_2-Druck in der Gasphase ab, mit der die Lösung in Kontakt steht. Für die Körperflüssigkeiten ist die maßgebliche Gasphase das Alveolargas, in dem der CO_2-Partialdruck (pCO_2) normalerweise von der Atmung auf 40 mmHg gehalten wird. Die molare Gesamtkonzentration $[CO_2] + [H_2CO_3]$ läßt sich mit Hilfe des molaren Löslichkeitskoeffizienten des CO_2 für Plasma (0,03) aus dem pCO_2 errechnen:

$$pCO_2 \cdot 0{,}03 = [CO_2] + [H_2CO_3] \qquad (8)$$

Der pK-Wert der Hasselbalch-Gleichung für das Bicarbonat-System im Plasma bezieht sich auf das gesamte kombinierte Gleichgewicht. Der

Nenner müßte also korrekt lauten: $[CO_2] + [H_2CO_3]$, er wird gewöhnlich aber entweder als $[CO_2]$ oder $[H_2CO_3]$ angegeben. Unter dem analytisch leicht zugänglichen „Gesamt-CO_2" versteht man die Summe aus allen Komponenten des Systems, also $[CO_2] + [H_2CO_3] + [HCO_3^-]$. Der Quotient zwischen $[HCO_3^-]$ und $[CO_2] + [H_2CO_3]$ beträgt im Plasma rund 20:1.

Der für das gesamte Gleichgewicht gültige pK-Wert von 6,1 weist die Kohlensäure als recht schwache Säure aus. Tatsächlich entspricht die Säurestärke der Kohlensäure allein etwa der der Milchsäure, denn für das Teilgleichgewicht:

$$H_2CO_3 \rightleftharpoons H^+ + HCO_3^-$$

lautet der pK-Wert 3,88.

Die Größen K und pK sind, wie sie hier abgeleitet wurden, keine echten (thermodynamischen) Konstanten, sondern temperatur-, konzentrations- und milieuabhängige Scheinkonstanten (Gebrauchskonstanten), d. h., sie gelten nur für ein ganz bestimmtes Medium bei einer ganz bestimmten Temperatur. So nimmt pK für das Kohlensäure/Bicarbonatsystem bei fallender Temperatur zu, und zwar um so mehr, je niedriger der pH liegt. Auch der Löslichkeitskoeffizient α für CO_2 ist temperatur- und milieuabhängig, er steigt mit fallender Temperatur. Eine Abweichung des Blutzustandes (Temperatur, Viscosität, Ionenspektrum) vom Normalzustand beeinträchtigt zwar nicht die Gültigkeit der HASSELBALCH-Gleichung, aber die Werte für die „Konstanten" pK und α (wichtig, falls die Analyse über eine Messung von pCO_2 erfolgt), so daß in diesen Fällen eine beträchtliche Fehlerbreite in Kauf genommen werden muß, wenn nicht die Möglichkeit besteht, die richtigen Werte der „Konstanten" zu ermitteln.

Eine Lösung, die das Kohlensäure/Bicarbonat-System enthält und in Kontakt mit einer Gasphase mit konstantem pCO_2 steht, gibt bei Säurezusatz CO_2 an die Gasphase ab und nimmt bei Basenzusatz CO_2 auf. Der Nenner in der HASSELBALCH-Gleichung bleibt daher konstant und ändert sich nicht gegensinnig zum Zähler mit dem Effekt, daß die Quotientenänderung und damit die pH-Änderung kleiner ist als bei einem „normalen" Puffersystem beim jeweils gleichen Säure- oder Basen-Zusatz. Die Variabilität der „Gesamt-CO_2-Konzentration" bedeutet daher eine Steigerung der Pufferkapazität.

Der Organismus vermag darüber hinaus bei einer Säurebelastung, bei der $[HCO_3^-]$ abnehmen und $[H_2CO_3]$ zunehmen müßte, durch Hyperventilation den pCO_2 im Alveolargas zu senken, so daß der Nenner der HASSELBALCH-Gleichung nicht nur konstant bleibt, sondern sich sogar gleichsinnig mit dem Zähler ändert. Das entsprechende gilt für einen Basenzusatz, durch den $[HCO_3^-]$ zu- und $[H_2CO_3]$ abnehmen müßte: hier wird durch eine Hypoventilation pCO_2 erhöht, so daß der Nenner mit dem Zähler ansteigt. Diese Adaptation der Atmung, die verständlicherweise wegen des drohenden O_2-Mangels bei einer Basenbelastung nicht so effektvoll sein kann wie bei einer Säurebelastung (KUSSMAULsche Atmung!), bedeutet eine weitere Zunahme der Pufferkapazität.

Unter der Pufferkapazität π versteht man den Differentialquotienten dB/dpH, d. h. Basen- oder Säurezusatz (in mVal/l), der eine pH-Änderung um 1 Einheit bewirken würde. Als Differentialquotient hat die Pufferkapazität den Rang einer Kennzahl für einen bestimmten Zustand eines Puffersystems, sie sagt nicht etwa aus, daß man die ihrem Wert entsprechende Anzahl von sauren oder basischen Milliäquivalenten einem Liter der betrachteten Lösung zusetzen muß, um eine pH-Änderung um 1 Einheit zu bewirken. Um diese Angabe zu erhalten, müßte man die Differentialgleichung für den konkreten Fall integrieren. Wie bereits erwähnt, hat jedes Puffersystem bei pH = pK der Säure sein Kapazitätsmaximum. Die pK-Werte der maßgeblichen Puffersysteme liegen durchweg niedriger als der Zell- und Blut-pH. Das bedeutet, daß bei einer Säurebelastung die Kapazität der Systeme mit fallendem pH zunächst zunehmen muß, bei einer Basenbelastung mit steigendem pH jedoch deutlich abnehmen wird (s. Abb. 2).

Der Effekt der Atmung auf die Pufferkapazität des Blutes ist erheblich: das Bicarbonat-System hätte als chemischer Puffer ohne Kontakt mit einer Gasphase nur eine Kapazität von etwa 2,5 mVal/l/pH, durch das Gleichgewicht mit der Gasphase mit einem pCO_2 von 40 mmHg steigt die Kapazität auf etwa 53 mVal/l/pH und durch die Adaptation der Atmung kommt ein weiterer Zuwachs von rund 42 mVal/l/pH hinzu. Zusammen mit den übrigen chemischen Puffern (16 mVal/l/pH in den Erythrocyten, in erster Linie durch das Hämoglobin, 6 mVal/l/pH im Plasma, davon über 5 auf Konto der Serumeiweiße) kommt man somit auf eine maximale Pufferkapazität des Blutes von rund 120 mVal/l/pH.

Diese von Gilbert durchgeführten Berechnungen stützen sich auf Daten über die Blutzusammensetzung (Eiweiß- und Elektrolyt-Konzentrationen, Hb-Gehalt, O_2-Sättigung usw.), die auf Henderson zurückgehen. Bei abweichender Blutzusammensetzung gelangt man zu etwas anderen Zahlenwerten.

Das Blut ist zwar die am besten gepufferte Körperflüssigkeit, es ist aber auch das kleinste Kompartiment des Gesamt-Körperwassers. Gilbert hat die Pufferkapazität des Gesamtkörpers, bezogen auf den Liter Körperwasser, zu 21,8 mVal/l/pH berechnet. Davon entfallen 2,2 mVal auf das Blut (chemische Puffer) und 11 auf das Gewebe (Verhältnis rund 1:5), 8,6 mVal werden durch die Atmungsadaptation, die das gesamte System betrifft, bewirkt. Die fünffach höhere Pufferleistung der extravasculären Flüssigkeit geht auch aus zahlreichen Beobachtungen über den Anteil der intravasculären und extravasculären Pufferung bei Acidosen und Alkalosen hervor (Lit. s. bei Langendorf). Bezieht man die Pufferkapazität auf das Körpergewicht, so ergibt sich ein Wert um 15 mVal/kg/pH.

Der Haldane-Bohr-Effekt beruht darauf, daß das reduzierte Hämoglobin (Hb) eine schwächere Säure ist als das oxydierte Hämoglobin (HbO_2). Das bedeutet, daß im Moment der O_2-Abgabe der Dissoziationsgrad des Hb zurückgeht, daß es also Protonen aufnehmen muß. Diese Protonen stammen aus der Kohlensäure, denn gleichzeitig tritt ja CO_2 aus den Geweben in die Erythrocyten ein, wird mit Hilfe des Fermentes Carboanhydratase rasch hydratisiert und dissoziiert. Für jedes abgegebene O_2 werden etwa 0,7 Protonen vom Hb aufgenommen. Das Bicarbonat bleibt nicht im Erythrocyten, sondern tritt zu einem erheblichen Teil im Austausch gegen Chlorid in das

Plasma über (Chlorid-Shift). Durch die Bicarbonat-Bildung bzw. Chlorid-Aufnahme enthält der Erythrocyt nach der O_2-Abgabe mehr osmotisch aktive Bestandteile als vorher, er nimmt daher auch Wasser aus dem Plasma auf. In den Lungen laufen die Vorgänge in umgekehrter Reihenfolge ab: das Hb nimmt O_2 auf und stößt dafür Protonen ab, die sich mit dem Bicarbonat im Erythrocyten (das nun durch den umgekehrten Cl^--Shift aus dem Plasma laufend nachgeliefert wird) zur Kohlensäure vereinigt, die rasch dehydratisiert wird. Das CO_2 tritt dann in die Alveolen über.

Die Hydratisierung bzw. Dehydratisierung des CO_2 ist ein spontan ablaufender Prozeß, dessen nichtkatalysierte Gleichgewichtseinstellung für die Bedürfnisse des Organismus zu langsam erfolgt. Wird das Ferment Carboanhydratase in den Erythrocyten wirksam gehemmt (wozu allerdings recht massive Dosen von leistungsfähigen Hemmsubstanzen gehören), dann kommt in den Lungen die CO_2-Freisetzung zu spät, d. h., nachdem das Blut die Alveolen bereits passiert hat. Die Folge wäre eine Acidose vom respiratorischen Typ.

Das Stoffwechselprodukt CO_2 ist ein inertes Gas und verläßt als solches den Organismus. Nur auf dem Transport von der Peripherie zur Lunge wird es zur Säure und müßte die chemischen Puffer des Blutes in Anspruch nehmen, wenn das Hb seinen Säurecharakter nicht ändern würde. So aber werden die Protonen zu mindestens 70% (respiratorischer Quotient $CO_2:O_2$ bei reiner Fettverbrennung 0,7, bei reiner Kohlenhydratverbrennung 1,0) in den Erythrocyten in Bindung an das Hb transportiert, während der Säurerest als Anionenbase die Pufferkapazität vor allem des Plasmas noch erhöht.

Der Quotient $dH^+/dHbO_2$ hängt nicht nur von der O_2-Sättigung und der CO_2-Konzentration, sondern auch vom pH ab. Bei respiratorischen Acidosen kann der Quotient bis etwa 1,0 ansteigen, bei respiratorischen Alkalosen unter 0,7 liegen. Die normale pH-Differenz zwischen arteriellem und venösem Blut (das venöse Blut ist etwa um 0,02–0,03 pH-Einheiten saurer) kann daher im ersten Falle kleiner, sogar negativ sein (das venöse Blut ist alkalischer als das arterielle), im zweiten Falle jedoch größer (MARGARIA).

Die rasch reagierende Atmung stabilisiert den pH, jedoch vermag die Lunge weder Protonen zu eliminieren noch zu retinieren. Diese Aufgabe fällt den mit einer gewissen Latenz reagierenden Nieren zu. Die Tubuluszellen können, letztlich aus CO_2 und Wasser unter Beteiligung der Carboanhydratase in den Tubuluszellen, Protonen produzieren, die im Austausch gegen Na^+ in den Tubulusharn sezerniert werden. Das Na^+ tritt mit dem Bicarbonat zusammen (aber nicht mit ihm verbunden!) in das Plasma ein. Die sezernierten Protonen treffen im Tubulusharn auf Bicarbonat, sekundäres Phosphat und die Anionen organischer Säuren. Das Bicarbonat wird zur Kohlensäure, die – spontan – in CO_2 und Wasser zerfällt, CO_2 diffundiert nach Maßgabe des Konzentrationsgefälles in das Gewebe zurück. Dieser Mechanismus ist ein wichtiger Teil der Bicarbonat-Rückresorption. Das sekundäre Phosphat wird in primäres Phosphat umgewandelt, die organischen Anionen in die entsprechenden Säuren, soweit es deren pK-

Wert zuläßt (s. Abb. 3). Nur der geringste Teil der sezernierten Protonen trägt daher zur Erhöhung der Protonen-Konzentration im Harn bei. Diese Konzentration kann gegenüber der Konzentration im Plasma um etwa den Faktor 1000 ansteigen (pH ~ 4,5).

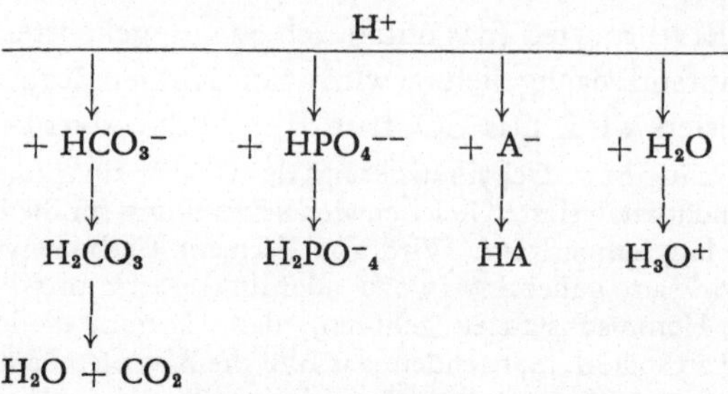

Abb. 3: Reaktionsmöglichkeiten der sezernierten Protonen im Tubulusharn.

Die Protonen-Ausscheidung in freier Form (tatsächlich als Hydronium-Ionen) spielt bilanzmäßig eine untergeordnete Rolle. Ein Beispiel möge dies erläutern: in der Tagesmenge von 1,5 l eines Harns von pH 4,5 sind rund 0,047 mMol Protonen enthalten. In dieser Harnmenge seien 20 mMol Phosphat ausgeschieden worden. Im Plasma lag dieses Phosphat (pK = 6,8) im Verhältnis 1:4 als primäres und sekundäres Phosphat vor, also 4 mMol als $H_2PO_4^-$ und 16 mMol als HPO_4^{--}. Bei pH 4,5 liegt das Phosphat bis auf einen unbedeutenden Rest von weniger als 1 % als primäres Phosphat vor, d. h., es wurden nahezu 16 mMol Protonen in gebundener Form eliminiert.

Die Gesamtheit aller freien und in gebundener Form ausgeschiedenen Protonen werden als Titrationsacidität bestimmt. Weiterhin kann die Tubuluszelle aus Aminosäuren, vornehmlich aus Glutamin, Ammoniak abspalten, das in der Zelle, spätestens aber im Tubulusharn, wohinein es leicht diffundieren kann, Protonen aufnehmen muß, denn das Ammonium-Ion hat als schwache Kationensäure einen pK-Wert um 9. Bei pH 7 oder darunter liegt daher das „Ammoniak" nahezu quantitativ als NH_4^+ vor. Auch dieser Mechanismus trägt zur Protonen-Eliminierung in gebundener Form bei. Bei gemischter Kost beträgt die gesamte Protonen-Ausscheidung (Titrationsacidität + NH_4^+-Ausscheidung) etwa 50 mVal/Tag. Im Falle schwerer Acidosen kann sie bis auf etwa 1000 mVal/Tag ansteigen.

Wenn Protonen eingespart werden müssen, unterbleibt die Bicarbonat-Rückresorption und die Bicarbonat-Ausscheidung kann als direktes Maß der Protonen-Einsparung dienen (daher muß bei der Bestimmung der Titrationsacidität das Bicarbonat vorher aus dem Harn entfernt werden). Die maximale Bicarbonat-Ausscheidung liegt bei 250 mVal/l.

Da zwischen den einzelnen Sekretions- und Rückresorptionsmechanismen verwickelte Wechselbeziehungen bestehen, ist es möglich, daß die Niere einen Harn produziert, der der Lage des extracellulären Säure-Basen-Gleichgewichtes – und nur dieses ist der direkten Messung zugänglich –

nicht entspricht. So findet man im Kalium-Mangel eine extracelluläre Alkalose und einen relativ sauren Harn.

Die Beteiligung der starken Elektrolyte (Na^+, K^+, Cl^-) am Säure-Basen-Gleichgewicht rührt davon her, daß ihre Konzentrationen geregelte Größen sind und daß die Kationen als Austauschpartner bei der H^+-Verschiebung zwischen den Lösungsräumen (extracellulär – intracellulär, Tubuluszelle – Tubulusharn) dienen. Andererseits können primäre Veränderungen des Haushaltes der starken Elektrolyte, da sie ebenfalls zu Ionenverschiebungen führen, an denen nun Protonen mitbeteiligt sind, das Säure-Basen-Gleichgewicht nicht unbeeinflußt lassen. Das Cl^- steht in engen Beziehungen zum Bicarbonat bei der renalen Rückresorption, sicher auch bei der intestinalen Resorption, und es ist das Anion der Magensäure. Auch hier sind mannigfache Abhängigkeiten gegeben, die für die Mitbeteiligung des Chlorids bei Veränderungen des Säure-Basen-Status und umgekehrt verantwortlich sind. Auch die Knochenmineralien stehen in Beziehung zum Säure-Basen-Gleichgewicht. Im Tierversuch läßt sich zeigen, daß bei Acidosen Natrium aus dem Knochen in den Extracellulärraum abgegeben wird. Von unmittelbarer Bedeutung sind jedoch die begleitenden Anionen Carbonat und Phosphat.

Wenn sich Säuren im Organismus anhäufen, entsteht der Zustand der Acidose. Diese Säuren können aus dem Stoffwechsel stammen (Diabetes) oder von außen zugeführt werden (Infusionen!), oder aber es handelt sich um eine Insuffizienz des Protonen-Sekretionsmechanismus der Niere. In allen Fällen entsteht das Bild der metabolischen Acidose: die Konzentrationen der Pufferbasen (Bicarbonat, sekundäres Phosphat usw.) nehmen ab, die Konzentrationen der Puffersäuren (Kohlensäure, primäres Phosphat usw.) nehmen zu, die Quotienten der HASSELBALCH-Gleichungen verkleinern sich. Diese Prozesse spielen sich bei der echten metabolischen Acidose zuerst in den Zellen, dann im Gewebe und zuletzt im Blut ab! Die Lungen reagieren jedoch sofort: durch eine forcierte Atmung wird pCO_2 soweit gesenkt, daß die Quotienten wieder normal werden (die Atmung beeinflußt natürlich direkt nur den Bicarbonat-Kohlensäure-Quotienten, da aber pH für alle Systeme gleich ist, müssen die anderen Systeme entsprechend nachziehen). Es resultiert als meßbare Veränderung eine Abnahme der Gesamt-CO_2-Konzentration bei zunächst noch normalem pH (kompensierte metabolische Acidose). Erst wenn die Adaptation der Atmung nicht mehr ausreicht, kommt es schließlich zur pH-Senkung (dekompensierte metabolische Acidose). Es kann also sein, daß die Lage des Gleichgewichtes – der pH-Wert – noch normal ist, während sich der Zustand des Gleichgewichtes bereits verändert hat, weil die Puffersysteme in Anspruch genommen sind und Organfunktionen, hier die Lungenfunktion, kompensatorisch tätig wurden. Der veränderte Zustand der metabolischen Acidose wird an der verminderten CO_2-Konzentration sichtbar.

Die Nieren – falls sie nicht selbst Ursache der Störung sind – scheiden nach einer gewissen Anlaufzeit einen sauren, Bicarbonat-armen oder -freien, NH_4^+-reichen Harn aus. Da die Protonen vor allem in gebundener Form eliminiert werden, hängt die Wirksamkeit der renalen Kompensation weitgehend von der zur Ausscheidung verfügbaren Menge an Phosphat ab.

Wenn die Lungen weniger CO_2 eliminieren, als im Stoffwechsel entsteht, steigt primär der pCO_2 und damit der Nenner in der Hasselbalch-Gleichung an (respiratorische Acidose). Da die Niere erst mit einer gewissen Latenz reagiert – sie retiniert vermehrt Bicarbonat, so daß sich der Quotient wieder dem Normalbereich nähert – ist die respiratorische Acidose zuerst dekompensiert, wird im weiteren Verlauf kompensiert (Gesamt-CO_2 erhöht, pH im Normalbereich) und kann schließlich, wenn die Nieren überfordert werden, erneut dekompensieren.

Alkalosen entstehen gewöhnlich durch Säureverlust, entweder respiratorisch durch Hyperventilation, oder metabolisch durch länger anhaltendes Erbrechen (Verlust von Magen-HCl), schließlich durch Kalium-Mangel. Bei der respiratorischen Alkalose versucht die Niere durch verstärkte Bicarbonat-Ausscheidung zu kompensieren, es entsteht ein ähnliches Bild wie bei der kompensierten metabolischen Acidose: bei normalem pH ist Gesamt-CO_2 erniedrigt. Bei der metabolischen Alkalose steigt primär die Bicarbonat-Konzentration und kompensatorisch durch Reduzierung der Atmung der pCO_2, das Bild gleicht nun der kompensierten respiratorischen Acidose.

Die Reaktionsmöglichkeiten der Kontrollsysteme des Säure-Basen-Gleichgewichtes sind begrenzt und es können aus verschiedenen Ursachen gleiche Bilder entstehen. Dazu kommt noch, daß die einsetzende Kompensation gemessen an der Störungsursache zu schwach oder zu stark ausfallen kann. Auch ist es möglich, daß sich eine Acidose, z. B. eine Hungeracidose (vermehrte Produktion von Ketokörpern) und eine Alkalose (zwangsläufiger Kalium-Mangel!), überlagern. Es ist daher häufig nicht möglich, aus einer einmaligen Analyse des Säure-Basen-Status die richtige Diagnose zu stellen. Hier vermag nur die Vorgeschichte und der weitere Verlauf näheren Aufschluß darüber zu geben, welcher Art die Störung ist, acidotisch oder alkalotisch.

In der klinischen Praxis kann der Fall eintreten, daß gehandelt werden muß, bevor die Diagnose aus Analyse und Anamnese mit Sicherheit gestellt werden kann. Bei Licht besehen, ist dieser Fall eher die Regel als die Ausnahme. Auch dann, wenn die Vorgeschichte einigermaßen bekannt ist und eine gründliche Analyse des Status vorliegt und nicht nur das vieldeutige Ergebnis einer Gesamt-CO_2- oder Alkalireserve-Bestimmung, beweist erst der Therapieerfolg endgültig die Richtigkeit der Diagnose. Die Infusionstherapie der Störungen des Säure-Basen-Gleichgewichtes verlangt gebieterisch nach der laufenden Kontrolle. Anders läßt sich die große Gefahr einer Therapie in falscher Richtung nicht ausschalten.

Die Zufuhr von säuernden oder alkalisierenden Lösungen bei Alkalosen und Acidosen ist eine symptomatische Therapie mit dem Ziel, die Lage des Gleichgewichtes zu verbessern. Dabei muß eine Verschlechterung des Gleichgewichts-Zustandes im o. a. Sinne in Kauf genommen werden, wenn die Genese der Störung respiratorischer Art ist.

Im Kalium-Mangel wird der extracelluläre K^+-Spiegel durch Nachlieferung aus den intracellulären Depots unterstützt. Das intracelluläre K^+ wird durch Na^+ und H^+ aus dem extracellulären Raum ersetzt. Es entsteht somit eine extracelluläre Alkalose mit intracellulärer Acidose mit gesteigerter Bicarbonat-Rückresorption, vermehrter Chlorid-Ausscheidung und einem sauren Harn. Dieser Zustand ist nur durch die Zufuhr von Kalium zu verbessern.

Die starken Elektrolyte im Plasma (Na^+, K^+ und Cl^-) verhalten sich bei Acidosen und Alkalosen nicht einheitlich. In der Regel verändern sich die Bicarbonat- und Chlorid-Konzentrationen in reziprokem Sinne, während die Protonen- und Kalium-Konzentrationsänderungen in gleicher Richtung verlaufen. In der Praxis dürften klare Relationen jedoch häufig vermißt werden, weil sich hier viele Dinge überlagern können. Komplizierende Faktoren sind vor allem Volumveränderungen und gleichzeitige Störungen des Natrium-Haushaltes.

Acidosen geben weit häufiger als Alkalosen Anlaß zu einer Infusionstherapie. In diesem Zusammenhang soll noch kurz auf zwei Punkte eingegangen werden, nämlich auf den Wirkungsmechanismus von Lösungen organischer Salze und des Tris-Puffers.

Die Lösungen organischer Salze, z. B. das häufig verwandte Lactat oder Malat, enthalten ein aprotes Kation ohne basische Eigenschaften und ein Anion, definitionsgemäß eine Base, die aber bei dem pH der Zellen und des Plasmas noch keine Protonen in nennenswertem Maße binden kann (pK der Milchsäure 3,8, der Äpfelsäure 3,5 und 5,1). Der alkalinisierende Effekt beruht darauf, daß das Anion im Stoffwechsel bilanzmäßig als Säure, also unter Mitnahme eines Protons aus dem Milieu, verbrannt wird. Das Proton verschwindet bei der Decarboxylierung aus dem Medium.

Tris-(hydroxymethyl)-aminomethan, abgekürzt TRIS oder THAM (Formel s. Abb. 4) ist als primäres Amin die korrespondierende Base seiner protonisierten Form, die einen pK-Wert von 7,8 hat. Bei pH 7,4 liegen Base und Säure im Verhältnis von etwa 1:2 vor. Es wird als Base infundiert (pH der Infusionslösungen etwa 10) und muß im Plasma solange Protonen aufnehmen, bis das Verhältnis 1:2 erreicht ist. Die Base kann als ungeladenes

$$\begin{array}{c} CH_2OH \\ | \\ HOH_2C - C - NH_2 \\ | \\ CH_2OH \end{array} + H^+ \rightleftharpoons \begin{array}{c} CH_2OH \\ | \\ HOH_2C - C - NH_3^+ \\ | \\ CH_2OH \end{array}$$

Abb. 4: Strukturformel von Tris-(hydroxymethyl)-aminomethan als Base (links) und Säure.

Molekül relativ leicht durch Zellmembranen diffundieren, so daß sich die Pufferwirkung rasch auch auf den intracellulären Raum erstreckt. Die Substanz wird nicht abgebaut, sondern renal ausgeschieden.

Da THAM einen pK von 7,8 hat, Kohlensäure von 6,1, entzieht THAM der Kohlensäure Protonen und wandelt sie in Bicarbonat um. Damit hat THAM einen doppelten, reduzierenden Effekt auf die Atmung: pH steigt und pCO_2 sinkt. Darüber hinaus wird noch ein zentral wirksamer hemmender Einfluß auf die Atmung diskutiert. Wegen des atemdepressorischen Effektes darf THAM daher nur unter laufender Kontrolle und gegebenenfalls unter Anwendung künstlicher Atmung verabfolgt werden.

Die physiologische Bedeutung des Säure-Basen-Gleichgewichtes ergibt sich aus seiner Beziehung zum Stoffwechsel. Alle Fermente zeigen eine vom pH abhängige Aktivität. Sie haben ein pH-Optimum, das bei manchen als relativ scharf ausgeprägtes Maximum, bei anderen als mehr oder weniger breites Plateau in der pH/Aktivitäts-Kurve erscheint. Der Kurvenverlauf neben dem Optimum ist ebenfalls unterschiedlich, manchmal S-förmig, in anderen Fällen mehr linear. Für die wenigsten Fermente dürfte der Zell-pH ihrem pH-Optimum entsprechen, sondern darüber oder darunter liegen. Eine pH-Verschiebung bedeutet daher, daß die Aktivität einiger Fermente abnimmt, anderer zunimmt, während eine weitere Gruppe mehr oder weniger unbeeinflußt bleibt. Durch p_H-Verschiebungen über ein gewisses Maß hinaus muß die Harmonie des Stoffwechselablaufes gestört werden. Als Symptom der gestörten Harmonie ist die vermehrte Bildung von Ketonkörpern bei jeder Form der Alkalose, auch leichtester Art, zu werten. Die gesteigerte Ketogenese, Ursache der diabetischen Acidose, ist Begleitsymptom aller Alkalosen! Auch bei Acidosen scheint die Harmonie des Kohlenhydrat- und Fettstoffwechsels gestört zu sein, auch wenn nicht so auffällige Symptome wie bei der Alkalose bekannt sind.

In der klinischen Praxis fallen die Beziehungen zum Nerv-Muskel-System und zum Kreislauf besonders ins Auge. Es sei hier nur an die alkalotische Tetanie (Magen-Tetanie, Hyperventilations-Tetanie) und an das refraktäre Verhalten des Kreislaufs gegen Sympathicomometica, auch den körpereigenen, bei schweren Acidosen (Schock!) erinnert.

Das Säure-Basen-Gleichgewicht, lange Zeit gerade hier in Deutschland als quantité négiable betrachtet und dem Studium der Außenseiter überlassen, entpuppt sich heute im Zeitalter der Infusionstherapie und der modernen Narkoseverfahren, die an die Stelle der Lunge den Anaesthesisten mit seinen Geräten setzen, als eine sehr beachtenswerte, lebenswichtige Funktion. Die Nutzanwendung dieser Erkenntnis wird dem Kliniker erst durch die neuen Analysenverfahren zur Erfassung des Säure-Basen-Status ermöglicht. Deren sinnvoller Gebrauch und die richtige Deutung der Ergebnisse setzen das Verständnis für die physikalisch-chemischen und physiologischen Grundlagen des Säure-Basen-Gleichgewichtes voraus.

Literatur

BRØNSTEDT, J. N.: Rec. trav. chim. Pays-Bas **42**, 718 (1923).
GILBERT, D. L.: Yale J. Biol. Med. **32**, 378 (1960).
HENDERSON, L. J.: Blut, seine Pathologie und Physiologie. Dresden und Leipzig 1932.
LANGENDORF, H.: Säure-Basen-Gleichgewicht und chronische acidogene und alkalogene Ernährung. Zeitschr. Ernährungswissenschaft, Suppl. 2.
MARGARIA, R.: Clin. Chem. **3**, 36 0 (1957).

Klinische Bedeutung des Säuren-Basen-Haushaltes

Von **H. Baur**

Die Bedeutung des Grundwissens, das Herr LANGENDORF in seinem Einführungsreferat vorgetragen hat, beruht auf seiner Anwendbarkeit am Krankenbett. Die Frage nach der Unterbringung der Störungen des Säuren-Basen-Haushaltes (S.B.H.) in unserer Krankheitsordnung soll an den Anfang dieses klinischen Referats versetzt werden.

I. Um welche Art von Krankheiten handelt es sich, wenn man von Acidosen und Alkalosen spricht

Die Mehrzahl aller Störungen des S.B.H. und des Wasser-Elektrolyt-Haushalts (W.El.H.) tritt im Ablauf von Krankheiten auf. Man kann sie Zweitkrankheiten nennen. Ich habe versucht, die Beziehungen dieser humoralen Störungen zu den auslösenden Grundkrankheiten oder Noxen in symbolischer Form zu skizzieren.

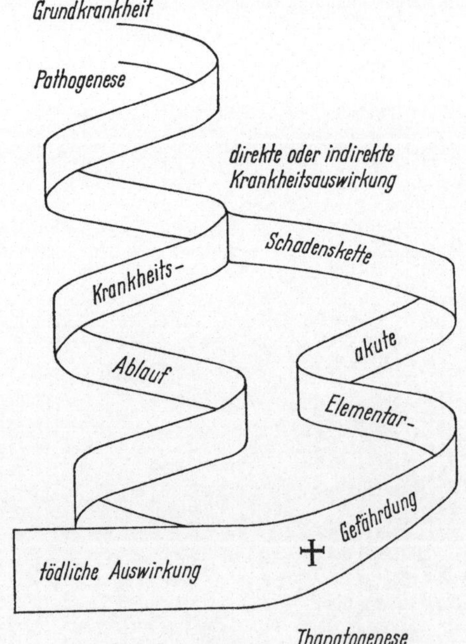

Abb. 1 Modell der „Seitenketten" (H. Baur)

Die beiden Bänder entsprechen dem Verlauf einer vorliegenden Grundkrankheit, der durch einen zweiten Störungsablauf jäh unterbrochen wird. Die „Zweitkrankheit" beginnt mit unmittelbaren oder mittelbaren Auswirkungen – in unserem Fall – auf das Säuren-Basen-Gleichgewicht (S.B.Gl.). Die übrigen Vermerke in der Abbildung sollen an Hand der kurzen Skizzierung eines aktuellen Beispiels begründet werden.

Im Ablauf der Grundkrankheit „ulcus ventriculi" hat sich eine Pylorusstenose entwickelt. Der Kranke verliert durch Erbrechen Salzsäure. Das untrügliche Bilanzsymptom läßt sich im Rahmen der Frühdiagnose durch die Prüfung der Reaktion des Erbrochenen mittels eines Streifchens Indikatorpapier rasch und einfach feststellen. Der Angriff „Säureverlust" kann an der Abgangsstelle des zweiten Verlaufsbandes eingetragen werden. Das Richtungszeichen der Gefährdung lautet: „Alkalose".

Die im Bild erfolgte Eintragung „Schadenskette" entspricht dem häufig wiederkehrenden Prinzip kombinierter Angriffe auf den W.El.H. Im gewählten Beispiel kann man allein in bezug auf den Kaliumhaushalt drei definierbare Angriffe registrieren, den K^+-Verlust im Erbrochenen, die ungenügende Aufnahme von K^+, die zur Entnahme des laufenden K^+-Verbrauchs aus dem Bestand führt und die wechselseitige Förderung von Alkalose und K^+-Mangel. Richtungszeichen dieser Gefährdung: Kaliummangelalkalose.

Der eigengesetzliche Ablauf des anfänglichen Nebengeschehens kann für den Ausgang der Grundkrankheit *determinierende Bedeutung* erlangen. Beispiel für eine solche Entwicklung:

Im Fall einer ungenügenden präoperativen Korrektur oder Korrekturmöglichkeit (dringlicher Eingriff) dieser Gefährdung des W.El.H. (typisches Elektrolytrisiko der Chirurgie) kann sich durch zusätzliche Angriffe auf den W.El.H. um den 3.–5. postoperativen Tag das Bild eines paralytischen K^+-Mangel-Ileus einstellen. Seine etwaige Fehldeutung ist mit einer Relaparatomie und – in bezug auf den K^+-Mangel – natürlich vergeblichen Revision des Operationsgebietes verbunden.

In der Pädiatrie sind Fälle beschrieben, bei denen neben der Säureverlust-Alkalose eine Hungeracidose bestand. Hier war der fatale Ausgang die Folge der Unterschätzung oder Verkennung der alkalotischen Gefährdung: Die Wahrnehmung des Acetongeruchs der Ausatmungsluft führte zu der korrekten aber einseitigen Diagnose einer Hungeracidose und zur Verabreichung von Alkaliinfusionen, die eine zentrale Atemlähmung durch akute Alkalose zur Folge hatten. Dieselbe Grundkrankheit kann über Verluste von Na^+ und H_2O tödliche Volumenmangelkatastrophen mit Leistungsbehinderung der Nierenfunktion (Oligurie und Azotämie) auslösen.

Die Vormerkung im Bild „tödliche Auswirkung" bezieht sich auf die epikritische Beurteilung der wirklichen Todesursachen. Diese unterscheidet sich von der Feststellung des Grundleidens, welches mittelbar oder unmittelbar zum Tode geführt hat. Sie gehört auch nicht in den Bereich der Pathogenese der Grundkrankheiten. In Analogie zu dieser Bezeichnung wurde die Analyse derjenigen Faktoren, die unmittelbar für den tödlichen Ausgang verantwortlich sind, die „Thanatogenese“ (von thanatos, der Tod) genannt.

Die Entgleisungen des S.B.H. und W.El.H. sind nach dem heutigen Stand unseres Wissens definierbare, experimentell reproduzierbare und häufig verhüt- bzw. behebbare, wahre chemische Todesursachen. Ihre Manifestationen sind wie geschaffen, um im Ablauf der auslösenden Grundkrankheiten unerkannt unterzutauchen. Für die epikritische Deutung des tödlichen Ausgangs mangelt es bei Verkennung des Sachverhalts nicht an scheinbar befriedigenden Phrasen wie etwa Herzversagen, Kreislaufversagen, Nierenversagen* usw.

Die verschiedenartigsten Grundkrankheiten können ein und dieselbe Elektrolytkatastrophe auslösen und umgekehrt kann ein und dieselbe Grundkrankheit Anlaß zu sehr verschiedenen Störungen des W.El.H. geben.

Die Frage nach einer drohenden Todesursache („Woran stirbt dieser Kranke, wenn ihm nicht rasch geholfen wird?“) ist nicht identisch mit der Frage nach der bestehenden Grundkrankheit.

Die Eintragung im Bild „Akute Elementargefährdungen“ weist auf ein Ordnungsprinzip hin, das den Hergang der häufigsten definierbaren akuten Gefährdungen des Lebens nach drei großen Gruppen ordnet, nämlich Atmung, Kreislauf und W.El.H. einschl. Nierenfunktion (Erhaltung der Homöostase). Die Abfragung nach den wichtigsten Elementargefährdungen soll die diagnostischen Überlegungen bei Notfallsituationen und die Auffindung gezielter Sofortmaßnahmen erleichtern.

Aufgrund der vorangehenden Betrachtung kann die klinische Bedeutung des S.B.H. dahin definiert werden, daß seine lebensbedrohenden Störungen häufig den Ablauf von Grundkrankheiten und gleichzeitig damit auch den Erfolg krankheitsspezifischer Maßnahmen gefährden.

II. Wie findet man sich unter den Störungen des Säuren-Basen-Gleichgewichts zurecht

„Theoretisches“ Wissen (vgl. das Referat von Herrn Langendorf) liefert die *praktischen* Grundlagen unseres Handelns. Im Hausgebrauch zählt für den Arzt der Umgang mit negativierten logarithmischen Gleichungen nicht gerade zur bevorzugten Beschäftigung. Der Versuch, korrekte Vorstellungen bildlich zu vermitteln, führte zur Schaffung des Modells der „pH-Waage“ als Arbeitshilfe.

---

* An Stelle der korrekten Definition des Hergangs, nämlich „Leistungsbehinderung der Nierenfunktion durch Volumenmangel“.

Die Konstruktion der pH-Waage beruht auf den Beziehungen zwischen dem pH und dem Quotienten zweier Konzentrationen des Kohlensäure-Bicarbonat-Systems, die durch die Gleichung von HASSELBACH und HENDERSON (H.H.-Gleichung) beschrieben werden:

$$pH = 6{,}1 + \log \frac{[HCO_3^-]}{[H_2CO_3]}.$$

$[CO_2]$, repräsentativ für H_2CO_3 stellt die sog. „respiratorische Komponente", $[HCO_3^-]$ die sog. „metabolische Komponente" dieses Systems dar.

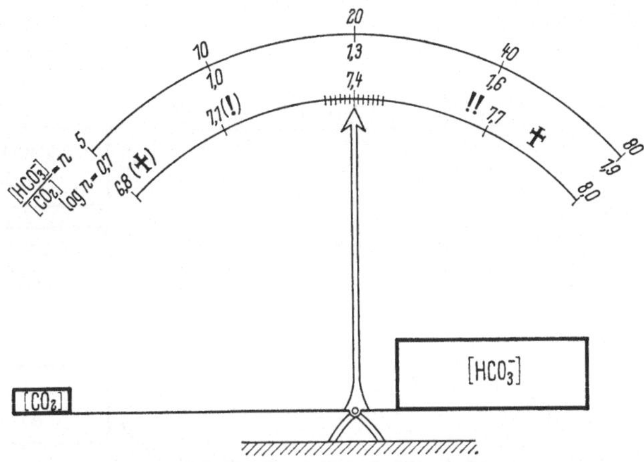

Abb. 2. Modell der pH-Waage (H. Baur)

Man sieht, daß sich der Zeiger der Waage (pH) nicht bewegt, solange der Quotient (Normalwert 20*, log 20 = 1,3) erhalten bleibt. Die Bedeutung des Kohlensäure-Bicarbonat-Systems beruht unter anderem darauf, daß die Homöostase der aktuellen Reaktion der extracellulären Flüssigkeit weitgehend unabhängig von den absoluten Konzentrationen ist.

Zahlenmäßige Beispiele für einige Quotientenänderungen und ihre Logarithmen, die den mit dem Leben noch zu vereinbarenden pH-Bereich umfassen, sind im Bild vermerkt.

Prophylaxe und Therapie der Störungen des S.B.H. bauen sich auf der *klinischen Diagnose* der vorliegenden Störung auf, die folgende Aussagen umfaßt:

Art der Auslösung (Hergang)

Bereich der Auslösung (respiratorisch, metabolisch) und der etwaigen *Kompensation* (metabolisch, respiratorisch) und

Vorzeichen der Gefährdung (Acidose, Alkalose)

---

* Aus $[HCO_3^-] = 25$ mval/L und $[CO_2] = 1{,}25$ mmol/L; Rechenhilfe für rasche Umrechnung: $P_{CO_2} \times 0{,}03 =$ mmol CO_2/L.

Eine schematische Übersicht über das klinische Einteilungsprinzip ermöglicht die Korrelation mit den Aussagen, die uns die Bestimmung der Werte der H.H.-Gleichung liefert.

Die Nomenklatur der Gefährdung des Säuren-Basen-Gleichgewichts nach dem Hergang

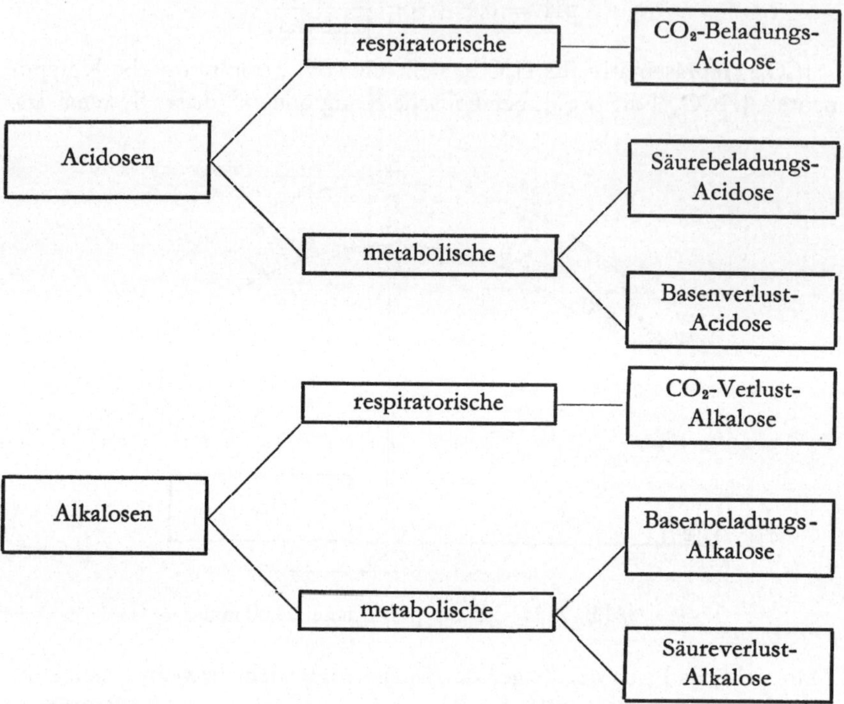

Die Einteilung nach dem „Vorzeichen der Gefährdung" leitet sich aus der Richtung ab, in welche der Zeiger der Waage ausschlägt oder ausschlagen würde, wenn er nicht durch gegensinnige Veränderungen (kompensatorischer Vorgänge oder kombinierter Angriffe) daran gehindert würde (s. u.).

Das Richtungszeichen „*Acidose*" gilt für alle *Angriffe* (!) auf die Homöostase der aktuellen Reaktion, die den linken Arm der Waage beschweren (↑$[CO_2]$) oder den rechten Arm der Waage erleichtern (↓$[HCO_3^-]$).

Die Tatsache, daß es nur eine einzige Umschlagstelle für die Abfertigung der großen Tagesbilanzen von CO_2 (um 20000 mmol/Tag im mittleren Bereich) gibt, vereinfacht die Ordnung.

Hypoventilation löst als Angriff eine Erhöhung von $[CO_2]$ aus. Der linke Arm der Waage wird beschwert. pH tendiert in die acidotische Richtung. Die Definition des Angriffs: „Respiratorische Acidose" liefert alle Aussagen über Hergang, Auslösung und Vorzeichen der Gefährdung.

Die summarische Bezeichnung „metabolisch“ umfaßt alle Angriffsbereiche, die „nicht respiratorisch“ sind. Jede Verschiebung des pH-Zeigers in den acidotischen Bereich muß nach der H.H.-Gleichung bei Gleichbleiben von $[CO_2]$ zu einer Erniedrigung von $[HCO_3^-]$ führen, gleichviel, ob eine Säurebeladung oder ein Basenverlust vorliegt. Für die klinische Diagnose, Prophylaxe und Therapie ist diese Aufteilung (Nomenklatur nach dem Hergang, vgl. Schema) von entscheidender Bedeutung. Die scheinbar umständliche Differenzierung liefert automatisch eine Aussage über die Korrekturmöglichkeiten der zugrundeliegenden *Bilanzstörung*, über die $[HCO_3^-]$ nichts aussagen kann.

Sehr differente Maßnahmen, die auch die Art der Notfallmaßnahmen für Entgleisungen des S.B.H. (vgl. III) beeinflussen, sind nötig, wenn einerseits eine Säurebeladung (wie z. B. bei hypoxischer Laktatacidose, bei Hungeracidose, diab. Acidose oder renaler Retentionsacidose) zu entfernen oder andererseits ein Basenverlust einschließlich gleichzeitiger Verluste an Natrium (wie z. B. bei intestinalen Verlusten oder renaler Basen-Konservierungsstörung) zu substituieren ist.

Das Richtungszeichen „*Alkalose*“ gilt sinngemäß für alle *Angriffe* (!) auf das S.B.-Gleichgewicht, die den linken Arm der Waage erleichtern (Hyperventilation löst als Angriff $\downarrow[CO_2]$, d. h. eine „Respiratorische Alkalose“ aus) oder den rechten Arm der Waage beschweren ($\uparrow[HCO_3^-]$). Die Aufteilung der metabolischen Angriffe gestaltet sich sinngemäß, wie bei den metabolisch ausgelösten Acidosen.

Eine besondere Stellung fällt der K^+-Mangel-Alkalose zu. In diesem Fall handelt es sich in erster Linie um eine Störung des transmembranalen Ionenaustausches, bei welcher die Entnahme von K^+ aus dem i.c. Bereich mit dem Übertritt von Na^+ und H^+ aus dem e.c. in den i.c. Bereich verbunden ist. („Säureverlust-Alkalose aus dem extra- in den intracellulären Bereich“.) Das Beispiel wird angeführt, um zu zeigen, daß das humorale Bild der e.c. Flüssigkeit keineswegs immer den Rückschluß auf ein gleichartiges Verhalten der i.c. Flüssigkeit gestattet. Zu dieser transmembranalen Störung kann bei K^+-Mangelalkalose die paradoxe Bildung eines sauren Harns als renaler Säureverlust und Cl^--Verlust hinzukommen.

Kompensations- und Kombinationsmöglichkeiten und ihre Auswirkungen auf die Werte der H.H.-Gleichung.

Das Modell der pH-Waage zeigt, daß theoretisch jede Beschwerung oder Erleichterung einer der beiden Komponenten „vom pH-Wert ferngehalten“ werden kann, wenn man die Gegenkomponente so beschwert oder erleichtert, daß der Quotient der H.H.-Gleichung bei 20 verbleibt. (Begrenzte Realisierung über Harnbildung und Ventilation, vgl. Einführungsreferat.)

Spiegelbildliche Bedeutung der primären und sekundären Konzentrationsänderungen von [CO_2] *und* [HCO_3^-] *als Zeichen des Angriffs (Störung) und der Kompensation (Entstörung).*

[CO_2] ↑
bei respiratorischer Acidose = Angriffszeichen
möglich bei metab. Alkalose = Zeichen der Kompensation
bei metabolischer Alkalose = Angriffszeichen
mögl. bei resp. Acidose = Zeichen der Kompensation
[HCO_3^-] ↑
[CO_2]
[HCO_3^-]
bei respiratorischer Alkalose = Angriffszeichen
mögl. bei metab. Acidose = Zeichen der Kompensation
bei metabolischer Acidose = Angriffszeichen
mögl. bei resp. Alkalose = Zeichen der Kompensation
[CO_2] ↓
[HCO_3^-] ↓
Respiratorische Komponente
Metabolische Komponente

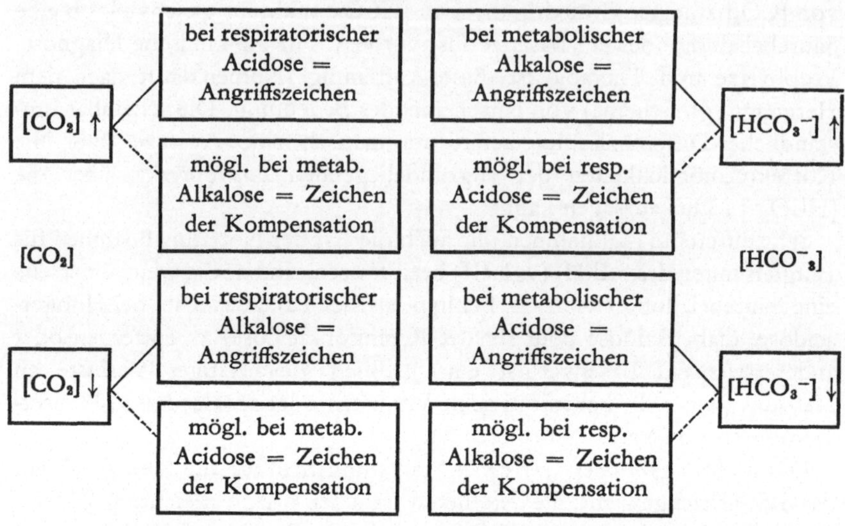

Solange man sich an das Prinzip der Definition des Angriffs hält, wie es auch der Auslösung der pulmo-renalen Reaktionsregulation entspricht, macht es keine Schwierigkeiten, zu verstehen, daß z. B. mit der Erhöhung von [HCO_3^-] bei einer *teil- oder vollkompensierten respiratorischen Acidose* seitens der metabolischen Komponente der H.H.-Gleichung dasselbe Verhalten verbunden ist, wie bei jenen Angriffen aus dem metabolischen Bereich, die das umgekehrte Vorzeichen, nämlich dasjenige einer Alkalose tragen (vgl. Schema).

Die Formulierung, daß in diesem Fall eine respiratorische Acidose und daneben noch eine „metabolische Alkalose" bestehe, versetzt an die Stelle der Nomenklatur nach dem Hergang eine Nomenklatur nach den betroffenen Komponenten des Kohlensäure-Bicarbonat-Systems. Da die gesamte Situation im S.B.H. und in den Bilanzabfertigungen grundsätzlich bei einer metabolischen Alkalose (vom Angriff her) eine andere ist, als bei der kompensatorischen Erhöhung von [HCO_3^-] durch vermehrte renale Basenkonservierung, entspricht die Nomenklatur nach den betroffenen Komponenten nicht den vorhandenen pathophysiologischen Vorgängen und bedarf zum mindesten des Zusatzes von „primär" bzw. „sekundär".

Das Schema zeigt auf einen Blick, daß man aus der alleinigen Bestimmung von [HCO_3^-] keine Auskunft auf die Frage erhält, ob es sich um das Zeichen einer Störung oder einer Entstörung handelt. Man sieht es der HCO_3^--

Konzentration allein ebenso wenig wie den übrigen Werten der H.H.-Gleichung bei isolierter Betrachtung an, wie sie zustande kam. Man sieht es aber manchmal dem Kranken an und man kann häufig genug aus der Analyse von Bilanzvorgängen vor allem im Harn darauf schließen, in welchem Bereich die Angriffe liegen und welches Vorzeichen sie tragen.

Die Bereicherung der Diagnose durch die Verfügung über den gesamten Säuren-Basen-Status, d. h. die drei Werte der H.H.-Gleichung, d. h. Bestimmung von zwei und Errechnung des dritten Wertes liegt auf der Hand. Vor falschen Einschätzungen muß aber gewarnt werden.

Die Übergriffe von Grundkrankheiten auf den S.B.H. (vgl. Modell der Seitenketten) sind häufig genug kombiniert, sowohl in bezug auf den Auslösungsbereich, als auch bezüglich des Richtungszeichens. Therapeutische Eingriffe können die einzelnen Komponenten [CO_2] oder [HCO_3^-] akut beeinflussen. Als Beispiele für die Transformation der Angriffslage seien genannt: die Persistenz einer kompensatorischen Hyperventilation nach Beseitigung einer metabolischen Acidose im extracellulären (!) Bereich durch die Dialyse und die Persistenz einer kompensatorischen Erhöhung von [HCO_3^-] nach Behebung einer respiratorischen Acidose durch die Beseitigung einer Atembehinderung oder durch künstliche Beatmung.

Bei kombinierten Angriffen auf das Säuren-Basen-Gleichgewicht gilt *auch* für die Deutung von drei bekannten Werten der H.H.-Gleichung, daß man aus ihnen keine bindenden Schlüsse auf die Art ihres Zustandekommen ziehen kann.

Die Frage „Wie findet man sich unter den Störungen des Säuren-Basen-Gleichgewichts zurecht" wurde diesem Abschnitt vorangestellt. Zwei Wegweiser ergeben sich aus der vorangehenden Korrelation des „Säuren-Basen-Status" (Modell der Waage) mit dem klinischen Einteilungschemas der Störungen:

1. Die Verfügung über die drei Werte der H.H.-Gleichung informiert über die aktuelle Gleichgewichtslage. Sie liefert im Vergleich zu einer einzelnen Konzentrationsangabe wesentlich größere Einblicke, oft sogar in die Natur der Angriffe.

2. Der Begriff S.B.H. darf nicht mit der Repräsentation der aktuellen Lage des Gleichgewichts durch [H^+], [CO_2] und [HCO_3^-] identifiziert werden. Er umfaßt den e.c. und i.c. Bereich, eine Vielzahl von Sicherungssystemen (Puffersystemen), die sich vom Eiweißbestand (vgl. Hämoglobin) bis zum Mineralbestand des Skeletts erstrecken. Er ist mit laufenden Umsätzen (Bilanzen) verbunden, die durch die Respiration, den Intestinaltrakt und die Nieren regulatorisch abgefertigt werden. Die Übergriffe von Krankheiten auf den S.B.H. setzen am Bestand und an den Bilanzen an. Im Rahmen dieses Referats ist die Darstellung dieser Gebiete nicht möglich.

Die klinische Bedeutung des S.B.H. beruht auf den gesamten Möglichkeiten, den Hergang jener Störungen, die zu einer Entgleisung der Homöostase (Isohydrie) führen und auf diesem Weg eine thanatogenetische Rolle spielen können, zu analysieren, zu verhüten und zu behandeln. In diesem Sinn stellt die Steuerung des gestörten Gleichgewichts auf dem Weg über die Infusion, d. h. über pH und die metabolische Komponente der pH-Waage, nur einen *Ausschnitt* aus der gesamten Therapie des S.B.H. dar.

Die klinische Bedeutung dieses Teilgebietes ergibt sich aus einem Prinzip der Störungen des W.El.H.: Die Homöostase der Körperflüssigkeiten ist nicht nur eine Voraussetzung des ungestörten Ablaufs der wichtigsten Lebensvorgänge, sondern gleichzeitig ihre Folge. Wenn die Entgleisungen ein lebensbedrohendes Ausmaß erreicht haben, ist den biologischen Funktionskreisen die Möglichkeit entzogen, die gestörte Ordnung wieder herzustellen. So gesehen bedeuten die Korrekturen bei Katastrophen des S.B.H. häufig eine Wiederherstellung der Voraussetzungen zur Normalisierung des S.B.H., z. B. mit Hilfe des Kreislaufs, der Respiration und ganz besonders der Nieren.

III. Wie wirkt sich das zur Steuerung des Säuren-Basen-Gleichgewichts verfügbare Infusionsprogramm aus

Künstliche Beatmung und Infusionstherapie sind heute imstande, die Lage des S.B.-Gleichgewichtes eines Kranken innerhalb von Minuten grundsätzlich zu verändern. Die Ausrüstung für die laufende Kontrolle der Werte, die auf der pH-Waage eingetragen sind, gehört zu den selbstverständlichen Voraussetzungen dieser verantwortungsvollen Eingriffe. Die Verfügbarkeit eines perfektionierten Infusionsprogrammes* einschließlich der Konzentratlösungen zur Selbstdosierung legt die Frage nach der Auswirkung der angewandten Stoffe im Sinne der Brønstedtschen Definition von Säuren und Basen nahe. Ihre kurze Skizzierung erfolgt nach der Indikationsstellung Acidose und Alkalose.

1. Korrektur von Acidose

a) $NaHCO_3$

Die Verabreichung der Base HCO_3^- wirkt sich unmittelbar als eine Erhöhung der metabolischen Komponente des S.B.-Gleichgewichtes aus (Waage).

Das mitgelieferte aprote Kation Na^+ kann sich als Substitution auswirken, wenn eine Basenverlust-Acidose vorliegt, die mit Kationenverlusten einhergeht (z. B. Verluste über den Intestinaltrakt oder durch ungenügende renale Konservierung). Umgekehrt stellen die Begleitkationen, soweit nur Bedarf an Base zur Akzeptierung von H^+ besteht, d. h. bei Säurebeladungs-

* Technische Hinweise bezüglich der genannten Zusammenstellungen siehe Infusionsprogramme B. Braun/Melsungen und Pfrimmer & Co./Erlangen.

acidosen, eine unerwünschte Beladung dar. Diese ist mit der großen Gefahr einer Vermehrung des e.c.Fl.-Volumens (Kreislaufgefährdung durch Hypervolämie, Lungenödem usw.) verbunden (an die Kontrollmöglichkeiten durch laufende Messung des Körpergewichts und des Venendrucks sei erinnert).

Die isotone Besetzung einer Lösung mit $NaHCO_3$ bedeutet die Verabreichung von 150 mval HCO_3^-/L und damit einer HCO_3^--Konzentration, die mehr als das 5fache derjenigen des Plasmas beträgt. Sie ist mit einer brüsken Stoßwirkung verbunden.

b) Antiacidotische Lösungen mit organischen Anionen

Das eben erwähnte Prinzip der Mitverabreichung von aproten Kationen gilt auch für diese Lösungen.

Das gemeinsame Wirkungsprinzip der hier verwendeten organischen Anionen besteht in der Aufnahme von Protonen (H^+) bei ihrer oxydativen Decarboxylierung, also einem Protonenentzug. Wenn man die Wegnahme von H^+ auf H_2CO_3 überträgt, verbleibt als Auswirkung des H^+-Entzugs die Lieferung von HCO_3^- (Base). Diese Auswirkung ist an die ungestörte intermediäre Umsetzung der betreffenden organischen Anionen gebunden.

Lactat. Die Verwendung des Milchsäureanions hat sich für die Korrektur von Acidosen bewährt. Isotone Lösungen mit 150 mval Laktat⁻ wirken sich unter den gegebenen Bedingungen als sehr wirksamer Protonenentzug (Basenverabreichung) aus. Die Voraussetzungen dieser Auswirkung können durch Leberfunktionsstörungen beeinträchtigt werden (ungenügender intermediärer Abbau). Sie fehlen naturgemäß bei bereits bestehender Laktat-Acidose. Die Bedeutung dieser Säurebeladungsacidose z. B. bei O_2-Mangel und Schock wurde in letzter Zeit zunehmend aufgedeckt.

Malat. Die Verwendung des Äpfelsäureanions als organisches Anion, dessen Umsetzung sich als Protonenentzug (Basenverabreichung) auswirkt, verbindet mit der Vermeidung des erwähnten Konfliktes von Laktat⁻ mit Laktat-Acidose den Vorteil einer spezifisch günstigen Stoffwechselwirkung bei Leberfunktionsstörungen und Störungen der NH_3-Entgiftung. Beigabe in Konzentrationen von etwa 40 mval/L.

c) Kombinationen der anionischen Besetzung

Die Besetzung isotoner Lösungen (150 mval Anionen/L) zu ungefähr einem Drittel mit HCO_3^-, Malat⁻ und Acetat⁻ ist zur Vermeidung einseitiger Auswirkungen und zur Kombination spezifischer Eigenschaften sinnvoll.

Zur Kationenbesetzung: Die Beifügung von K^+ ist häufig – allein schon zur Vermeidung einseitiger Na^+-Überladungen – indiziert. Sie muß sich an die erforderlichen Voraussetzungen seitens der Nierenfunktion und der Limitierung der Konzentration halten.

d) Trishydroxymethylaminomethan

(meist verwendete Abkürzung nach den Anfangsbuchstaben THAM, auch Tris genannt)

Die Molekülbase THAM entzieht bei ihrer Protonisierung unter der in den Körperflüssigkeiten herrschenden Reaktionslage H^+ und entfernt diese Wasserstoffionen bei ihrer renalen Ausscheidung in protonisierter Form (als THAM-H^+).

Die Anwendung dieser in den letzten Jahren in die Therapie eingeführten Substanz in isotoner Konzentration (Lösungen mit 300 mmol Tris/L) ist wegen ihrer potenten Auswirkung und der möglichen Auslösung einer zentralen Atemdepression an besondere Voraussetzungen der Erfolgsüberwachung gebunden.

Tagesgesamtmenge und Menge/Zeiteinheit sind streng limitiert.

Die Zufügung von Tris in einer bedeutend geringeren Konzentration (z. B. 30 mmol/L) zu antiacidotischen Lösungen der genannten Art vermindert bei genügender Überwachung des Kranken die erwähnten Risiken.

Das Prinzip des Protonenentzugs durch THAM (Auswirkung als Base) unterscheidet sich prinzipiell von demjenigen der bisher genannten und bekannten Stoffe:

(a) durch den Wegfall einer Kationenbeladung (eher Kationenentzug, siehe unten), was dem Prinzip der Korrektur einer Säurebeladungsacidose entspricht, bei welcher kein Kationenverlust stattfand. Damit entfällt die mit den vorher erwähnten Stoffen verbundene Gefahr einer Kationen- und Volumenüberladung bei der Korrektur dieser Gruppe von Acidosen.

(b) durch die renale Entfernung der Protonen, welche die Auswirkung und Anwendung von einer genügenden Nierenfunktion abhängig macht und die Korrektur einer renalen Retentionsacidose ausschließt (Kontraindikation: ungenügende Nierenfunktion wegen Hyperkaliämie, s. u.).

(c) durch die gleichzeitige Auswirkung im extra- und intracellulären Bereich. THAM passiert in ungeladener Form die Zellmembranen und eignet sich – zum Unterschied von den im e.c. Bereich wirksamen Korrekturen – deshalb für die Behandlung intracellulärer Acidosen.

THAM „normalisiert“ durch seine alkalisierende Auswirkung die pH-Lage dann, wenn pH erniedrigt ist und wenn seine Anwendung nicht bis zur Auslösung einer Alkalose überdosiert wird.

THAM steigert bei genügender Nierenfunktion die Diurese (osmotische Wirkung) und führt dabei zu vermehrter renaler Abgabe von Na^+ und K^+. Die Mitverabreichung von Na^+, z. B. in einer Konzentration von etwa 30 mval/L, ist angezeigt. Die Na^+-Bilanz sollte aber im Harn überwacht werden.

Da unter THAM-Wirkung eine Hyperkaliämie (s. o.) auftritt, muß die Substitution von renalen K^+-Verlusten nach abklingender Wirkung durchgeführt werden.

Die unter THAM auftretende Hypoglykämie macht die Verabreichung von Glucose wünschenswert.

Die mögliche Auslösung einer zentralen Depression der Atmung bis Atemstillstand (Mangel an physiologischem Atemreiz durch H^+-Entzug, auch intracellulär, zusätzliche spezifische Auswirkung?), versetzt die Erfolgssteuerung dieses Eingriffs in das S.B.-Gleichgewicht in die Abhängigkeit von laufender Laboratoriumskontrolle der Werte des S.B.-Status und der Respiration des Kranken.

Die Möglichkeit, THAM zur Korrektur von Acidosekatastrophen einzusetzen, die kombinierten metabolischen und respiratorischen Ursprungs sind und in diesem Fall im Sinne der Vormerkung im letzten Absatz vor Abschnitt II die Leistungsbehinderungen biologischer Mechanismen zu beheben, fordern aus verständlichen Gründen wegen des möglichen Konflikts zwischen respiratorischer Acidose (Hypoventilationsfolge!) und atemdepressorischer Wirkung von THAM die Verfügung über die Möglichkeit zur künstlichen Beatmung des Kranken.

2. Korrektur von Alkalosen

a) NH_4Cl

Ammoniumchlorid wirkt sich als Einschleusung von H^+ in Form der Kationensäure NH_4^+ aus. Die zur Substitution von HCl-Verlusten (aus dem Magen) erwünschte Verabreichung des aproten Anions Cl^- ist gleichzeitig gegeben.

Das Freiwerden von NH_3 (vgl. $NH_3 + HCl$) bedeutet wegen der toxischen Auswirkung der damit verbundenen Erhöhung der NH_3-Konzentration im extra- und intracellulären Bereich (Gehirn) einen unerwünschten Bestandteil des Wirkungsprinzips. Die Gesamttagesdosis und das Infusionstempo werden dadurch limitiert. Wenn die metabolische Umsetzung von NH_3 seitens der Leber behindert ist, ganz allgemein bei Hyperammoniämie, und bei Störungen der Leber- und Nierenfunktion, ist die Verwendung von NH_4Cl kontraindiziert.

b) Aminosäurehydrochloride

Diese Verbindungen wirken sich beim Eintritt der zugrundeliegenden Aminosäure in den Stoffwechsel in äquimolarem Verhältnis als Verabreichung von HCl (H^+) aus. Sie eignen sich deshalb, z. B. bei einer Konzentration von 50 mmol Aminosäurehydrochlorid/L entsprechend 50 mval H^+ zur Verabreichung von Protonen ohne gleichzeitige Belieferung mit NH_3.

Man kann dieses Prinzip auch für die Verminderung der NH_4Cl-Konzentration verwenden [s. oben, a)].

Arginin · HCl

Die Aminosäure Arginin wurde gewählt, weil sie keine Aminosäurenimbalanz macht (keine essentielle Aminosäure) und weil sie intermediär die NH_3-Entgiftung fördert. Für die erwünschte Beigabe von Zucker eignet sich der über Fructose metabolisierte Zuckeralkohol Sorbit (Vermeidung der MAILLARDschen Reaktion von Aminosäuren mit Zucker und antiketogener Effekt).

K^+-Zugaben sind bei der Korrektur von Alkalose schon wegen der Verflechtung zwischen Alkalose und K^+-Mangel, oft aber auch bilanzmäßig indiziert. Sie müssen sich an die entsprechende Limitierung der Konzentration und des Infusionstempos halten.

Hinweis auf die Errechnung des Bedarfs an Basen und Säuren aus den sog. „Astrup-Werten".

Die durch ihren minimalen Bedarf an Blut und den Vorteil der Verwendung von Kapillarblut für laufende Routineanalysen sehr geeignete Methode nach ASTRUP besteht neben der Bestimmung des aktuellen pH-Wertes in der extrakorporalen Beseitigung der etwa vorhandenen Änderungen der respiratorischen Komponente [CO_2] durch Äquilibrierung des Blutes mit bekannten CO_2-Konzentrationen und volle Oxygenierung bei 37°. Durch diese Maßnahmen wird ein Wert für [HCO_3^-] erfaßt, der bei dem Kranken vorhanden wäre, wenn seine CO_2-Konzentration ($P_{CO_2} = 40$ mmHg) akut normalisiert und sein Blut mit O_2 gesättigt worden wäre, das sog. „*Standardbicarbonat*". In gleicher Weise wird der Wert für den sog. „Basenüberschuß" (negativer Basenüberschuß auch Säureüberschuß genannt) im Diagramm ermittelt. Da die sekundären kompensatorischen (!) Änderungen der metabolischen Komponente des Kohlensäure-Bicarbonat-Systems nicht entfernt werden können, betrifft die „Ausschaltung der respiratorischen Störungen" nur die akute Normalisierung der respiratorischen Komponente, d. h. von CO_2 und O_2. Die erhaltenen Werte für Standardbicarbonat und Basenüberschuß können aber immer noch durch kompensatorische Änderungen im metabolischen Bereich d. h. sekundär durch respiratorische Störungen beeinflußt sein. In dieser Hinsicht gilt das über die spiegelbildlichen Deutungsmöglichkeiten des HCO_3-Wertes im Abschnitt II gesagte.

Der Hinweis bezieht seine Begründung aus der Zunahme der Steuerung von Infusionen nach ASTRUP-Werten und der dabei auftretenden Tendenz, diese Werte auch bezüglich der Auslösung der Störung nur auf den metabolischen Bereich zu beziehen. Da die ASTRUPsche Methode durch die Messung des aktuellen pH des Kranken mittels des Diagramms auch die aktuelle Lage von [CO_2] zu interpolieren erlaubt, ist sie mit der Verbesserung der Einsicht durch die Verfügung über drei Werte der H.H.-Gleichung verbunden.

Grundsätzliche Bemerkung zur Errechnung des Bedarfs aus Konzentrationsangaben.

Jede Bedarfsrechnung aus Plasmawerten beruht auf dem Einsetzen einer *angenommenen* Bestandsmenge. Die Verabreichung der errechneten Menge nach einem vorgefaßten Zeitplan arbeitet mit einer *angenommenen* Toleranzgröße des Kranken, die aber – nach dem Prinzip des S.B.H. und des W.El.H. – mit zunehmender Gefahr durch Sicherungsverlust verringert werden kann. Mehr als die Unterlagen für ein „vorläufiges Vorhaben" sollte man aus solchen Berechnungen nicht entnehmen. Die wirkliche Durchführung muß sich dann aus der Erfolgskontrolle ergeben.

Multiple Anforderungen an die parenterale Therapie.

Die kurze Übersicht über die klinische Bedeutung des S.B.H. begann mit einem Hinweis auf die Beziehungen zwischen den Grundkrankheiten und Störungen des S.B.H. Die bei Entgleisungen notwendige Blickrichtung auf die Repräsentation der aktuellen Lage durch die Konzentrationswerte von H^+, CO_2 und HCO_3^- sollte nicht dazu führen, sich auf den Teilzugang über das Geben und Nehmen von Protonen (H^+) zu beschränken. Der diesbezügliche Hinweis in II. gilt nicht nur für die Diagnose und den endgültigen Abgleich der Bilanzen, sondern auch für eine „multiple Sorge", die sich auf die wirkliche Rückendeckung der Homöostase des S.B.H. erstreckt. In kürzester Formulierung: Was man für die O_2-Versorgung, die Bereitstellung von Zucker, den Eiweißhaushalt und die Deckung des Energiebedarfs tut, ist auch für den S.B.H. getan.

Veränderungen des Säure-Basen-Gleichgewichtes bei chirurgischen Patienten

Von **R. Dohrmann**

Aus der Chirurgischen Abteilung (Chefarzt: Prof. Dr. R. Dohrmann) des Städt. Behring-Krankenhauses Berlin-Zehlendorf

Ausgelöst durch die Grundkrankheit oder auch durch ärztliche Maßnahmen können gerade in der Chirurgie prä-, intra- und postoperativ eine Vielzahl von Störungen des Säure-Basen-Gleichgewichtes auftreten, deren rechtzeitige Erkennung und richtige Behandlung durch moderne Bestimmungsmethoden und Infusionslösungen möglich geworden ist.

Waren wir bisher gezwungen vorwiegend auf Grund des klinischen Eindrucks, des Urin-pH-Wertes, der Elektrolytwerte- bzw. Bilanz, in größeren Abteilungen evtl. auch anhand der Ergebnisse der Blutgasanalyse unsere Therapie zu bestimmen – wobei einzelne Befunde erst nach mehreren Stunden oder gar am Abend vorlagen – so ist der große Fortschritt, den uns die Mikro-Astrup-Einheit gebracht hat, gar nicht hoch genug einzuschätzen.

Hiermit können wir sofort nach der Einlieferung des Kranken oder Verletzten, vor und während der Operation und nach dem Eingriff auf der Frischoperierten-Station die Bestimmung des pH, pCO_2, Standard-Bicarbonat usw. unter Anwendung des Nomogrammes von O. Siggaard Andersen und K. Engel vornehmen, respiratorische Störungen von metabolischen unterscheiden und bereits 10 min später anhand der Befunde eine gezielte Therapie einleiten.

Eine Operation führt im allgemeinen durch vermehrte HCO_3-Rückresorption zu einer leichten Alkalosetendenz, wodurch eine bereits bestehende Alkalose verschlimmert wird. Komplikationen vaskulärer, pulmonaler oder renaler Art ergeben leichte bis schwere Acidosen. Eine respiratorische Acidose kann auftreten als Folge einer alveolären Hypoventilation z. B. bei einer Einschränkung der CO_2-Abatmung durch Verlegung der Atemwege (Zurückfallen der Zunge, Aspiration, Sekretansammlung in der Lunge), postoperativ bei einer evtl. auftretenden Tracheomalazie nach Strumaresektion, theoretisch bei Rippenfrakturen, Thorakotomien; Pneumonie, Lungenödem, Emphysem; Zwerchfellhochstand bei Ileus, postoperative Darmatonie, Pleuraerguß, Pneumothorax, Hämatothorax, Empyem; ferner bei einer Einschränkung der Atemoberfläche nach Lungenresektion; Verlangsamung der Atmung durch atemdepressive Medikamente; Relaxantien-Nachwirkung; zentrale Atemdepression (bei Schädel-Hirn-Trauma); und evtl. auch einmal bei einer Störung in der Narkoseapparatur. Eine metabolische Acidose entsteht durch Addition von Säuren oder durch Basenverluste. Sie wird beobachtet beim Schock resp. einer akuten Kreislaufinsuffizienz; bei massiven Blutungen (Mangeldurchblutung der Peripherie); bei einer Peritonitis, ferner bei Gallen- und Pankreasfisteln, beim Absaugen des Darminhaltes oder Darmspülungen mittels Miller-Abbott-Sonde. Sie kann auftreten bei Durchfällen, ausgedehnten Einläufen (Sudabad), bei Verbrennungen, Hunger, Diabetes mellitus; Nierenstörungen; und natürlich auch bei übermäßiger Infusion von ansäuernden Lösungen. Eine respiratorische Alkalose ist die Folge einer Hyperventilation und kann im Verlauf einer Narkose, aber auch durch Schmerz, Angst und Fieber entstehen. Eine metabolische Alkalose entsteht durch Addition von Basen, was normalerweise nicht oder nur durch übermäßige Infusion z. B. von Natriumbicarbonat – oder Lactat vorkommen kann oder meist durch Verlust von Säuren, wofür als typisches Beispiel anhaltendes Erbrechen bei Pylorusstenose, tagelanges Absaugen mit Magensonden und Magenspülungen anzuführen sind.

Um mich kurz zu fassen, möchte ich gleich die Ergebnisse unserer eigenen Untersuchungen und Beobachtungen mitteilen, die zwar noch nicht groß sind, jedoch einige erste Eindrücke bzw. Erkenntnisse aufzeigen mögen.

1. Nur bei einem geringen Prozentsatz der von uns untersuchten rund 100 Patienten stimmten die Ergebnisse der Blutgasanalysen mit der auf Grund des klinischen Bildes erwarteten Störung des Säure-Basen-Haushaltes überein. Auf der Frischoperierten-Station fanden wir in den ersten Tagen nach großen Oberbauchoperationen häufig leichte respiratorische Alkalosen, die wahrscheinlich durch krankengymnastische Übungsbehandlung, Hyperventilation unter Tropfinfusionen, evtl. auch Schmerzen zu erklären sind. Aber auch andere Patienten, bei denen eine respiratorische Acidose zu erwarten war – wie Rippenserienfrakturen und Operierte nach Thorakotomien – boten oft das Bild der respiratorischen Alkalose.

2. Unsere Untersuchungen haben uns gezeigt, daß es falsch, ja sogar gefährlich sein kann, die Behandlung nur nach den Werten für pH, Basenüberschuß oder Standard-Bicarbonat durchzuführen. Ist die Erhöhung des pH respiratorisch bedingt, glauben wir nicht mit Infusionen behandeln zu müssen, da es sich oft um die Kompensation einer metabolischen Störung handelt. Infusionen bei einer respiratorischen Alkalose scheinen uns nur dann sinnvoll, wenn gleichzeitig eine Tendenz zur metabolischen Alkalose besteht.

3. Eine respiratorische Acidose läßt sich normalerweise durch Beseitigung ihrer Ursache schnell beheben (Bronchustoilette, Intubation, Tracheotomie, Pharmaka).

4. Nur bei metabolischen Störungen sind Infusionen indiziert. Abhängig gemacht werden sollte die Therapie vom pH und vom Basenüberschuß bzw. Standard-Bicarbonat-Wert.

5. Ist der pH-Wert normal (7,36–7,44), nehmen wir z. Zt. von einer Behandlung Abstand, auch wenn die Werte des Basenüberschusses $\pm$ 5 übersteigen.

6. Es genügt sicherlich nicht, nach einer einmaligen Bestimmung des Säure-Basen-Status eine Therapie einzuleiten und zu hoffen, daß auf Grund von Berechnungen nach einer der bekannten Formeln eine Korrektur der Störung eintritt. Zumindest in schweren Fällen sind kurzfristige Kontrollen erforderlich, die uns den Erfolg der Therapie und die weitere Tendenz der Störung anzeigen.

Zum Abschluß kurz einige Beispiele:

1. 59jähriger Mann, bei dem wegen eines hochsitzenden Ulcus ventriculi eine abdomino-thorakale Cardiaresektion vorgenommen wurde. – Hämatokrit 46 %. Der Patient erhielt in den ersten 8 postoperativen Tagen je 2000 ml Flüssigkeit: 500 ml Laevulose 5 %ig, 500 ml Tutofusin B, 500 ml Tutofusin EL 5 i.v. sowie 500 ml 0,9 %ige NaCl rektal. Die aufgezeigten Werte sind jeweils morgens vor dem Anlegen der Infusionen abgenommen.

Am 1. Tag (+ 1) kompensierte metabolische Acidose.
Am 2. Tag (+ 2) kompensierte respiratorische Alkalose.
Am 4. Tag (+ 4) leichte respiratorische Alkalose.
Am 7. Tag Teilkompensation.

	+1	+2	+3	+4	+7	+15
pH	7,44	7,43	7,44	7,46	7,45	7,43
pCO_2 mmHg	26,0	33,0	32,2	32,3	29,5	31,0
St.-Bik. mval/l	20,5	22,1	22,1	23,4	21,9	21,7
B.Ü. mval/l	– 4,5	– 2,1	– 2,1	– 0,6	– 2,6	– 2,8

Abb. 1: R. G., ♂ 59 J., 3695/65, Cardiaresektion/abdom.-thorak.

HOHMANN stellte in den ersten 3 Tagen nach größeren abdominellen Eingriffen immer eine Tendenz zu einer mehr oder weniger großen oder auch nur angedeuteten metabolischen Acidose fest. Wir können dem zustimmen, fanden jedoch bei Sichtung unseres Materials, daß derartige Störungen fast nur dann aufgetreten waren, wenn intraoperativ eine Störung des Säure-Basen-Haushaltes im Sinne einer metabolischen Acidose bestanden hatte.

2. Bei der 75jährigen Frau (Abb. 2) keine respiratorische Acidose, sondern eine teilweise kompensierte respiratorische Alkalose. pH 7,46, pCO_2 ist auf 29,5 mmHg erniedrigt, BÜ an der unteren Grenze der Norm, Standard-Bicarbonat als Zeichen der Kompensation leicht erniedrigt.

Und auch bei dem 45jährigen Mann mit multiplen Frakturen, dabei auch Rippenserienfrakturen, eine nicht kompensierte respiratorische Alkalose. Die Ursache ist in beiden Fällen wahrscheinlich eine schmerzbedingte Tachypnoe.

pH	7,46
pCO_2 mmHg	29,5
St.-Bik. mval/	21,8
B.Ü. mval/l	– 2,5

Abb. 2: G. G., ♀ 75 J., 3685/65, Thorakotomie.

pH	7,53
pCO_2 mmHg	29,1
St.-Bik. mval/l	23,3
B.Ü. mval/l	– 0,8

G. St., ♂ 45 J., 3460/65, Rippenserienfrakturen.

3. Nomogramm nach SIGGAARD-ANDERSEN und ENGEL, mit dessen Hilfe auf Grund der pH-Bestimmung und nach Äquilibrierung mit CO_2 bei 2 bekannten Drucken, ein pH/10 g pCO_2-Koordinatensystem es ermöglicht, die übrigen Werte abzulesen (Abb. 3).

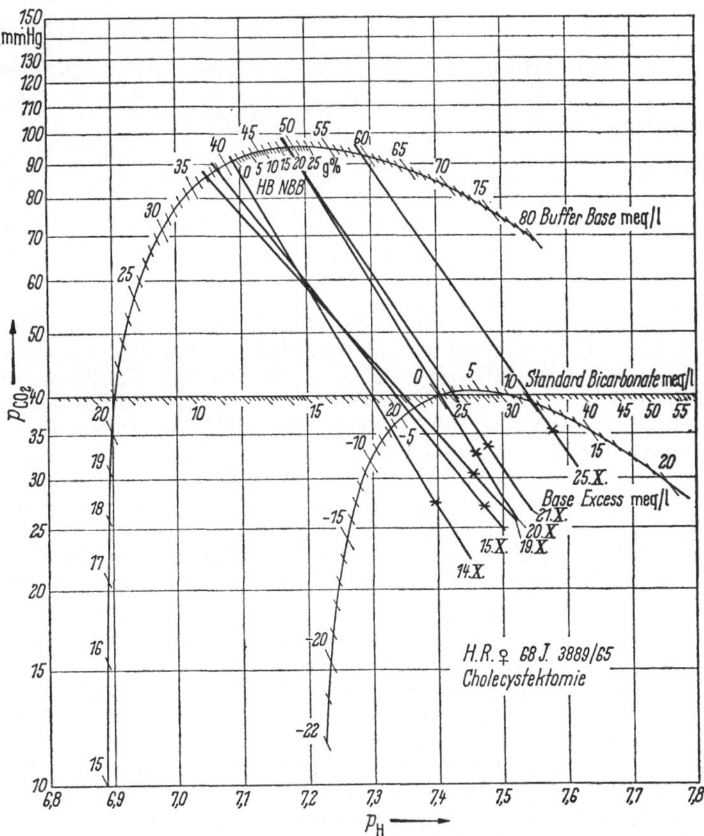

Abb. 3: H. R., ♀ 68 J., 3889/65, Verlaufskontrolle bei einer normalen Cholecystektomie. Ohne besondere Behandlung Übergang von einer metabolischen Acidose in eine metabolische Alkalose innerhalb von 11 Tagen.

4. 51jährige Patientin, perforiertes Sigmacarcinom, Peritonitis. Präoperativ kompensierte metabolische Acidose, am 4. Tag postoperativ Bauchdeckenphlegmone.

Die Blutgasanalyse ergab einen pH von 7,5, die Alkalose war respiratorisch durch flache frequente Atmung bedingt. Standard-Bicarbonat war erniedrigt, BÜ −4,8. Diese metabolischen acidotischen Werte wurden von uns nicht als Kompensationsvorgang gewertet, da primär eine solche Stoffwechsellage bestanden hatte und jetzt eine Verschlechterung der Kreislaufsituation hinzugekommen war.

	+4			+5					+6				+7
pH	7,50	7,41	7,47	7,43	7,47	7,52	7,51	7,54	7,52	7,39	7,42	7,37	7,37
pCO_2 mmHg	22,0	25,5	17,5	21,2	17,4	18,5	18,5	17,0	21,2	17,0	15,2	15,5	15,8
St.-Bic. mval/l	20,1	18,3	17,1	15,6	16,0	17,6	16,7	18,7	18,7	14,3	14,2	12,0	12,4
B.Ü. mval/l	-4,8	-7,2	-9,0	-10,1	-10,2	-7,8	-8,8	-6,9	-6,2	-13,2	-13,1	-15,7	-15,

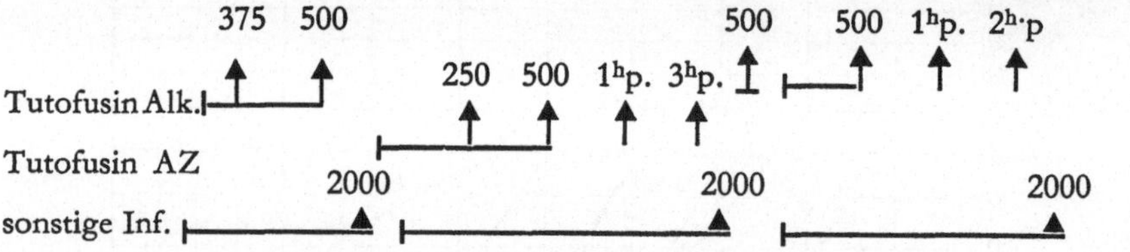

375 500 500 500 1h p. 2h p

Tutofusin Alk.

250 500 1h p. 3h p.

Tutofusin AZ

2000 2000 2000

sonstige Inf.

Abb. 4: T. W., ♀ 51 J., 3655/65, Sigmaresektion.

Wir infundierten 500 ml Tutofusin Alk. Nach 375 ml sowie 375 ml Laevosan und 125 ml Rheomacrodex war der pH normalisiert. Der pCO_2 war von 22 auf 25,5 mmHg angestiegen, BÜ von −4,8 auf −7,2, Standard-Bicarbonat von 20,1 auf 18,3 mval/l abgesunken. Wir kontrollierten 4 Std später, nachdem insgesamt 500 ml Alk., 500 ml Laevosan, 500 Rheomacrodex und 125 ml Macrodex infundiert worden waren. Der pH war wieder angestiegen (7,47), pCO_2 auf 17,5 abgesunken, BÜ betrug jetzt −9,0, Standard-Bicarbonat 17,1. Bezogen auf 53 kg ein Basenabfall um 66,78 mval. Deutlich zeigte sich, daß sich respiratorische Störungen von der verwendeten Lösung nicht beeinflussen lassen.

Am 5. Tag lag eine kompensierte metabolische Acidose vor. Die Kreislaufverhältnisse waren unverändert, der Harnstoff im Serum war auf 75 mg% angestiegen. Da nach NAHAS jede Säureanhäufung oder jeder „negative Basenüberschuß" über 5 mval/l therapiebedürftig sein soll, leiteten wir eine Behandlung mit Tutofusin AZ ein. Bezogen auf den Basenüberschuß konnten wir einen gewissen Erfolg verbuchen; von −10,1 ante infus. auf −6,9 drei Stunden post infus., Standard-Bicarbonat stieg von 15,6 auf 18,7 mval/l an. Der pH-Wert stieg hingegen von 7,43 auf 7,54 an; pCO_2 fiel von 21,2 auf 17,0 ab (Hyperventilation bei toxischem Bild; Hämatokrit 36 = 11,3 g % Hb). Am 6. Tag lag pH bei 7,52, nachdem am Vorabend noch 500 ml Alk. infundiert worden waren. Aufgrund des pH-Wertes erhielt die Patientin nochmals Tutofusin Alk. Der pH normalisierte sich, pCO_2 fiel ab, negativer Basenüberschuß nahm zu, Standard-Bicarbonat fiel ab. – Um eine Übersäuerung zu vermeiden, vermindert sich infolge Hyperventilation der pCO_2 in dem Maße wie Standard-Bicarbonat abfällt bzw. Basenüberschuß nach der negativen Seite ansteigt.

Am 7. Tag resultierte eine kompensierte metabolische Acidose: pH 7,37, pCO_2 15,8, BÜ −15,2, Standard-Bicarbonat 12,4.

Dieser letal ausgegangene Fall soll ein Beispiel dafür sein, daß bei derTherapie nicht nur der Wert des BÜ berücksichtigt werden soll. Ist der pH normal, d. h. liegt eine Kompensation vor, kann bei der Behandlung der Kompensationsmechanismus zerstört werden.

5. Schnellinfusion von 500 ml Tutofusin Alk. bei *respiratorischer Alkalose;* 67jährige Frau, bei der am Vortag eine Magenresektion nach Billroth II durchgeführt wurde (Abb. 5).

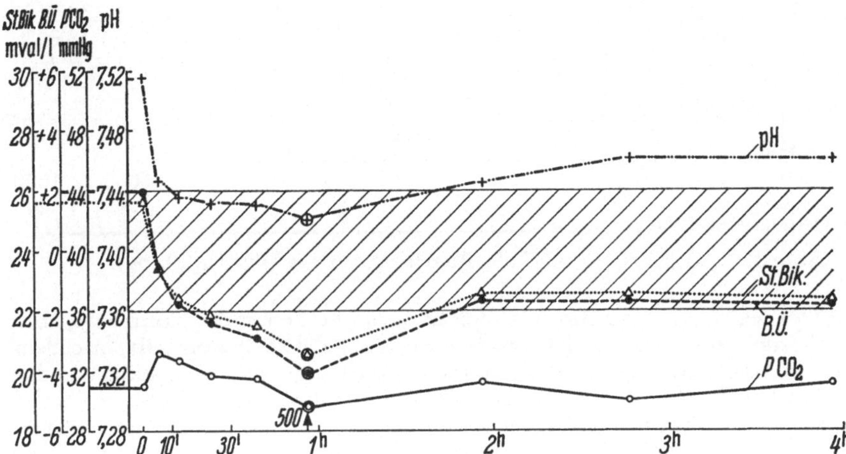

Abb. 5: M. R., ♀ 67 J., 3883/65, *Schnellinfusion von Tutofusin Alk.* Billroth II

Körpergewicht 53,5 kg. Elektrolyte im Serum normal. Bei der Patientin bestand eine respiratorische Alkalose, jedoch fand sich auch eine Tendenz zur metabolischen Alkalose.

Wir infundierten 500 ml Alk. und kontrollierten die Werte nach jeweils 100 ml. Der pH-Wert normalisierte sich bald, der BÜ fiel unter der Infusion deutlich ab. Nach 500 ml war er von +2 auf —4,1 mval/l abgesunken, d. h. bei dem Körpergewicht von 53,5 kg 97,9 mval/l. Bereits 1 Std post infus. stieg er wiederum an und 2 Std nach Beendigung der Infusion war auch der pH wieder alkalisch (7,46). 3 Std post infus. Befund unverändert; Basenabfall im Vergleich zum Ausgangswert 61 mval. Am Ende keine Änderung: Die respiratorische Alkalose war zunächst teilweise kompensiert, dann voll kompensiert durch eine metabolische Acidose. 2 Std post infus. wieder eine rein respiratorische Alkalose. Der pCO_2 hatte sich während und nach der Infusion kaum geändert. Unter der Infusion gab die Patientin Besserung ihres Befindens an. Es zeigte sich, daß praktisch nur der metabolische Anteil der Alkalose mit der Infusion kurzfristig zu beheben war, auf die respiratorische Störung hatte sie keinen Einfluß.

6. *Beispiel einer metabolischen Acidose.*

60jährige Frau, die am Tage vor der Aufnahme ein 2 Tage vorher zubereitetes aufgewärmtes Pilzgericht zu sich genommen hatte. 14 Std später waren Übelkeit, Erbrechen sowie Schwindel aufgetreten, der Leibumfang nahm zu. Die Patientin wurde zunächst wegen des Verdachts einer Pilzvergiftung von der Inneren Abteilung aufgenommen, später zur Anlegung einer Coecalfistel zu uns verlegt.

Präoperativ schwere metabolische Acidose, Basenüberschuß —15,5 mval/l, pH 7,23, – Act. pCO_2 26,2, reicht bei dieser Acidose zur Kompensation nicht aus.

Wegen des schlechten Kreislaufes wurden Plasmaexpander (Macrodex 6 % und Haemaccel) infundiert. Zur Behandlung der Acidose Tutofusin AZ.

Zunächst verschlechterten sich die Werte. pH sank auf 7,15, Standard-Bicarbonat von 12,5 mval/l auf 12 mval/l ab. Basenüberschuß − 16,5 mval/l. Der Act.

	ante op.	intra op.	post op.	+ 1		+ 2
pH	7,23	7,15	7,15	7,42	7,47	7,28
pCO_2 mmHg	26,2	32,8	37,0	23,5	25,5	39,7
St.-Bic. mval/l	12,5	12,0	12,8	18,4	20,2	18,0
BÜ mval/l	− 15,5	− 16,5	− 14,8	− 7,2	− 4,7	− 7,7

Tutofusin AZ: 600 ↑, 1500 ↑

sonstige Infusionen: 3000 ↑, 6000 ↑, 1000 ↑

Abb. 6: E. G., ♀ 60 J., 3897/65, Paralytischer Ileus (Pilzvergiftung).

pCO_2 stieg auf 32,8 mmHg an, was zwar auch noch unter der Norm liegt, aber auch zum Absinken des pH beigetragen haben dürfte. Postoperativ, nachdem 600 ml Tutofusin AZ, 500 ml Macrodex und Haemaccel infundiert waren und der Kreislauf sich gebessert hatte, ist der pH zwar noch immer stark erniedrigt, aber es zeigte sich bereits eine Tendenz zur Besserung der metabolischen Stoffwechsellage.

7. Ein weiteres Beispiel einer metabolischen Acidose (Abb. 7).

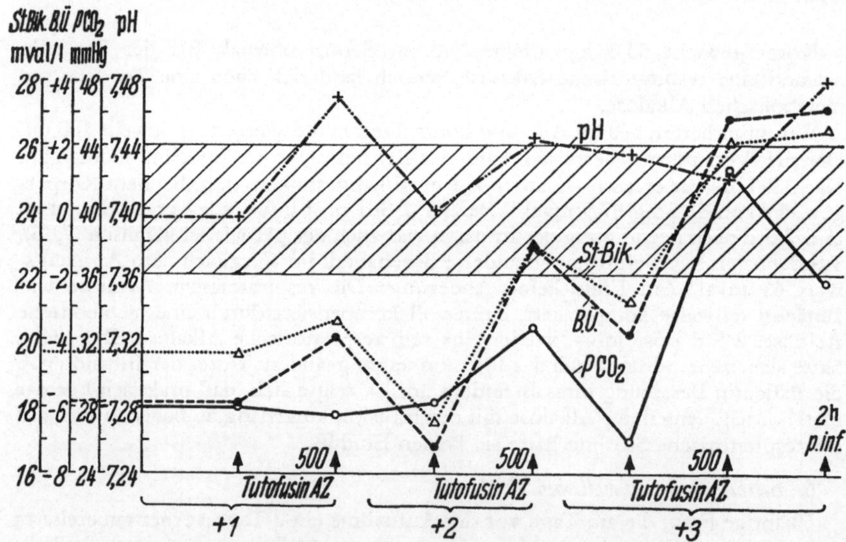

Abb. 7: W. K., ♂ 36 J., 3519/65, Hemicolektomie.

Bei dem 36jährigen Mann wurde wegen einer schweren Colitis ulcerosa eine linksseitige Hemicolektomie vorgenommen. Die hier nicht aufgezeigten prä- und intraoperativ durchgeführten Blutgasanalysen ergaben eine kompensierte metabolische Acidose (schlechte Kreislaufverhältnisse, Blutverlust). Intra und post operationem erhielt der Patient insgesamt 4 × 500 ml Blut (ACD).

An den darauffolgenden Tagen wurden, nachdem die morgendlichen Blutgasanalysen vorlagen, die immer eine kompensierte metabolische Acidose ergaben, jeweils 500 ml Tutofusin AZ infundiert und danach erneut eine Blutgasanalyse durchgeführt. Am 1. Tag resultierte eine teilweise kompensierte respiratorische Alkalose, d. h. der pH war auf 7,46 angestiegen, pCO_2 unwesentlich abgesunken. BÜ von — 5,9 auf — 3,9 mval/l angestiegen. Am 2. Tag, 15 Std. nach der Infusion, war der BÜ wieder abgesunken, und zwar auf — 7,2 mval/l. Nach der Infusion sind die Werte normalisiert. Der pCO_2 ist etwas angestiegen, noch nicht ganz auf normale Werte. Am 3. Tag spricht der Patient auf die Lösung stärker an. Post infus. findet sich eine kompensierte metabolische Alkalose. 2 Std. post infus. ist der BÜ weiter angestiegen, aber nicht so stark, daß man ihn allein für die erhebliche Änderung des pH-Wertes (von 7,41 auf 7,48) verantwortlich machen könnte. Die Atmung schien sich gebessert zu haben, der pCO_2 war abgesunken. Der Hämatokrit betrug 49, Harnstoff im Serum 123 mg %, Kalium im Serum 5,43 mval/l.

8. Ein Beispiel dafür, daß auch nach sog. „kleinen Infusionen" eine metabolische Alkalose entstehen kann.

67jähriger Mann, der wegen einer Ösophagusvarizenblutung stationär aufgenommen wurde (Abb. 8).

pH	7,55	pH	7,53	pH	7,48
pCO_2 mmHg	33,2	pCO_2 mmHg	31,7	pCO_2 mmHg	27,5
St.-Bic.mval/l	29,4	St.-Bic.mval/l	27,4	St.-Bic.mval/l	22,1
BÜ mval/l	+ 6,5	BÜ mval/l	+ 4,2	BÜ mval/l	— 2,1
nach 2 × 500 ml Blut (ACD)		nach 450 ml Tutofusin Alk.		nach 1500 ml Tutofusin Alk.	

Abb. 8: G. K., ♂ 67 J., 4056/65, Ösophagusvarizenblutung.

Nachdem 2 × 500 ml Blut (ACD) transfundiert worden waren, wurde die Blutgasanalyse durchgeführt. Die Werte ergaben eine metabolische Alkalose: pH 7,55, BÜ + 6,5, Standard-Bicarbonat 29,4. Der Patient erhielt daraufhin Tutofusin Alk. infundiert. Nach 450 ml bestand noch immer eine metabolische Alkalose. Die Werte hatten sich gebessert, aber noch nicht ausreichend: pH 7,53, BÜ + 4,2, Standard-Bicarbonat 27,4. Wir infundierten weiter und kontrollierten nach insgesamt 1500 ml Tutofusin Alk.: Jetzt überwog die respiratorische Komponente. Es resultierte eine respiratorische Alkalose, die wir nicht behandelten.

Zusammengefaßt läßt sich aus unseren bisherigen Erfahrungen sagen:

1. Durch neue Methoden, insbesondere das Astrupsche Gerät, sind wir in der Lage, den Säure-Basen-Haushalt vor, während und nach einer Operation schnell zu kontrollieren.

2. Es ist wichtig, aus klinischem Befund und chemischer Kontrolle die Schlüsse für die Therapie zu ziehen.

3. Eine konsequent durchgeführte homöostatische Infusionstherapie reduziert das Vorkommen von Entgleisungen im Säure-Basen-Gleichgewicht. Elektrolyt-Bestimmungen und -Bilanzen sind selbstverständlich nach wie vor erforderlich.

4. Moderne Infusionslösungen zur Regulation des pH zeigen einen schnellen und deutlichen Effekt auf derartige Störungen.

Literatur

Hohmann, G.: Säure-Basen-Verhalten bei chirurgisch Kranken. Krankenhausarzt **36**, H. 1 (1963).

— Das Säure-Basen-Verhalten in der Anästhesie. Krankenhausarzt **36**, H. 2 (1963).

— Säure-Basen-Verhalten bei chirurgisch kranken Patienten. Krankenhausarzt **36**, H. 8 (1963).

— Säurebasenverhalten in der Anästhesie. Krankenhausarzt **37**, H. 1 (1964).

— Zum Säure-Basenverhalten. Krankenhausarzt **37**, H. 7 (1964).

Nahas, G. G., J. G. Ligou, and B. Mehlman: Amer. J. Physiol. **198**, 60 (1960).

—, W. M. Manger, A. Mittelman, and Y. E. Ultman: Ann. N. Y. Acad. Sci. **92**, 596 (1961); Pharmacol. Rev. **14**, 3 (1962).

Postoperative Störungen des Säure-Basen-Haushaltes und ihre Behandlung

Von **P. Lawin** und **H.-N. Herden***

Aus der Anaesthesieabteilung (Chefarzt Dr. P. LAWIN)
des Allgemeinen Krankenhauses Hamburg-Altona

Postoperative Störungen des Säure-Basen-Haushaltes sind besonders in der dringlichen Bauchchirurgie meist Folgen von präoperativ nicht diagnostizierten und behandelten Veränderungen. Wir haben seit zwei Jahren konsequent sowohl am Tage als auch nachts innerhalb der Prämedikationszeit Blutgasanalysen vor dringlichen abdominellen Operationen durchgeführt. Dabei haben wir festgestellt, daß schwerste metabolische Acidosen bei häufigen allgemeinchirurgischen Erkrankungen, wie z. B. Ileus, Peritonitis und Pankreatitis in exissivster Form auftreten. Man kann nach unseren Befunden sagen, daß die schwersten metabolischen Veränderungen beim peritonealen Schock gemessen wurden, mit Werten, die nur selten so extrem beim traumatischen und hämorrhagischen Schock waren.

Die respiratorischen Störungen sollen hier nur der Vollständigkeit halber erwähnt werden. Die Ursachen, die zu einer postoperativen Ateminsuffizienz führen, sind: alveoläre Hypoventilation, Diffusionsstörungen und generelle Störungen des Belüftungs-Durchblutungsverhältnisses. Die Folgen einer derartigen postoperativen Ateminsuffizienz sind Hypoxämie und respiratorisch-acidotische Stoffwechsellage. Bei der respiratorischen Acidose bedienen wir uns *physikalischer* Möglichkeiten, die zu einer Verbesserung der alveolären Ventilation führen. Dies ist möglich durch Inhalation, Atemgymnastik mit dosierbarer Totraumvergrößerung nach GIEBEL, endotracheale Absaugung nach HORATZ und assistierte Überdruckbeatmung mit Respiratoren wie BIRD-, BENNET- oder DRÄGER-Assistor zur forcierten Inhalationstherapie. Für die nicht selten bei Emphysematikern nach Abdominaleingriffen auftretenden ausgeprägteren respiratorischen Entgleisungen mit pCO_2-Anstiegen nahe 65 mmHg, gelten die bekannten Indikationen zur Tracheotomie und automatischen Beatmung.

In den Mittelpunkt unserer Ausführungen stellen wir die metabolischen Störungen, von denen die Acidose die häufigere und klinisch schwerwiegendere Störung ist. Wie schwer bei allgemeinchirurgischen Erkrankungen die Veränderungen im Säure-Basen-Haushalt sein können, zeigen Ihnen

* Vortragender: H.-N. HERDEN.

die folgenden Abbildungen. Diese präoperativ ermittelten Werte werden eindrucksvoll beweisen, wie notwendig eine präoperative Korrektur ist, wenn postoperative Komplikationen vermieden werden sollen.

Abb. 1 läßt eine dekompensierte metabolische Acidose erkennen mit einem Basenüberschuß von —12,5 mval/l bei diffuser Peritonitis. Trotz des Kompensationsversuches des Organismus auf respiratorischem Wege, wodurch ein pCO_2 von 26,0 mmHg resultierte, ist der aktuelle pH-Wert mit 7,29 noch erheblich im sauren Bereich.

Blutgasanalyse art.	
O_2-Sätt.	89,0 %
pO_2	mmHg
pCO_2	26,0 mmHg
pH akt.	7,29
St.-Bic.	16,5 mval/l
BÜ	– 12,5 mval/l

Abb. 1: H. H., 61 J. akutes Abdomen, diffuse Peritonitis 7. 5. 65.

In Abb. 2 sind vier Patienten dargestellt, die bei abdominaler Verlaufsform der Pyelonephritis schwerste metabolische Acidosen aufwiesen.

Abb. 3 gibt die blutgasanalytischen Werte eines 58jährigen Patienten mit Peritonitis nach Dünndarmperforation wieder. Das über drei Tage bestehende Erbrechen mit Verlust von sauren Valenzen hat hier dazu geführt, daß die Acidose, die auf Grund der Peritonitis bestehen müßte, maskiert erscheint.

Blutgasanalyse art.	
O_2-Sätt.	96,5 %
pO_2	mm Hg
pCO_2	33,5 mm Hg
pH akt.	7,46
St.-Bic.	25,0 mval/l
BÜ	+ 1,6 mval/l

Abb. 3: A. G., 58 J. Dünndarmperforation, Peritonitis, 3 Tage lang starkes Erbrechen 29. 11. 64

Abb. 4: Bei diesem 64jährigen Patienten hätten wir eine metabolische Acidose erwartet, fanden jedoch eine erhebliche Alkalose, die durch anhaltendes Erbrechen zu erklären ist. Hier war auch kein peritonealer Schock vorhanden. Dies verdeutlicht, daß es unmöglich ist, *klinisch* die Störungen

Nr.	Name	Alter	Tag/Zeit		O_2-Sättigung %	pCO_2 mmHg	pH	St.B. mval l	BÜ mval l	Rest-N mg-%	Antiacidot. Substanzen: ml Tham 0,3 (m)	Antiacidot. Substanzen: ml Na-Bicarbonat 8,5% (m)	
1	♀ E. W.	36	27. 2. 63		86	28	7,23	12,8	— 20	81	—	100 (postop.)	†
2	♀ K.	46	8. 10. 63	11^{00}				11		35			
				13^{00}		70	7,07	14,9	— 13			340	
				16^{00}	87,0	53	7,22	19,2	— 6			100	
				18^{30}		40	7,25	19,2	— 6		200		
				22^{00}		39	7,41	24,0	± 0				
			9. 10. 63	9^{00}				21,0	— 3	47,8		50	
			10. 10. 63	9^{00}	81,2	50	7,4	29,5	+ 6	54,0	—	—	
			11. 10. 63	9^{00}	87,0	59	7,37	27,0	+ 4	58,8	—	—	
			14. 10. 63	9^{00}	92,0	55	7,42	30,3	+ 7,2	44,8			entl. †
3	♂ W. M.	67	17. 10. 63	5^{00}	—	—	—	16		50,6		100 (präop.)	
				9^{00}	—	—	—	20,3				50 (postop.)	
			19. 10. 63	9^{00}	—	—	—	21,5		40,3			entl. †
4	♀ M. A.	65	15. 4. 64	9^{00}				8,0	— 25				
				12^{00}		28	6,94	7,0	<— 25		200		
				18^{30}		36	7,03	10,1	— 25		300	100	
				23^{00}				17,1	— 9,0		100	100	
			16. 4. 64	9^{00}	96,5	48	7,21	16,8	— 9,8	122	250	200	
			17. 4. 64	9^{00}	82,5	58		18,5	— 7,2	177			†

Abb. 2: Metabolische (renale) Acidose bei chronischer Pyelonephritis mit akutem Abdomen.

des Säure-Basen-Haushaltes zu verifizieren, und daß die Blutgasanalyse allein den Weg zur gezielten Therapie weist.

	Blutgasanalyse art.	
O_2-Sätt.	96,0	%
pO_2		mmHg
pCO_2	42,0	mmHg
pH akt.	7,50	
St.-Bic.	31,0	
BÜ	+ 8,2	mval/l

Abb. 4: E. B., 67 J. Strangulationsileus 14. 5. 65

Neben den erwähnten präoperativen Ursachen für das Auftreten einer metabolischen Acidose sind folgende postoperative Ursachen zu benennen: Vermindertes Herzzeitvolumen, Stagnationshypoxie, ungenügender Flüssigkeitsersatz mit enggestellter Peripherie, ausgedehnte akute Blutungen und Massentransfusionen. – Blutgasanalytische Untersuchungen nach Neuroleptanalgesien über die wir in Athen und Zürich kürzlich berichteten, zeigten bei 93,75% der Fälle eine Tendenz zur metabolischen Acidose mit z. T. therapiebedürftigen Veränderungen.

Als antiacidotische Substanzen werden die 8,5%ige, molare Natriumbicarbonatlösung und das natriumfreie auch intracellulär wirkende THAM in 0,3 molarer Lösung verwandt. Die Grenze der Möglichkeit einer antiacidotischen Pufferung mit $NaHCO_3$ und die absolute Indikation für THAM ist bei beginnender Hypernatriämie gegeben. Zur Kompensation der schweren metabolischen Acidose muß man sich des THAM bedienen, weil die erforderlichen Mengen an $NaHCO_3$ zu einer Hypernatriämie führen würden. Es ist inkonsequent mit jedem Zehntel Gramm Kochsalz zu geizen und gleichzeitig mehrere Hundert mval/l Natrium als Lactat oder Bicarbonat zuzuführen. Dies gilt in ganz besonderem Maße für die alten Patienten mit latenter oder manifester Herzinsuffizienz und gerade diese Patienten sind es ja, die uns häufig in der akuten Bauchchirurgie begegnen. – Die post partum auftretende Eklampsie ist nach unseren Erfahrungen von einer besonders schweren metabolischen Acidose begleitet. Wegen der bei dieser Erkrankung bestehenden massiven Ödemen, ist die Zufuhr von Natrium in Form von $NaHCO_3$ absolut kontraindiziert, und die Korrektur der Acidose hat ausschließlich mit THAM zu erfolgen.

Als Grundlage für die Berechnung der Dosierung von antiacidotischen Substanzen bietet sich für die Praxis folgende Formel an:

ml THAM (0,3 m) = BÜ × kg Körpergewicht

ml Na-Bicarbonat (m) 8,5% = BÜ × 0,3 × kg Körpergewicht.

Der Faktor 0,3 × kg Körpergewicht repräsentiert den extracellulären Raum. – BÜ = Basenüberschuß.

Da für die Wirkung des Na-Lactates ein funktionstüchtiger aerober Stoffwechsel vorhanden sein muß, verbietet sich die Anwendung dieser Puffersubstanz von selbst, da der Effekt vor allem bei eingreifenden Störungen des Zellstoffwechsels wie im schweren Kreislaufschock, bei Hypoxie und gestörter Mikrozirkulation unvollständig ist.

Im Gegensatz zur metabolischen Acidose, die stets mit lebensbedrohlichem Schock und Kreislaufinsuffizienz verknüpft ist, treffen wir die metabolische Alkalose weniger häufig an. Als Ursachen kommen hier in Betracht: Tagelanger Verlust von saurem Magensaft durch Erbrechen oder via Magensonde und Überdosierung von antiacidotischen Substanzen.

Abb. 5 zeigt blutgasanalytische Ergebnisse und Serumelektrolytbestimmungen bei einer 75jährigen Patientin, die nach tagelangem Erbrechen bei Pylorusstenose zur Aufnahme kam. Nach sieben Tagen war durch entsprechende Therapie der Säure-Basen-Haushalt ausgeglichen sowie Serumelektrolyte und Rest-N normalisiert.

Zur Behandlung der metabolischen Alkalose, die meist von Hypokaliämie und Hypochlorämie begleitet ist (Beispiel Pylorusstenose), bedienen wir uns der Einwirkung von Elektrolyten auf den Säure-Basen-Haushalt. Diese Therapie stellt nur eine Substitution der begleitenden Elekrolytverluste dar, sie korrigiert prinzipiell nicht die Alkalose. Ist diese metabolische Alkalose sehr ausgeprägt, so kann als Proton-Donator *n*/10-Salzsäure gegeben werden (z. B. 100 ml *n*-HCl in 900 ml 5%ige Glucose). Durch die Anwendung saurer Valenzen in Elektrolytkonzentraten (HCl und l-Lysinhydrochlorid) haben wir die Möglichkeit, den pH-Wert zu normalisieren. Zur Substitution isolierter Chlorverluste bietet sich das l-Lysinhydrochlorid an, hierbei wird bei Vorliegen normaler Natrium-Werte eine Zufuhr weiteren Natriums vermieden. –

Die durch iatrogene Zufuhr antiazidotischer Substanzen entstandene metabolische Alkalose ist – ausreichende Diurese vorausgesetzt – nicht therapiebedürftig.

Eine metabolische Alkalose, die der Organismus als Kompensation gegen eine chronisch bestehende respiratorische Azidose (Lungenemphysem mit Globalinsuffizienz) aufbaut, sollte nicht durch therapeutische Maßnahmen gestört werden.

Wir beziehen uns beim Ersatz von Ionen auf den extracellulären Raum (EZR), den wir mit der Formel

$$\text{EZR (l)} = 0{,}2 \times \text{kg Körpergewicht}$$

annähernd bestimmen und auf das Ionogramm des Serums

Beispiel: Laborwert: Natrium = 122 mval/l bei 60 kg schwerem Patienten.

Normwert Na = 145 mval/l
Laborwert Na = 122 mval/l
Differenz Na = 23 mval/l

M. P., 75 J. ♀

	Laborwerte	6. 12. 63 (Vorbereitung)	7. 12. 63 (Vorbereitung)	8. 12. 63 (Vorbereitung)	9. 12. 63 (Vorbereitung)	10./11. 12. 63 (Vorbereitung)	12. 12. 63 (Op.)
arteriell	O_2-Sätt. %						92,5
arteriell	pCO_2 mm Hg				43		47
arteriell	pH				7,52		7,38
arteriell	St.-Bic. mval/L	40,3			33,9		25,4
arteriell	BÜ mval/L	+ 18,2			+ 11,1		+ 1,9
i. Serum	Na mval/L	136,0	135,0		139,0		140
i. Serum	K mval/L	2,7	4,19		4,39		4,08
i. Serum	Cl mval/L	80,0	88,0		98,0		94,5
i. Serum	Rest-N mg %	98,0	79,5	55,0	23,0		36,0
Therapie		120 mval KCl 120 mval I-LHCl*	50 mval KCl 80 mval I-LHCl* 90 mval NaCl	75 mval KCl 60 mval I-LHCl* 120 mval NaCl	50 mval KCl 40 mval I-LHCl* 130 mval NaCl	50 mval KCl 80 mval I-LHCl*	
Therapie		← und calorienreiche Infusionstherapie →					

*) = I-Lysinhydrochlorid

Abb. 5: Diagnose: Schwere metabolische Alkalose bei Pylorusstenose (8 Tage Erbrechen vor stationärer Aufnahme).

Dieser Wert wird für die Therapie mit dem Faktor 2 multipliziert (Ausnahme bei Urämie).

$$\text{EZR (l)} = 0{,}2 \times 60 = 12 \text{ Liter}$$

also zu ersetzendes Na = 46 mval × 12 = 552 mval.

Der Gebrauch einer molaren (5,85%) NaCl-Lösung würde eine zu große Flüssigkeitszufuhr bedeuten. Wir verwenden daher die 20%ige NaCl-Lösung, bei der 1 ml = 3,4 mval Na enthält.

Die Berechnung von Kalium- und Chlorgaben geschieht in gleicher Weise. Hier verwenden wir stets molare Lösungen (KCl = 7,45%, Kaliumlactat = 12,8%, l-Lysinhydrochlorid = 17,34%), wobei bekannterweise 1 ml Lösung 1 mval Elektrolyt enthält. Bei der Kaliumberechnung muß berücksichtigt werden, daß normalerweise in 24 Stunden ca. 50 mval Kalium ausgeschieden werden, da die Niere Kalium nicht rückresorbieren kann. Diese Menge muß zur errechneten therapeutischen Dosis hinzugezählt werden.

Durch die konsequente Anwendung der Blutgasanalyse besteht die Möglichkeit präoperative Störungen zu beseitigen und postoperative Störungen gezielt zu behandeln. Es muß aber besonders betont werden, daß jede Blutgasanalyse nur ein Schnappschuß, ein Sekundenwert ist, von Faktoren, die sich fortwährend beeinflussen. Durch Verbesserung der Kreislaufsituation, Beseitigung der Hypoxie usw. kommt es per se – bei ausreichender oder forcierter Diurese – zur Zunahme der physiologischen Pufferkapazität. So sollte z. B. die schwere metabolische Acidose beim entgleisten Diabetes mellitus nicht vollständig gepuffert werden, da es im Rahmen der Insulinbehandlung schon zu einer Verbesserung der Stoffwechselsituation kommt. Im Rahmen der postoperativen Infusionstherapie ist der Wert des Standard-Bicarbonats von Bedeutung, um durch wahlweise Gaben von Anionchloriden oder -lactaten dem gegenwertigen sauren oder alkalischen Milieu zu entsprechen.

Literatur

Giebel, O.: Langenbecks Arch. klin. Chir. **301**, 547–548 (1962).
Horatz, K.: Brun's Beitr. klin. Chir. **204**, 95–105 (1962).
Lawin, P. und H. Burchardi: Münch. med. Wschr. **107**, 590–599 (1965).
Müller-Plathe, O.: Münch. med. Wschr. **107**, 583–589 (1965).
Zimmermann, W. E.: Dtsch. med. Wschr. **88**, 1305–1318 (1963).
— Langenbecks Arch. klin. Chir. **304**, 215–223 (1963).

Veränderungen des Säure-Basen-Haushaltes beim traumatischen Schock

Von **W. E. Zimmermann**

Aus der Chirurgischen Universitätsklinik (Dir.: Prof. Dr. H. Krauss)
Freiburg im Breisgau

Die Veränderungen des Säure-Basen-Haushaltes beim traumatischen, hämorrhagischen und Verbrennungsschock und nach größeren chirurgischen Interventionen, insbesondere nach Anwendung der extracorporalen Zirkulation, resultieren aus Störungen des Energie-, Wasser- und Elektrolythaushaltes und betreffen gerade die Größen, die für einen geordneten Ablauf biologischer Funktionen im Organismus von grundsätzlicher Bedeutung sind. Die Puffersysteme und -vorgänge in vivo stehen im Dienste der Aufrechterhaltung der Wasserstoffionenkonzentration und deren Regulierung in den Körpersäften sowie in den Zellen und im Gewebe, da eine konstante Wasserstoffionenkonzentration eine Voraussetzung für die Homöostase und die Enzymtätigkeit ist. Eingreifende Organleistungen mit Bildung von Säuren oder Basen und die Eliminierung reaktionsstörender Stoffe, insbesondere durch Nieren oder Lungen sind erforderlich, um dieses Ziel zu erreichen. Dabei wirken Puffersysteme und „passive Verteilungseinrichtungen“ mit. Diese bestehen in einer verstärkten Absorption einer Ionenart oder einem Verteilungsaustausch von puffernden gegen nicht puffernde Ionen.

Die bei physico-chemischen Reaktionen beteiligten Puffersysteme bestehen aus einer schwachen Säure (H^+-Puffer) und ihrem Salz (OH^--Puffer) in Lösung. Diese Salze reagieren mit starken dissoziierten Säuren (H^+ und A^-) zu einem neutralen Salz (B^+, A^-) und einer nur mäßig dissoziierten schwachen Säure. Im Organismus können jedoch nur Elektrolyte wirken, die im Bereich der biologischen Reaktionen Säuren oder Basen zu binden vermögen. Es sind dies in erster Linie die CO_2-, Phosphat- und Eiweißsysteme. Der Vollständigkeit halber sei jedoch hervorgehoben, daß alle im Stoffwechsel auftretenden Säuren mit geeigneten Dissoziationskonstanten auch puffernd wirken können, ebenso wie nicht gelöste, der Strukturbildung dienende Substanzen.

Eine anhaltende sympathico-adrenergische Wirkung mit Vasoconstriktion, Hypovolämie und Viskositätsveränderungen des Plasmas führen im Schock mit zunehmender metabolischer Acidose zur Aggregation und Coagulation corpusculärer Blutbestandteile mit Stagnation und Stase ausgedehnter Gefäßbezirke der Mikrozirkulation und damit zum zentralen Problem des Schocks, der Hypoxidose. Erreicht die Sauerstoffschuld den kritischen Wert von 120 ml/kg Körpergewicht, so bewirkt dies eine Depression der metabolischen Aktivität. Unter osmotischem Anstieg der cellulären Hydratation und Auftreten von immer mehr sauren Stoffwechselmetaboliten sowie Aktivierung saurer hydrolytischer Enzyme kommt es zum Verlust an energiereichen Phosphaten.

Simultane Registrierungen im Tierexperiment (Abb. 1, Durchschnittswerte von 5 Hunden) zeigen, daß mit zunehmender Wasserstoffionenkonzentration die sauren Phosphatasen bzw. die sauren hydrolytischen Enzyme aktiviert werden. Umgekehrt proportional zum Abfall des pH-Wertes findet sich ein Anstieg des anorganischen Phosphors als Ausdruck des Verlustes von energiereichen Phosphaten. Die Veränderungen setzen ein, wenn die Hypovolämie oder Extravasation 20% des Blutvolumens ausmacht und sind begleitet von der seit CLAUDE BERNARD erstmals für den Schock als typisch beschriebenen Hyperglykämie infolge des Abbaus der Glykogenspeicher.

Die mit der Glykogenentspeicherung einsetzende Lactatämie im arteriellen Blut repräsentiert als Kurve XL alsbald das Ausmaß der Hypoxidose. Das Excess Lactat (HUCKABEE) ist die Resultante derjenigen Milchsäuremenge, die ausschließlich durch Hypoxie entsteht und aus dem LDH-System berechnet werden kann [XL (mMol/l) = (Ln-Lo)-(Pn-Po) × (Lo/Po)], wobei Lo und Po die „Basalwerte“ für Lactat und Pyruvat darstellen, Ln und Pn die respektiven Werte nach der Zeit *n*; Lo/Po ist der normale Lactat/Pyruvat-Quotient, der das Verhältnis von $DPNH_2$:DPN widerspiegelt.

Da 11,2 ml Sauerstoff benötigt werden, um 1 mMol Lactat zu Pyruvat zu oxydieren (Sauerstoffäquivalent von XL 0,5 mMol/l), ergibt sich für die Berechnung der Sauerstoffschuld bei einem Körperwassergehalt (Liter) von 60 bzw. 52% folgender quantitativer Zusammenhang:

$$O_2\text{-Schuld ml/kg} = \frac{\text{XL} \times \text{Gesamtkörperwasser (Liter: 52-60\%)} \times 11{,}2}{\text{kg Körpergewicht}}$$

Einer Sauerstoffschuld von 120 ml/kg Körpergewicht entspricht daher ein Excess Lactat von 19 mMol/l bzw. 17,8–21,4 mMol/l.

Substrat- und Sauerstoffmangel führen zu einem fortschreitenden Zusammenbruch des Energiestoffwechsels und das Lactat, das an keiner weiteren Stoffwechselreaktion des Organismus mehr teilnimmt, kumuliert und bewirkt eine Zunahme der Wasserstoffionenkonzentration mit einem Verlust an energiereichen Phosphaten.

1 Mol Glucose *Atmungskette* → 38 Mol ATP + 6 Mol H_2O + 6 Mol CO_2
1 Mol Glucose *Glykolyse* → 2 Mol ATP + 2 Mol Lactat

Unter ATP-Verlust und zunehmender Acidose wird der Kalium-Natrium-Quotient der Zelle größer, da die Aufrechterhaltung der intra- und extracellulären Konzentrationsdifferenzen bei anhaltendem Energieverlust nicht mehr gewährleistet ist. Daraus resultiert eine Hyperkaliämie des Serums und die Natriumionen wandern in das Zellinnere, die Zelle quillt und zeigt die ersten faßbaren morphologischen Veränderungen einer

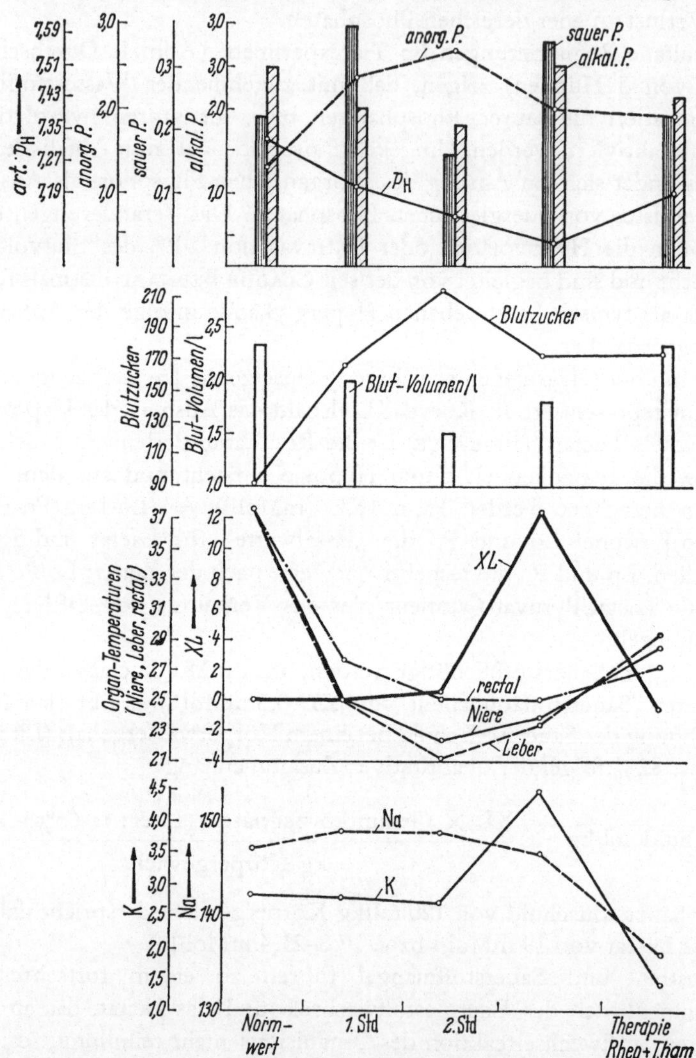

Abb. 1: Durchschnittswerte von 5 Hunden. Simultane Registrierung von Wasserstoffionenkonzentration = pH, anorganischem Phosphor = anorgan. P (mMol), saurer Phosphatasen = saurer P. (mMol), Blutvolumen (l), Blutzucker (mg %), Excess-Lactate = XL (mEq/l), Kalium (Serum) = K (mEq/l), Natrium (Serum) = Na (mEq/l).

trüben Schwellung. Es handelt sich nach elektronenmikroskopischen Untersuchungen um eine hydropische bzw. vacuolige Zellschädigung (LAPP; ASHFORD und BURDETTE), bei denen sich histochemisch in den cytoplasmatischen Vacuolen die aktivierten sauren Phosphatasen nachweisen lassen.

Ohne jetzt schon den therapeutischen Konsequenzen vorzugreifen, sei auf die Normalisierung fast sämtlicher Parameter mit Hilfe der antiacidotischen kombinierten Therapie mit einer mit dem Blut isotonischen Lösung aus 0,2 n THAM und 0,1 n Bicarbonat in 10%igem niedermolekularem Dextran hingewiesen.

Da nicht nur die Gewebszellen, sondern auch die Erythrocyten mit zunehmender Wasserstoffionenkonzentration von einer Zellschwellung betroffen sind, führt dies zu einer weiteren Verminderung der Diffusionskapazität. Dabei wirken sich Änderungen der Erythrocytenmembran und der Vorgänge im Inneren der roten Blutzellen einschließlich deren chemischer Reaktion nachteilig aus. Die an das Hämoglobin gebundenen Alkali stehen nicht mehr für das stärker dissoziierte Oxyhämoglobin zur Verfügung, das Hämoglobin bleibt deshalb in zunehmendem Maße reduziert (HALDANE-Effekt).

Nach dem FICKschen Diffusionsgesetz ($Q = \frac{C_1\text{-}C_2}{d} \times k \times q \times t$) ist die von der Gas- in die Flüssigkeitsphase übergetretene Gasmenge proportional dem Konzentrationsgefälle, d. h. dem Partialdruckgradienten, und wird bestimmt von der Konstanten *K*. Diese wiederum hängt vom gelösten Stoff und dem Lösungsmittel, in unserem Falle vom Blut, ab, dessen Beschaffenheit im Schock durch Zunahme der Wasserstoffionenkonzentration und der Viskosität, bzw. der Zunahme der grobdispersen Globuline verändert ist, sowie von der Austauschfläche *q*, die bei Anämie und Zellaggregation beeinträchtigt ist, und von der Zeit *t*, die von der eingeschränkten Herz- und Kreislauftätigkeit als Folge der Acidose bestimmt wird.

Derartige intracapilläre Diffusionswiderstände bedingen auch in der Lunge, daß die Diffusion und Durchblutung in ausgedehnten Kapillarbezirken nicht immer miteinander korrelieren, woraus eine Hypoxämie mit beträchtlicher Sauerstoffuntersättigung hervorgeht (Tab. 1).

Dabei entspricht die Sauerstoffspannung häufig noch dem Normbereich (HALDANE-Effekt). Hervorzuheben ist, daß in fast der Hälfte der Fälle bereits innerhalb der ersten 6 Std nach dem Unfall eine erhöhte Kohlensäurespannung im arteriellen Blut vorliegt im Sinne einer respiratorischen Acidose, die die metabolischen Veränderungen des Säure-Basen-Haushaltes überlagern kann. Dies beweist, daß die Erhebung des pH-Wertes allein keinen Aufschluß über Art und Umfang von metabolischen Störungen zuläßt, sondern daß dafür lediglich das Base Ecxess und das Standard-Bicarbonat verwendet werden sollten.

Das Excess Lactat und der Wert für das Base Excess sind jedoch infolge der veränderten hämodynamischen Verhältnisse nur als Hinweis zu werten und zeigen das wirkliche Ausmaß einer Sauerstoffschuld erst nach Wiederherstellung weitgehend normaler Strömungsverhältnisse.

Tabelle 1

Traumatischer Schock (Hämorrhagie, Thoraxkontusion etc. multiple Frakturen)

	pCO_{2a} mmHg	CO_{2a} % Sättg.	BE mEq/l	C_{stand} mEq/l	pO_{2a} mmHg	pHa	XL mEq/l	Blutvol. in % Soll.
1.	50,0	84,0	− 4,5	20,2	54,3	7,28	+ 3,2	
2.	30,2	95,0	− 3,8	20,7	38,0	7,432		
3.	28,2	76,5	− 4,0	20,2	83,7	7,41	− 0,46	
4.	26,5	92,0	− 4,2	21,0	63,5	7,41	+ 0,52	
5.	38,2	96,0	− 5,0	20,0	92,0	7,37	+ 1,8	
6.	54,0	50,5	− 3,3	21,6	44,2	7,32	+ 2,18	
7.	52,0	80,0	− 2,9	21,7	72,3	7,29	+ 3,26	
8.	44,5	71,0	− 4,2	21,2	77,2	7,33	+ 2,04	
9.	25,5	85,9	− 8,4	17,6	67,3	7,38	− 0,026	80 %
10.	33,8	90,8	− 6,8	18,9	70,2	7,34		50 %
11.	29,5	52,0	− 2,7	21,9	29,0	7,42		66 %
12.	47,0	95,0	− 6,3	19,1	79,3	7,26	+ 4,29	50 %
13.	28,0	80,5	− 18,2	12,0	71,5	7,17	+ 0,62	55 %
14.	40,3	73,3	− 5,5	20,2	46,0	7,32	+ 1,74	
15.	34,0	95,6	− 4,5	20,5	103,4	7,37	+ 0,02	
16.	32,5	93,5	− 3,2	21,5	82,7	7,40	+ 2,205	
Durchschnittswerte	37,0	82,0	− 6,0	19,8	67,0	7,24	+ 1,7	

In Richtung und Ausmaß gleiche Veränderungen finden sich beim Verbrennungsschock, bei dem die Hypovolämie in den ersten 10 Std 10–15% des Körpergewichtes erreicht, wie dies mit dem Volemetron gemessen werden konnte (Tab. 2). Durch die Einteilung in Überlebende und Verstorbene wird besonders deutlich, daß die ausgeprägtesten metabolischen Veränderungen bei der Klinikaufnahme bei denjenigen Patienten vorlagen, die später auch verstarben, obwohl sie nicht immer die intensivsten Verbrennungen aufwiesen. Eine Differenzierung der Patienten in „Erwachsene" und „Kinder" veranschaulicht, daß infolge des erhöhten Grundstoffwechsels bei Kindern die metabolischen Entgleisungen schneller und ausgeprägter auftreten. Damit wird die klinische Erfahrung bestätigt, daß Kinder im Schock und bei Verbrennungen ungleich mehr gefährdet sind als Erwachsene.

Tabelle 2

Störungen des Säure-Basen-Haushaltes und der arteriellen Blutgase bei schweren Verbrennungen

2–6 Std nach dem Unfall (Durchschnittswerte von 5–20 Fällen je Gruppe)

		Alter Jahre	Verbrennung % Oberfläche	pO_{2a} mmHg	CO_{2a} % Sätt.	pCO_{2a} mmHg	C_{stand} mEq/l	pH_a	BE mEq/l	Urin pH	Blutvolumen % des Normalwertes
Normalwerte		—	—	80–100	95–98	38–44	21,3–24,8	7,38–7,44	± 2,3	6,0–7,0	100 %
Erwachsene	Überlebende (20)	$28^1/_3$	(20–70) 41 %	83,2	85,5	33,8	19,8	7,35	— 5,2	6,1	66 %
	Verstorbene (5)	39	(25–95) 62 %	79,2	84,4	42,3	17,8	7,230	— 8,5	5,5	58 %
Kinder	Überlebende (20)	$3^1/_4$	(25–60) 34,5 %	84,4	93,20	33,47	18,50	7,33	— 7,3	5,38	72 %
	Verstorbene (6)	$3^2/_3$	(35–80) 47 %	80,4	92,0	38,0	16,40	7,24	— 10,3	5,2	64 %

Tabelle 3. *Schwere Verbrennungen (2.–3. Grades) von 45–50% der Körperoberfläche (Ratte)*

	Sollwerte	Kontrolle in Narkose (Äther)	Mittelwerte unbehandelter Tiere (10)					
			Std n. Verbrennung					unmittelbar vor Exitus
			1/2	1	2	6	12	
Actual-pH	7,38–7,44	7,38	7,21	7,04	7,05	7,03	7,05	6,87
pCO_2 mmHg	38–44	39,8	45,3	48,5	51,0	39,3	63,1	42,0
Base-Excess mEq/l	± 2,3	− 1,5	− 14,0	− 21,9	−19,5	−22,0	−22,9	− 22,0
Stand.-Bicarb. mEq/l	21,3–24,8	22,0	15,6	10,8	11,5	10,1	11,4	22,0
Buffer-base (Gesamt-Pufferanionen) mEq/l	~ 46–56	50,1	45,0	30,7	30,3	28,0	33,1	18,6

Durch tierexperimentelle Untersuchungen konnten wir feststellen (Tab. 3), daß bereits 30 min nach dem Trauma die ersten faßbaren Entgleisungen des Säure-Basen-Haushaltes nachweisbar sind. Diese Werte, die wir bei 280–300 g schweren Wistar-Albino-Ratten erhielten, nachdem 40% der Körperoberfläche einer 2.–3.gradigen reproduzierbaren Verbrennung ausgesetzt wurden, sind gegenüber den Ausgangswerten in Narkose signifikant, abgesehen vom Kohlensäurepartialdruck.

Nach einer Stunde erreichen die Werte für pH, Base Excess und Standard-Bicarbonat die für den Schock charakteristischen Veränderungen. In der 2. und 6. Stunde nach dem Trauma ist keine weitere Zunahme der Abweichungen mehr festzustellen. Lediglich die Meßwerte von 3 Tieren unmittelbar vor dem Exitus zeigen einen weiteren Abfall sämtlicher Parameter, die den vollständigen Zusammenbruch des Stoffwechsels ankündigen. Der Exitus erfolgte 5–10 Std nach der traumatischen Schädigung, woraus sich eine mittlere Überlebenszeit von 9 Std errechnete. Da in den ersten 6 Std eine Hypovolämie von 10–15% des Körpergewichtes festzustellen war, überprüften wir die Auswirkung einer Volumensubstitutionstherapie auf die Veränderungen des Säure-Basen-Haushaltes (2-stündlich 4–5 ml) (Tab. 4), wobei die Überlebenszeit mit Vorbehalt als Maß für den Effekt der Therapie gewertet werden kann.

Bei Verwendung der Elektrolytlösung Tutofusin und des Enzyminhibitors Trasylol ist weder eine Beeinflussung des Säure-Basen-Haushaltes noch eine nennenswerte Steigerung der Überlebenszeit zu beobachten. Bei den kolloidalen Blutersatzstoffen hingegen verzeichnen wir die erste signifikante Steigerung der Überlebenszeit,

Tabelle 4. *Schwere Verbrennungen (2.–3. Grades) von 45–50% Körperoberfläche (10 Tiere pro Gruppe)*

	Kontrollwerte in Äthernarkose	6 Std nach Verbrennung ohne Therapie	Volumensubstitution in 6 Std 10–12 ml								
			Elektrolytlösung Tutofusin	Inhibitor 5000	Trasylol 25000 E	Periston N	niedermolekul. Dextran (Rheomac.)	600 mg THAM	$NaHCO_3$	Rheo 300 mg + THAM	Rheo + $NaHCO_3$
Actual-pH	7,38	7,03	7,08	7,07	7,01	7,02	7,11	7,36	7,39	7,31	7,26
pCO_2 mmHg	39,8	39,3	33,5	42,9	39,6	44,8	41,7	45,0	66,0	44,0	56,3
Base-Excess mEq/l	−1,5	−22,0	−22,8	−21,5	−20,6	−22,4	−19,3	−1,2	−6,0	+4,8	−3,5
Stand.-Bic. mEq/l	22,0	10,1	10,6	11,5	10,4	10,5	12,3	23,0	26,2	20,4	20,6
Buffer-base mEq/l	50,0	28,0	30,2	33,1	26,8	29,2	34,0	53,4	70,0	45,5	49,0
Überlebenszeit/Std.		9	11,2	13,5	13,8	15,5	16,0	19,0	18,0	23,7	22

jedoch nur bei niedermolekularem Dextran (Rheomacrodex) einen gleichzeitigen Effekt („Spüleffekt“) auf den Säure-Basen-Haushalt. Die antiacidotischen Substanzen Natrium-Bicarbonat und THAM zeigen ebenfalls eine erhebliche signifikante Steigerung der Überlebenszeit, die sich in Kombination mit niedermolekularem Dextran sogar um das $2^1/_2$-fache steigern läßt.

Durch diese Untersuchungsergebnisse wird unterstrichen, daß durch eine gleichzeitige antiacidotische Therapie die günstige rheologische Wirkung von niedermolekularem Dextran auf die Mikrozirkulation und damit auf das Stromzeitvolumen potenziert wird. Coagulation und Aggregation der corpusculären Blutbestandteile in vivo werden bei anhaltender sympathico-adrenergischer Wirkung durch eine zunehmende metabolische Acidose, insbesondere bei pH-Werten unter 7,1, begünstigt infolge einer Inaktivierung sowohl des endogen gebildeten als auch des exogen zugeführten Heparins.

Die Bedeutung dieser Zusammenhänge finden wir auch bei einer Überprüfung der Organleistungen bzw. Registrierung der Nierendurchblutung mit dem Bubble-Flow-Meter bestätigt.

Bei diesen Untersuchungen stellten wir die metabolischen Veränderungen durch Hypovolämie bei Tieren, die einer Verbrennung ausgesetzt wurden, einer zunehmenden metabolischen Acidose in Normovolämie gegenüber, die wir durch Ansäuren mit n/5 HCl erzeugten (30–40 ml, 0,5 ml/min bei Katzen von 2,0–2,5 kg KG). Dabei konnten unsere früheren Untersuchungen bestätigt werden, daß mit zunehmender metabolischer Acidose die Ansprechbarkeit des Herz- und Kreislaufsystems auf die ungefähr 20–30fach vermehrt ausgeschütteten Catecholamine vermindert wird. Abb. 2 demonstriert dies am Blutdruck der angesäuerten Tiere.

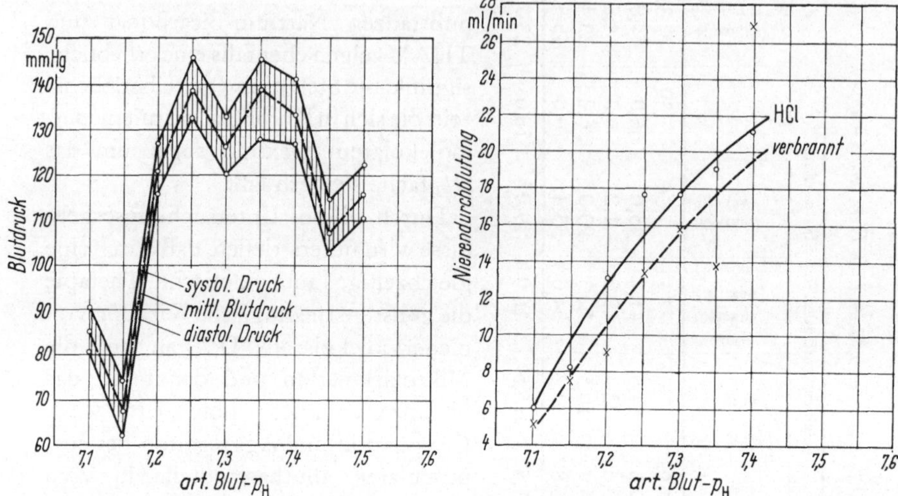

Abb. 2: Beziehung zwischen Blutdruck und art. pH-Wert.

Abb. 3: Beziehung zwischen Nierendurchblutung und art. pH-Wert.

Bei einem Vergleich der Nierendurchblutung in beiden Gruppen zeigt sich, daß diese schon bei pH-Werten von 7,3 erheblich eingeschränkt ist, obwohl der Blutdruck noch über 80 mmHg liegt (Abb. 3). Bei einem pH von 7,25 beträgt die Nierendurchblutung weniger als ein Drittel des Ausgangswertes und auch die Diurese sistiert (Abb. 4).

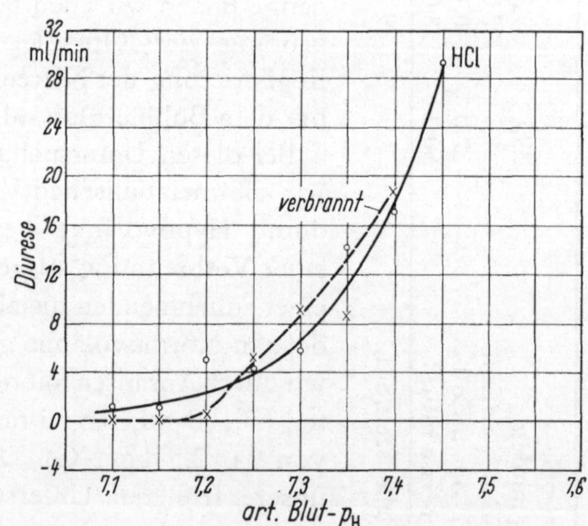

Abb. 4: Beziehung zwischen Diurese und art. pH-Wert.

Das Ausmaß der Hypoxie wird durch den Anstieg des Excess Lactat deutlich, das bei dem signifikanten pH-Wert von 7,25 rasch weiter zunimmt.

Die Kurve für Base Excess verläuft in beiden Gruppen ebenfalls gleichsinnig und spiegelt die metabolischen Veränderungen wider (BE mEq/l = 23 — Standard-Bicarbonat × 1,2).

Führten wir in diesem Stadium keine antiacidotische Therapie (0,3 M THAM = BE × kg KG) durch und verendeten die Tiere, so fanden sich in beiden Gruppen in den Nierenglomerula Veränderungen (Abb. 5a und b), die einer Thrombose durch Coagulation sehr ähnlich sind.

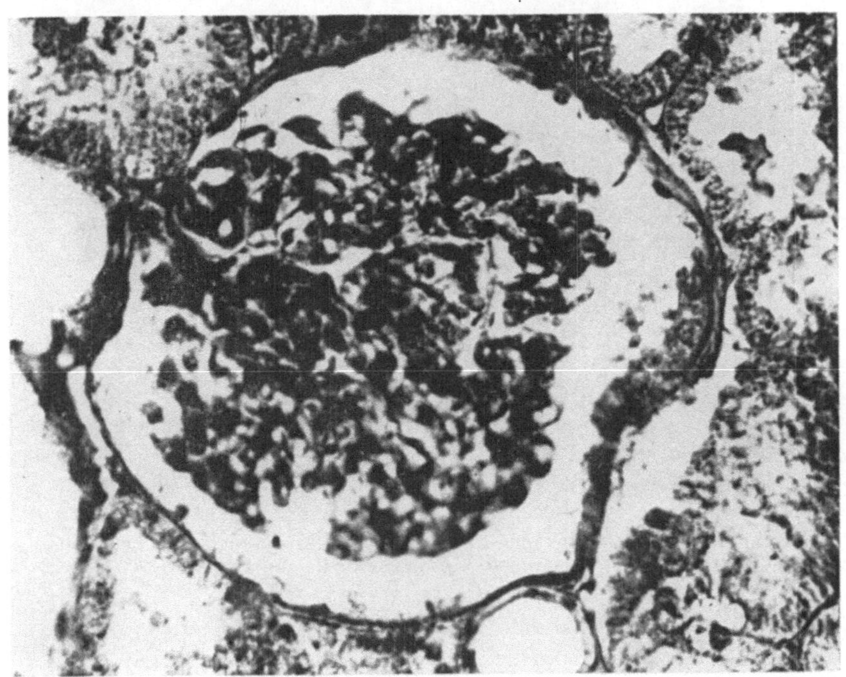

Abb. 5: Hyperaemisches Glumerulum bei Anurie nach 2–3 Std nicht-kompensierter Acidose.

Beim traumatischen Schock findet sich neben einer Überbeanspruchung der physico-chemischen Eigenregulation des Organismus auch eine Einschränkung der Organleistung, insbesondere der Nieren, die längst vor dem Blutdruckabfall vorhanden ist und vom Ausmaß der metabolischen Veränderungen, insbesondere einer Zunahme der Wasserstoffionenkonzentration, abhängt. Bei arteriellen pH-Werten unter 7,1 begünstigt diese eine Coagulation und Aggregation der corpusculären Blutbestandteile und beeinträchtigt die Mikrozirkulation nachteilig.

Eine antiacidotische Therapie wirkt diesen Veränderungen entgegen und verringert die Aktivierung saurer hydrolytischer Enzyme (saure Phosphatasen mit Eingriff in den Energiehaushalt). Da gleichzeitig die Ansprechbarkeit des Herz- und Kreislaufsystems auf die vermehrt ausgeschütteten Catecholamine wiederhergestellt wird, empfiehlt sich eine antiacidotische Therapie als Mittel der Wahl in Kombination mit kolloidalen Blutersatz-

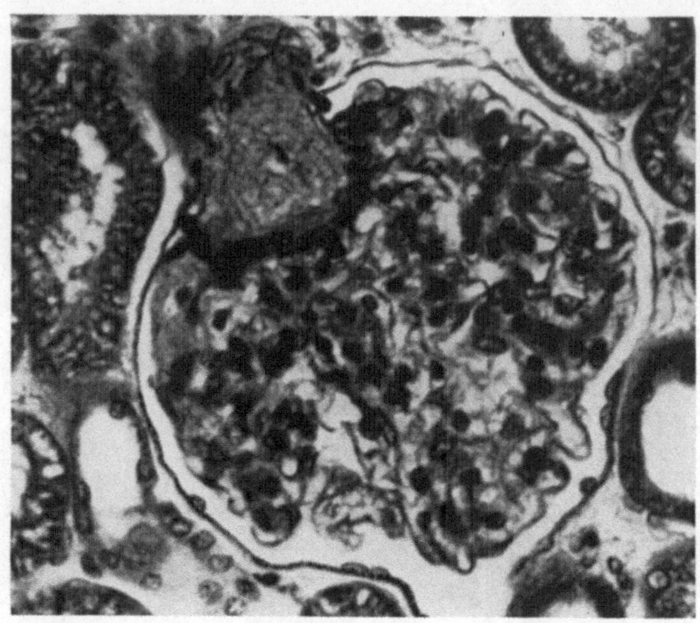

Abb. 6: Mikrothrombus im Glumerulum 3 Std nach nicht-kompensierter metabolischer Acidose.

stoffen, insbesondere niedermolekularem Dextran. Die Therapie mit dem zu 30% auch intracellulär wirkenden organischen Puffer THAM (0,2 n) zusammen mit 0,1 n Natrium-Bicarbonat in 10%igem niedermolekularem Dextran dämpft den sympathischen vasoconstriktorischen Impuls und vermindert den renalen Gefäßwiderstand. Bei einer solchen Gewähr für eine ausreichende Nierendurchblutung vermag der Organismus das Säure-Basen-Gleichgewicht durch eine aktive Organleistung selbst wieder herzustellen.

Zu: Veränderungen des Säure-Basen-Haushaltes beim traumatischen Schock

Von **W. Fekl** und **H. Beisbarth**

Dem Vorschlag, dextranhaltige Plasmaexpander zur Bekämpfung der Schock- bzw. Hypoxie-bedingten Acidose durch intracelluläre Lactatansammlung grundsätzlich mit THAM zu kombinieren, möchten wir widersprechen. Obwohl nämlich die Acidose über eine darniederliegende Sauerstoffversorgung mittelbar durch den Volumenmangel erzeugt wird, sind pH-Wert und Volumenmangel doch nicht zahlenmäßig korreliert. Als wichtiger Faktor spielt unter anderem die Zeit herein. Da THAM, wie man heute bereits weiß, keine ganz indifferente Substanz darstellt, stimmen wir mit Lawin völlig überein, daß THAM und dextranhaltige Plasmaexpander nicht in festem Verhältnis verabreicht werden dürfen. Vielmehr muß die Acidose gezielt bekämpft werden.

Es scheint uns jedoch wichtig, nicht nur quantitativ, sondern auch qualitativ gezielt vorzugehen. Zimmermann weist mit Recht auf die große Bedeutung der Lactatanhäufung im Schock hin. Die Vorstellung über eine durch bloße pH-Regulierung provozierte, verstärkte Lactat-Metabolisierung aufgrund wieder angepaßter Enzymaktivitäten dürfte jedoch nur einen Teil der notwendigen Voraussetzungen umfassen. Zur geregelten metabolischen Verwertung von Lactat/Pyruvat bedarf es außer der Enzyme auch der Mitwirkung von Metaboliten des Citratcyclus, welche sozusagen als Vehikel dienen. Ausgehend von Bilanzvorstellungen prüfen wir zur Zeit die Frage, inwieweit eine Steuerung dieser Vorgänge durch Anbieten eines solchen Metaboliten, nämlich der Äpfelsäure, möglich ist. Man weiß von wenigstens zwei Intermediärprodukten des Citratcyclus, nämlich dem Oxalacetat und dem α-Ketoglutarat, daß sie Schlüsselsubstanzen ersten Ranges im Intermediärstoffwechsel darstellen. Sie sind Kreuzungspunkte mannigfacher Stoffwechselwege, von denen hier nur die Aminierung zu Asparaginsäure respektive Glutaminsäure genannt sei. Wenn solche aus dem Citratcyclus wegführende Bahnen quantitativ die Oberhand gewinnen, wie es z. B. bei einer Eiweißkatabolie mit vermehrtem Aufkommen von Ammoniak eintreten kann, so muß der ursprüngliche Wirkungsquerschnitt im Citratcyclus mit der Zeit immer mehr abnehmen. Konkret ausgedrückt steht am Ende jedes „Umlaufs“ etwas weniger Oxalacetat zur Aufnahme von Acetat (aus Lactat/Pyruvat entstanden) und seine Einschleusung in die Endoxydation zur Verfügung. Dazu kommt eine möglicherweise behinderte Nachlieferung von Oxalacetat aus Pyruvat mittels des Malatenzyms. Derartige Zusammenhänge wurden gestern schon im Rahmenthema Hyperammoniämie dargestellt. Ihre Auswirkung auf den Energiehaushalt besteht in einer Verminderung des ATP-Aufkommens, wobei sich auch quantitativ winzigste Einzelschrittchen mit der Zeit zu einem beträchtlichen Defizit summieren.

Durch Querschnittserweiterung des Tricarbonsäurencyclus mittels exogener Zufuhr von beispielsweise Äpfelsäure müßte es möglich sein, die Endoxydation und damit die Gewinnung von ATP, welche ZIMMERMANN mit Recht als essentiellen Vorgang und Ziel dieses Teils des Stoffwechsels dargestellt hat, wieder in Gang zu setzen. Damit bestünde für den Organismus dann nicht mehr die Notwendigkeit, überschüssiges und mangels Oxalacetat gegenwärtig nicht umsetzbares Pyruvat als Lactat, dem Endprodukt der anaeroben Glykolyse, abzulagern. Weiterhin zeigte es sich in unseren Versuchen, daß man THAM-Lösungen mittels Äpfelsäure und ihrer Salze auf einen besser venenverträglichen pH-Wert abpuffern kann. Man erzielt auf diese Weise also einen doppelten Vorteil, ohne daß auf die sofort eintretende und extra- wie auch intracellulär sich entfaltende antiacidotische Wirkung dieser organischen Base verzichtet werden muß. Ein solches Vorgehen muß für den Organismus mit Sicherheit günstiger sein als die anderweitig gelegentlich schon praktizierten Versuche, THAM mittels Essigsäure oder gar Milchsäure abzupuffern, wie sich aus obigen Überlegungen klar ergibt.

Voraussetzung für den tatsächlichen Ablauf dieser Vorgänge ist selbstverständlich, daß die Sauerstoffversorgung wieder in Gang kommt. Die Beseitigung einer peripheren Hypoxie ist ja mit die wichtigste Funktion, welche die Volumensubstitution hat.

Die Bedeutung des Säure-Basen-Haushaltes in der Anaesthesie.

Von **K. Eyrich** und **W. Zimmermann**

Aus der Anaesthesieabteilung (Vorstand: Prof. Dr. K. Wiemers)
und dem Lungenfunktionslabor (Leiter: Dr. W. Zimmermann)
an der Chirurgischen Univ.-Klinik (Direktor: Prof. Dr. H. Krauss) Freiburg/Br.

Bunker schreibt in „Anesthesiology": „Der Anaesthesist produziert im Verlauf seiner Tätigkeit im Operationsraum mehr und schwerere Verwirrungen im Säure-Basen-Gleichgewicht in einer Woche als andere Ärzte Gelegenheit haben, in einem Jahr zu sehen."

Sehen Sie sich bitte unter einem solchen Gesichtspunkt die in den Abb. 1, 2, 3, 4 aufgetragenen Werte an. Sie zeigen Blutgas-Analysen, die während der Operation eines Vorhof-Septum-Defektes in Hypothermie bei einer 28jährigen Patientin durchgeführt wurden. Wesentlich sind die eingerahmten Werte, also pH, pCO_2 und Basen-Überschuß. Welche Verwirrungen hat der Anaesthesist hier im Säure-Basen-Haushalt produziert, und was bedeutet das für den Patienten?

Die Abb. 1 am Anfang der Unterkühlung zeigt mit einem pCO_2 von 29,9 mmHg bei einem pH von 7,49 eine leichte respiratorische Alkalose. $1^1/_2$ Std später (Abb. 2) ist die Temperatur um drei Grad abgesunken, es wurde weiterhin hyperventiliert, pH ist noch mehr im alkalischen Bereich. Zwischen der ersten und der zweiten Abnahme wurden etwa 70 mVal Natrium-Bicarbonat gegeben. Knapp $1^1/_2$ Std später (Abb. 3) – der Kreislauf war für 8 min unterbrochen – hat sich das Bild erheblich geändert, pH liegt trotz weiterer leichter Hyperventilation mit 7,31 im sauren Bereich und Base-Excess befindet sich mit Minus 6,8 mVal/l im Defizit. Gegen Ende des Eingriffs, nach Aufwärmung der Patientin und nach Zufuhr von weiteren 70 mVal Bicarbonat, hat sich der Zustand wieder normalisiert (Abb. 4), pH und Base-Excess sind regelrecht, bei einem pCO_2 von 33,0 mmHg wird leicht hyperventiliert.

Was bedeutet das für den Patienten und was kann der Anaesthesist daraus erkennen? Während der Hypothermie sind die Proteine geringer dissoziiert, d. h. also, daß durch die Proteine mehr H-Ionen gebunden werden können. Durch diese Kapazitätssteigerung des Proteins für H-Ionen steigt bei tiefen Temperaturen insgesamt im Puffersystem Protein, Phosphat, Bicarbonat und damit im Plasma das Bindungsvermögen für saure Valenzen.

Gleichzeitig wird die Kohlensäurespannung durch die – in unserem Falle mäßige – Hyperventilation erniedrigt. Dadurch wird die tubuläre Rückresorption des Bikarbonats in den Nieren gehemmt, es geht also Bicarbonat durch die Nieren verloren, die Pufferkapazität des Bicarbonatsystems wird erniedrigt. Damit sinkt trotz höherem Bindungsvermögen für Säuren bei

Pat. S. G. 1)

Zeit:	8.10 Uhr
Temp.:	34,4°
pH	7,49
pCO_2	29,9 mmHg
BE	+ 2,3 mVal/l
St.-Bic.	24,5 mVal/l

Pat. S. G. 2)

Zeit:	9.40 Uhr
Temp.:	31,0°
pH	7,55
pCO_2	25,9 mmHg
BE	+ 2,2 mVal/l
St.-Bic.	24,6 mVal/l

Pat. S. G. 3)

Zeit:	11.00 Uhr
Temp.:	33,5°
pH	7,31
pCO_2	36,2 mmHg
BE	– 6,8 mVal/l
St.-Bic.	18,3 mVal/l

Pat. S. G. 4)

Zeit:	13.10 Uhr
Temp.:	35,0°
pH	7,435
pCO_2	33,0 mmHg
BE	+ 0,5 mVal/l
St.-Bic.	23,1 mVal/l

Abb. 1–4: Blutgas-Analyse während Hypothermie, 8 min Kreislaufstillstand.

tiefer Temperatur durch Proteine auch die Pufferkapazität des Plasmas. Festzustellen ist diese Veränderung in den Puffersystemen bei der Wiedererwärmung. Der Dissoziationsgrad der Proteine verändert sich entsprechend der Verschiebung ihrer Dissoziationskonstanten bei verschiedenen Temperaturen wieder und es werden H-Ionen freigegeben, die letzten Endes vom Bicarbonatsystem aufgenommen werden müssen.

Zusätzlich sind während des Eingriffs und in der Narkose im Organismus fixe Säuren entstanden, unter anderem durch die in Hypothermie verminderte periphere Durchblutung und den anaeroben Stoffwechsel während der Kreislaufunterbrechung. Diese sauren Stoffwechselmetaboliten werden in den Kreislauf eingeschwemmt und müssen ebenfalls vom Bicarbonatsystem aufgenommen werden. Dieses ist also zweifach in Anspruch genommen. Durch Zufuhr von Natrium-Bicarbonat wurde in unserem Beispiel der Ausgleich herbeigeführt.

Die Abb. 5 zeigt das Narkoseprotokoll während der Korrektur einer FALLOTschen Trilogie mittels Herz-Lungen-Maschine und Hypothermie bei einer 24jährigen Patientin. Unten sind die wesentlichen Blutgaswerte aufgetragen, beachten Sie bitte die Werte für pH, pCO_2 und Basenüberschuß. Zu Beginn des Eingriffs liegt bei Hyperventilation mit einem pCO_2 von 26,5 mmHg eine metabolische Acidose – Base-Excess bei —11,0 mVal/l – vor, die auf die arterielle Hypoxie infolge des Rechts-Links-Shunts zurückzuführen ist. Nach Trispuffergabe zeigte die arterielle Entnahme einen ausgeglichenen Säure-Basen-Status im fließenden Blut. Kurz danach kam es

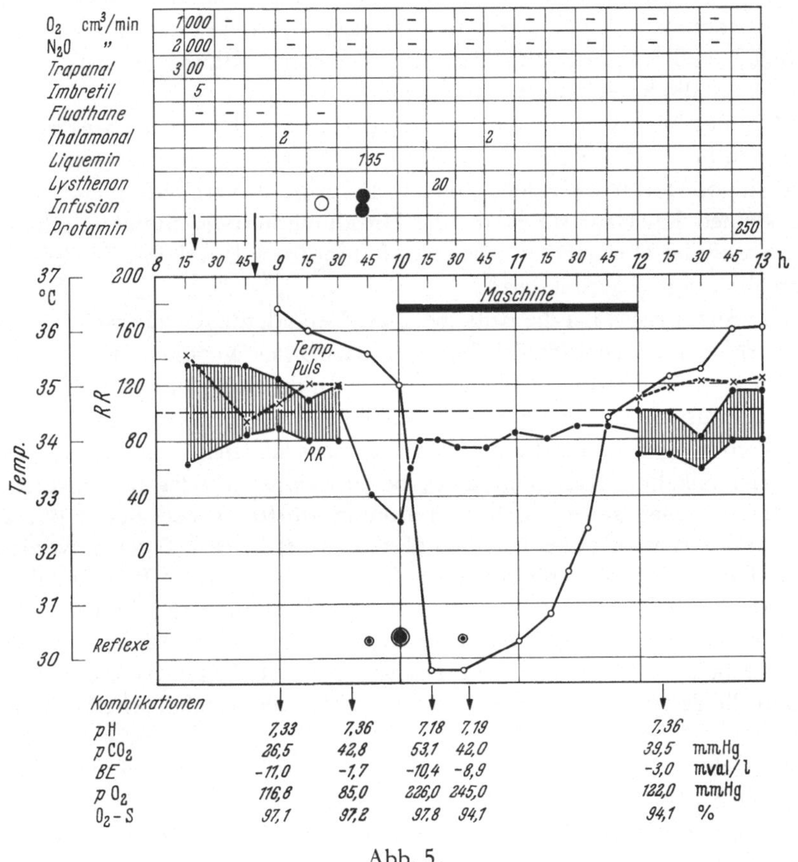

Abb. 5.

operationsbedingt zu einer massiven Blutung, in deren Folge zu Hypovolämie und Kammerflimmern. Die Blutung wurde gestillt, das Volumen korrigiert, das Kammerflimmern regularisiert. Inzwischen hatte sich aber erneut eine schwere metabolische Acidose mit einem Basendefizit von —10,4 mVal/l bei einem pH von 7,18 entwickelt, hinzu kam eine mäßige Erhöhung des pCO_2. Trotz sofortiger Gabe von 60 mVal Trispuffer blieb die metabolische Acidose bestehen, pH war mit 7,195 nur wenig gestiegen.

Das ist zu erwarten, denn die Berechnung bei der knapp 45 kg schweren Patientin ergibt ein Defizit von 10×45 (also BE × kg Körpergewicht) = 450 ml 0,3 mol Trispufferlösung, das entspricht 135 mVal. Nachdem insgesamt 120 mVal Trispuffer gegeben waren, hatte im arteriellen Blut der Ausgleich stattgefunden, pH und Base-Excess waren im Normbereich, pCO_2 leicht erniedrigt.

Diese Beispiele aus der Herzchirurgie zeigen in besonders deutlicher und intensiver Form Veränderungen, die – wenn auch quantitativ meist geringer – während jeder Narkose und Operation auftreten können, z. B. bei plötzlichen Blutverlusten und Transfusion mehrerer Blutkonserven oder bei Patienten, die im Schock zu uns kommen.

Bei einer Acidose läßt die Kontraktionskraft des Herzens nach, es besteht eine deutliche Neigung zu Arrhythmien, ja zum Flimmern. Die Ansprechbarkeit von Herz und Gefäßen auf Katecholamine ist vermindert. Der Druck im kleinen Kreislauf steigt an, die Hirndurchblutung nimmt durch Erweiterung der Hirngefäße zu und der Liquordruck ist erhöht. Die Nierendurchblutung ist vermindert.

Der Anaesthesist hat die Aufgabe, diese Veränderungen zu erkennen und zu verhindern. Grundsätzlich bestehen dazu zwei Wege, einmal ein Ausgleich vom ventilatorischen her, zum anderen durch Zufuhr basischer oder saurer Infusionslösungen zum Ausgleich metabolischer Störungen.

Durch Steigerung des Respirationsvolumens läßt sich leicht eine respiratorische Alkalose erzeugen, sei es bei maschineller oder bei manueller Beatmung. Der automatischen Beatmung dürfte wegen der größeren Kontinuität vor allem bei längeren Narkosen der Vorzug gegeben werden. Eine Kontrolle der respiratorischen Seite ist durch den URAS möglich, ebenso durch kontinuierliche Messung des Atemminutenvolumens. Man muß sich bei der Messung der end-exspiratorischen Kohlensäurespannung, wie sie beim URAS durchgeführt wird, aber vor Augen halten, daß die Kontrolle der ventilatorischen Seite nichts über die metabolische Seite aussagt.

Es steht nicht fest, innerhalb welcher Grenzen Abweichungen des arteriellen pCO_2 vom Normalwert (40 mmHg) in Narkose ohne Schaden toleriert werden. Bei einer Diskussion anläßlich des Anaesthesie-Kongresses in Wien 1962 einigte man sich zur Erheiterung der Zuhörer dahingehend, daß der wünschenswerte Bereich wohl zwischen 75 und 15 mmHg läge! Eine mäßige Hyperventilation hat Vorteile, bei einem pCO_2 unter 25 mmHg ist jedoch mit einer deutlichen Minderdurchblutung des Gehirns zu rechnen, wie mehrfache Untersuchungen ergeben haben. Sie führt aber nicht zu einem kritischen Abfall der venösen Sauerstoffspannung. Gefährlich kann eine Hyperventilation dann werden, wenn durch Zufuhr von Lactat oder Bicarbonat in der Infusionslösung oder durch Überkorrektur mit Trispuffer zur respiratorischen eine metabolische Alkalose sich addiert, die beide zusammen zu unerwünschten und nicht leicht zu beherrschenden Entgleisungen führen können.

GRAY gibt den Bereich, in dem ein Patient gefahrlos ventiliert werden kann, mit einem pCO_2 zwischen 17 und 30 mmHg an.

Die Wirkung verschiedener Medikamente ändert sich je nach dem pH. Für Tubo-Curarin nimmt GRAY an, daß das Molekül bei saurer Reaktionslage im Blut bleibt, während es bei Alkalisierung ins Gewebe, wahrscheinlich in den Bereich der motorischen Endplatten abgedrängt ist. Nach GRAY spielt hier möglicherweise die Dissoziation der OH-Gruppen am Molekül eine Rolle. Hinzu kommt jedoch der zentrale Effekt einer Hyperventilation, durch den der Muskeltonus abnimmt. Ältere Patienten lassen sich nach der Intubation oft über lange Zeit widerstandslos hyperventilieren, und ihr Muskeltonus bleibt ohne weitere Gabe von Relaxantien erniedrigt.

Auch andere Medikamente ändern ihren Wirkungsgrad. Zu diesen gehören z. B. die Barbiturate. Man hat festgestellt, daß die Plasmakonzentration von Thiopental mit steigendem pCO_2 und fallendem pH absinkt, während sich gleichzeitig eine Steigerung der Konzentration im Gewebe nachweisen läßt. Auch für das Luminal, eine etwas stärkere Säure als Thiopental, wurde nachgewiesen, daß sich die Plasma-Konzentration parallel der pH-Verschiebung verhält, d. h., daß mit fallendem pH Luminal aus dem Plasma verschwindet und bei steigendem pH wieder einströmt. Diese Eigenschaften sind mit eine Ursache für die Empfindlichkeit mancher Patienten in schlechten Kreislaufverhältnissen oder im Schock gegen Barbiturate; hinzu kommt, daß die gleiche Dosis sich bei zentralisiertem Kreislauf auf kleineren Raum verteilt, so daß eine relative Überdosierung entsteht.

Ähnliches kann man bei Lokalanaesthetika feststellen. Sie haben ihre beste Wirkung im alkalischen Milieu, bei saurem pH sind sie weniger wirksam. Eine Injektion in entzündetes Gewebe mit niederem pH zeigt verminderten Effekt. Eine Rolle spielt hier der Anteil an nicht-dissoziierten, also neutralen Molekülen; hinzu kommt die rasche Verdünnung in gut durchblutetem entzündlichem Gewebe und die erhöhte Schmerzempfindlichkeit in einem solchen Gebiet.

Für die Ausscheidung vieler Substanzen, die der Anaesthesist benutzt, ist die Reaktion des Urins entscheidend. Ein saurer Urin fördert die Ausscheidung schwacher Basen, während eine Alkalisierung des Urins zur Eliminierung etwa von Barbituraten führt, eine Tatsache, die bei Barbituratvergiftungen mit Vorteil benutzt werden kann.

Meine Damen und Herren, der Anaesthesist sieht seine Patienten vielfachen Folgen einer Änderung im Säure-Basen-Haushalt ausgesetzt. Es ist nicht nur der Anaesthesist, der Störungen verursacht, aber er ist zumeist derjenige, der sie – gleich welcher Ursache sie sein mögen – zu erkennen und zu behandeln vermag. Er hat es in der Hand, durch Steuerung der Ventilation und durch Zufuhr basischer oder – sehr selten – saurer Substanzen eintretende Entgleisungen metabolischer oder respiratorischer Art in der einen oder anderen Richtung zu kompensieren und prekäre Folgen zu verhindern.

Literatur

Bunker, J. D.: Anesthesiology **26**, 591–594 (1965).
Gray, T. C.: Vortrag I. Europäischer Kongreß für Anaesthesiologie in Wien, 1962.

Säure-Basen-Haushalt in der Postnatalperiode*

Von **W. Toussaint**

Aus der Kinderklinik (Dir.: Prof. Dr. U. Köttgen)
der Johannes Gutenberg-Universität Mainz

Der Partus stellt für das Kind den Übergang vom intrauterinen zum extrauterinen Leben dar. Es beginnen damit eine Reihe von Adaptationsvorgängen, die gerade in der ersten Zeit eine ausgesprochene Dynamik aufweisen. Während eine Reihe von Funktionen, z. B. Kreislauf, Harnbereitung und Sekretion endocriner Drüsen schon in der pränatalen Phase in Aktion sind, werden andere als Notwendigkeit des extrauterinen Lebens, z. B. die Atmung, die Temperaturregulation und später auch die Verdauung, nach der Geburt erst in Gang gesetzt. Nach Linneweh sind als Ursachen des postnatalen Funktionswandels *erstens* die Adaptation als Folge eines differenten Milieus, *zweitens* die genetisch bedingte Reifung und *drittens* der Geburtsstress anzusehen. Die unter der Geburt auftretenden Belastungen können die von der Natur vorsorglich gegebene Toleranzbreite beim Neugeborenen überschreiten und zu lebensbedrohlichen Zuständen führen. Schon bei der unkomplizierten Geburt kommt es, wie Verlaufsuntersuchungen im Nabelarterienblut zeigen konnten, zu einer erheblichen Verminderung der Sauerstoffsättigung. Weisbrot u. Mitarb. sowie James fanden Werte von 17 bzw. 22,2%. Wulf stellte bei gesunden Neugeborenen in der Nabelschnurarterie Werte, die nach Umrechnung einer Sauerstoffsättigung von ungefähr 4% entsprachen, fest, ohne daß die Kinder sich in einer klinisch nachweisbaren Hypoxie befanden.

Diese bei gesunden Kindern nachgewiesene Verminderung der Sauerstoffsättigung im arteriellen Blut normalisiert sich, wie Verlaufsuntersuchungen in Kapillarblutproben ergaben (Caldwell, Miller u. Mitarb., Smith), innerhalb der ersten 20 Minuten nach dem Partus. Diese transitorische Hypoxie des normalen Neugeborenen lenkt zwangsläufig die Aufmerksamkeit auf Änderung des Säure-Basen-Haushaltes hin.

Der Säure-Basen-Haushalt beim normal geborenen Kinde war schon seit Jahrzehnten Anlaß zahlreicher Untersuchungen (u. a. Räihä). Die Entwicklung der Untersuchungsmethoden und die Möglichkeit mit capillären Blutproben (Astrup u. Mitarb.) einen Einblick in die Veränderungen zu erhalten, führte zu einem besseren Verständnis und weiteren Erkenntnissen

---

* Herrn Professor Dr. U. Köttgen zum 60. Geburtstag gewidmet.

der gesamten postnatalen Funktionsänderungen. Neben den Bestimmungen der pH-Werte im Nabelschnurblut (u. a. Wulf, Sjöstedt, Kyank und Eckert) wurden bei Neugeborenen Entnahmen meist durch Katheterisierung der arteriellen Nabelgefäße vorgenommen (Weisbrot u. Mitarb., Oliver u. Mitarb.). Die meisten der früheren Untersuchungen erfolgten erst 10–30 bzw. 60 min p.p. und zeigten steigende pH-Werte mit entsprechenden Änderungen von Basenexzeß und pCO_2. Um zu einem wirklichen Bild des Zustandes direkt nach der Geburt zu kommen, führten wir (Fischer und Toussaint) Untersuchungen im Capillarblut Neugeborener innerhalb der ersten Lebensminuten und bis zu einem Zeitpunkt von 2 Stunden durch. Die Messung der aktuellen pH-Werte, die nach der Mikromethode von Astrup u. Mitarb. vorgenommen wurde, ergab im Zeitpunkt

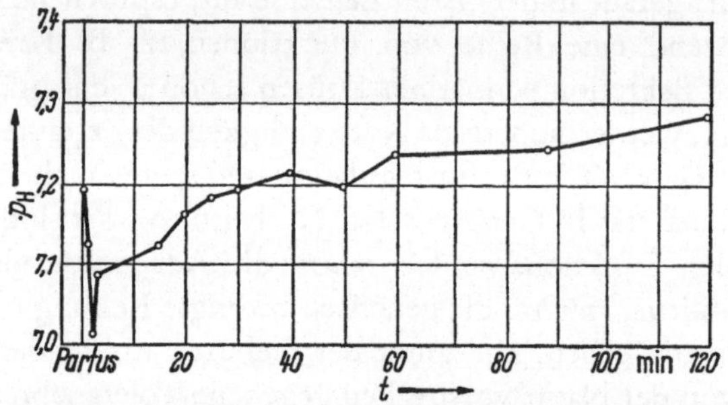

Abb. 1: Änderungen der pH-Werte bei normalen Neugeborenen innerhalb der ersten Lebensstunden (Fischer und Toussaint).

der Geburt einen Wert von 7,19. In den ersten 5 min wurden dann in 1-minütlichem Abstand weitere Proben entnommen, die einen pH-Abfall bis zu einem Mindestwert von 7,00 (2 min p.p.) ergaben. Danach kam es zu einem kontinuierlichen Anstieg, wobei wir nach 2 Stunden einen Wert von 7,28 messen konnten (Abb. 1). Die Werte für den Basenüberschuß (BÜ) betrugen im Zeitpunkt der Geburt —12,2 mÄq/l, um danach 2 min später auf den tiefsten Wert von —19,3 abzusinken (Abb. 2). Diese, nach dem gesamten Kurvenverlauf metabolische Acidose wurde sekundär von einer respiratorischen überlagert, was sich in einem etwas späteren Anstieg der pCO_2-Werte ausdrückte. Dreißig Minuten nach der Geburt ist jedoch der erhöhte Kohlensäurepartialdruck weitgehend normalisiert, was zeitlich mit dem Ausgleich der unter der Geburt erniedrigten Sauerstoffwerte zusammenfällt (Abb. 3). Koordiniert man nach dem Vorschlag von Siggaard-Andersen pH-, pCO_2-Wert und Basenüberschuß so, daß die Normalbereiche der genannten Meßgrößen zusammenfallen, so treten die nacheinander geschilderten Veränderungen im Säure-Basen-Haushalt deutlich hervor (Abb. 4). Die von Weidtmann und Mennicken, nach einem ähnlichen Versuchsplan, gewonnenen Ergebnisse stimmten mit den von uns ermittelten

Werten weitgehend überein. BARTELS und WENNER geben für das erste Trimenon Durchschnittswerte für pH von 7,397, für pCO_2 von 36,0 mmHg und einen Standardbicarbonatwert von 21,5 mÄq/l an. Vom 4. Lebensmonat bis zum Ende des ersten Lebensjahres ermittelten die Autoren für pH

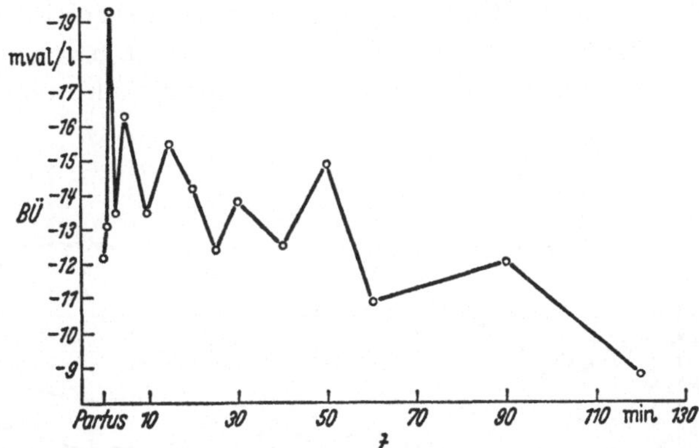

Abb. 2: Änderungen des Basen-Überschusses bei normalen Neugeborenen innerhalb der ersten Lebensstunden (FISCHER und TOUSSAINT).

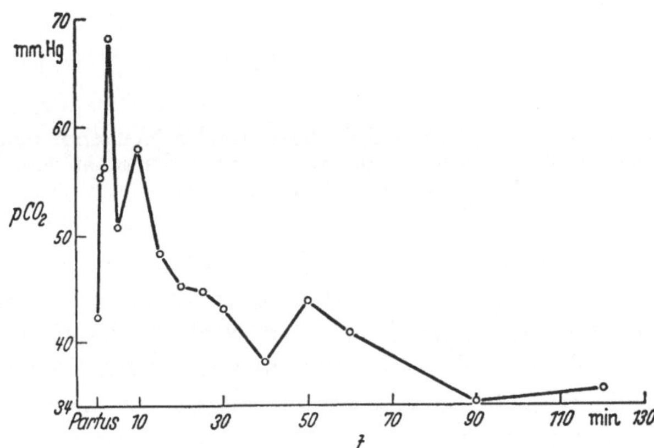

Abb. 3: Änderungen des pCO_2 bei normalen Neugeborenen innerhalb der ersten Lebensstunden (FISCHER und TOUSSAINT).

einen Mittelwert von 7,400. Der Kohlensäurepartialdruck betrug durchschnittlich 34,9 mmHg, das Standardbicarbonat 22,0 mÄq/l.

Die bisher geschilderten Veränderungen im Säure-Basen-Haushalt bei reifgeborenen Kindern sind auch bei Frühgeborenen vorhanden. Dabei zeigt sich, wie KEUTH u. Mitarb. zeigen konnten, eine stärkere und länger anhaltende Acidose. KEUTH fand 48 Stunden post partum bereits eine weitgehende Normalisierung der pH-Werte.

Die bei früh- und reifgeborenen Kindern bestehenden Säure-Basen-Verhältnisse können durch eine geburtsbedingte zusätzliche Belastung erheblich gestört werden, so daß sich lebensbedrohliche Zustände einstellen. Als mögliche Störungen kommen intra- und postpartale Asphyxien in Frage. Mit dem Sauerstoffmangel in Zusammenhang stehend und durch zusätzliche mechanische Belastungen ausgelöst, kann es unter dem Geburtsvorgang zu geburtstraumatischen intracraniellen Blutungen kommen. Weiterhin kann sich im Verlauf der ersten Lebensstunden oder des ersten

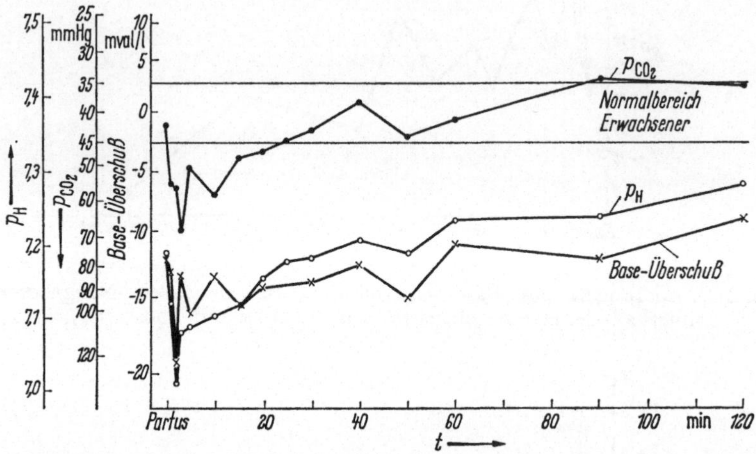

Abb. 4: Verhalten von pH, pCO_2 und BE bei normalen Neugeborenen. Ordinaten von pH, pCO_2 und BE-Werten koordiniert nach Siggaard und Andersen. (Fischer und Toussaint).

Lebenstages eine komplexe, pulmonale Störung einstellen, die als Membran-Syndrom, Respiratory distress-Syndrom oder Dyspnoe-Syndrom (u. a. James, Keuth, Kloos, Weisser) bezeichnet wird. Das besonders bei Frühgeborenen und reifen, durch Sectio entbundenen Kindern zu beobachtende Krankheitsbild, zeigt besondere Auswirkungen auf den Säure-Basen-Haushalt des Neugeborenen.

Diese pulmonale Erkrankung verursacht zu einem hohen Prozentsatz die Frühgeborenensterblichkeit. Seit einigen Jahren werden von Usher, Keuth und anderen beim Auftreten des Membran-Syndroms Infusionen mit Glucose-Bicarbonat-Lösungen mit gutem Erfolg angewandt. Auch wir konnten die geschilderten Therapieerfolge bestätigen. In Abb. 5 sind die Änderungen der pH- und Standardbikarbonatwerte nach Glucose-Bikarbonat-Infusionen bei einem 1300 g schweren Frühgeborenen dargestellt. Die von einigen Autoren beschriebene Behandlung des Respiratory distress-Syndroms mit Tris-Puffer (Jarre, Ketterle und Reinwein) erscheint wegen der möglichen Venenwandreizung und Gefäßthrombosierung durch das alkalische pH der 0,3 m Lösung und der bekanntlicherweise auftretenden Atemdepressionen bei Frühgeborenen problematisch. REICH und GRIMM empfehlen die orale Bicarbonat- und Glucoseverabreichung, die nach ihren Untersuchungen zu ebenfalls guten Ergebnissen führte. Als weitere Behandlungsmöglichkeiten wäre noch die Überdruckbeatmung und nach neueren Berichten die prolongierte, hochdosierte O_2-Zufuhr nach Intubation zu nennen.

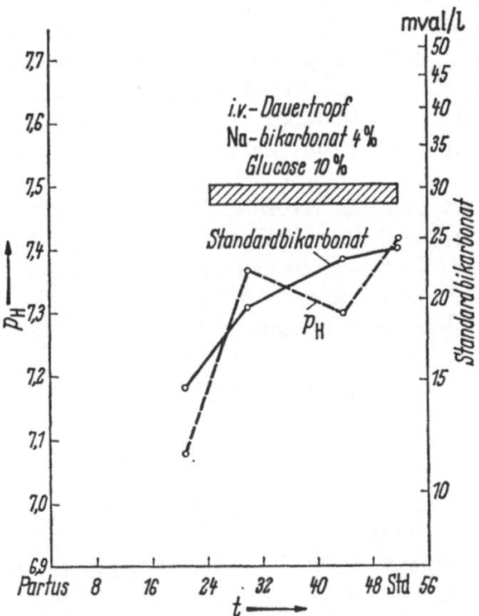

Abb. 5: Verhalten der Standard-Bicarbonat-Werte bei Frühgeborenen mit protrahierter Acidose unter Bicarbonat-Glucose-Infusion.

Die Änderungen des Säure-Basen-Haushaltes in der Postnatalperiode weisen bei normalen Neugeborenen in den ersten Lebensminuten eine erhebliche Dynamik auf. Trotz einer größeren Toleranzbreite können intra- und postpartale zusätzliche Belastungen zu lebensbedrohlichen Zuständen führen. Die Kenntnis der physiologischen Änderungen im Säure-Basen-Haushalt ist deshalb für den Geburtshelfer und Pädiater aber auch für den Anaesthesisten und Chirurgen, im Falle eines notwendig werdenden operativen Eingriffs, von größter Bedeutung.

Literatur

ASTRUP, P., K. JORGENSEN, O. SIGGAARD-ANDERSEN, and K. ENGEL: The acid-base metabolism. A new approach. Lancet **1960/I**, 1035.

BARTELS, O. und J. WENNER: Standardbikarbonat, pH und CO_2-Druck im „arterialisierten" Blut gesunder Säuglinge nach der Neugeburtsperiode bis zum Ende des ersten Lebensjahres. Klin. Wschr. **43**, 437 (1965).

Buchborn, E.: Stoffwechselveränderungen im Schock und ihre Bedeutung für die Schockbehandlung. Internist **9**, 522 (1962).

Caldwell, B. M., F. K. Graham, M. M. Pennoyer, C. B. Ernhart, and A. F. Hartmann: The utility of blood oxygenation as an indicator of postnatal condition. J. Pediatr. **50**, 434 (1957).

Fischer, W. M. und W. Toussaint: Über den Säure-Basen-Haushalt bei Neugeborenen: Untersuchungen in den ersten Lebensminuten. Arch. Gynäk. **199**, 182 (1963).

James, L. S.: Acidosis of the newborn and its relation to birth asphyxia. Acta paediatr. **49**, Suppl. 122, 17 (1960).

Jarre, W., W. Ketterle und H. Reinwein: Zur Behandlung des Respiratory Distress-Syndroms bei Frühgeborenen mit Tris-(hydroxymethyl)-aminomethan (THAM) und Netzmittel. Helv. paediat. Acta Vol 20/I, 27 (1965)

Keuth, U.: Habilitationsschrift, Köln 1962.

— Das Membransyndrom der Früh- und Neugeborenen. Experimentelle Medizin, Pathologie und Klinik, Band 16. Hrsg.: R. Hegglin, F. Leuthardt, R. Schoen, H. Schwiegk, A. Studer, H. U. Zollinger, Springer-Verlag, Berlin, Heidelberg, New York 1965.

— und F. Adenauer: Untersuchungen zur Wirksamkeit von Alkali-Glucose-Infusionen bei der protrahierten Acidose der Früh- und Neugeborenen. Krankheit der pulmonalen hyalinen Membranen. Zschr. Kinderheilk. **88**, 244 (1963).

Kloos, K.: Pulmonale hyaline Membranen und Neugeborenenatmung. Ärztl. Wschr. **12**, 457 (1957).

— Pulmonale hyaline Membranen. Dtsch. med. Wschr. **1958**, 78.

Kyank, H. and J. Eggert: Determination of pH values in the umbilical cord blood of newborn infants delivered by women with toxemia of late pregnancy. Biol. neonat. **5**, 50 (1963).

Linneweh, F. und U. Stave: Über Anpassungsvorgänge nach der Geburt. Klin. Wschr. **38**, 1 (1960).

Mennicken, U.: Untersuchung von Standardbikarbonat, pH und pCO_2 im Kapillarblut Neugeborener. Inaug.-Diss. Köln 1964.

Miller, H. C., F. C. Behrle, N. W. Smull, and R. D. Blim: Studies of respiratory insufficiency in newborn infants. II. Correlation of hydrogen-ion concentration, carbon dioxide tension, carbon dioxide content and oxygen saturation of blood with trend of respiratory rates. Pediatries **19**, 387 (1957).

Oliver, T. K., J. A. Demis, and G. D. Bates: Serial blood-gas tensions and acid-base balance during the first hour of life in human infants. Acta paediatr. **50**, 346 (1961).

Räihä, C. E.: Säuglingsmortalität und Frühgeburtlichkeit. Acta paediatr. Vol. XXVIII, 27.

Reich, J. und J. Grimm: Die Wirkung oraler Natriumbikarbonat- und Glukosegaben auf die Azidose Frühgeborener während der ersten 10 Lebenstage. Kinderärztl. Praxis **33**, 105 (1965).

Siggaard-Andersen, O.: A graphic representation of changes of the acid base status. Scandinav. J. Clin. Lab. Invest. **12**, 311 (1960).

— The pH-log, pCO_2 blood acid-base nomogram revised. Scandinav. J. Clin. Lab. Invest. **14**, 598 (1962).

Sjöstedt, S.: Acid-base balance of arterial blood during pregnancy, at delivery and in the puerperium. Amer. J. Obst. and Gynec. **15**, 775 (1962).

Smith, C. A., and E. Kaplan: Adjustment of blood oxygen levels in neonatal life. Amer. J. Dis. Child. **64**, 843 (1942).

USHER, R.: Reduction of mortality from respiratory distress syndrome of prematurity with early administration in travenous glucose and sodiumbicarbonate. Pediatrics **32**, 966 (1963).

WEIDTMAN, V.: Einflüsse auf den Säurebase-Haushalt in den ersten Lebens stunden. Arch. Kinderheilk. **168**, 35 (1963).

WEISBROT, J. M., L. S. JAMES, C. E. PRINCE, D. A. HOLADAY, and V. APGAR Acid-base homeostasis of the newborn infant during the first 24 hours of life. J. Pediatr. **52**, 395 (1958).

WEISSER, K.: Zur Pathophysiologie des „Respiratory Distress Syndrome". Ann. Paediatr. **200**, 81 (1963).

WULF, H.: Blutgaswerte und Neugeborenenatmung. Klin. Wschr. **36**, 234 (1958)

Physiologische Besonderheiten des Säure-Basen-Haushaltes im Kindesalter

Von **K. D. Bachmann** und **V. Weidtman**

Aus der Universitäts-Kinderklinik (Dir.: Prof. Dr. Bennholdt-Thomsen) Köln

Die Homoiostase des kindlichen Organismus wird auf den drei, auch vom Erwachsenen her bekannten Wegen bewerkstelligt: 1. Osmoregulation, 2. Volumenregulation und 3. der Balancierung des Säure-Basen-Haushaltes.

Diese Regulationen stellen zwischen den verschiedenen Flüssigkeitsräumen eine Art von dynamischem Gleichgewicht her, das durch fortlaufende Anpassung erhalten werden muß.

Wenn wir auch bisher – vorwiegend aus methodischen Gründen – über die Verteidigung des kindlichen Organismus gegen Acidose und Alkalose nicht in allen Einzelheiten informiert sind, so werden doch einige Besonderheiten des Säure-Basen-Haushaltes zwanglos innerhalb des größeren Rahmens bestimmter Stoffwechsel-Eigentümlichkeiten des Säuglings- und Kleinkindesalters verständlich.

Dabei wird im folgenden die Definition von Brønstedt zugrunde gelegt, der die Säuren als H-Ionen abgebende und die Basen als H-Ionen aufnehmende chemische Strukturen definiert hat. Im Sinne dieser Definition liegt im Organismus eine *Acidose* vor, wenn eine Anhäufung von Säuren oder eine Verminderung von Basen eingetreten ist. Die Umkehrung dieser Bedingungen, d. h. eine Verminderung der Säuren oder eine Anhäufung der Basen, führt zur *Alkalose*. Die Ursache für derartige Verschiebungen können metabolisch oder respiratorisch bedingt sein.

Betrachten wir Einzelheiten, so kommt zunächst dem *Wasserbestand* eine bedeutungsvolle Rolle für die verschiedenen Vorgänge zu, die der „Struktur-Erhaltung" der Körperflüssigkeiten dienen. Ein grundlegender Unterschied zwischen Säuglingen und Erwachsenen zeigt sich bei Berechnung der Wasservorräte: Zwar ist der Wassergehalt pro kg Körpergewicht beim Säugling mit 750 ml deutlich höher als beim Erwachsenen mit 620 ml (Bachmann), aber bezogen auf die Körperoberfläche von 1,73 m^2 besitzt der Erwachsene 18 Liter Wasser im ECR und 25 Liter Wasser im ICR, während der Säugling von 3,5 kg nur 11,5 Liter im ECR und 10,2 Liter Wasser im ICR haben würde (Abb. 1).

Über eine alimentär bedingte Ausweitung des extracellulären Flüssigkeitsraumes durch die Ernährung des Säuglings mit der sehr mineralreichen Kuhmilch haben kürzlich Gladtke u. Rind sehr eindrucksvolle Befunde mitgeteilt.

Die Erfahrung zeigt, daß der Säugling einen relativ sehr hohen *Wasserumsatz* hat. So benötigt ein Säugling von 7 kg unter normalen Bedingungen eine tägliche Wasserein- und -ausfuhr von 1000 ml, das entspricht etwa einem Drittel seines Flüssigkeitsbestandes im ECR oder bedeutet einen Umsatz in Höhe des siebenten Teiles seines Körpergewichtes. Bei einem Erwachsenen von 70 kg Körpergewicht ergibt sich unter normalen Bedingungen eine Wasserein- und -ausfuhr von je 2000 ml in 24 Stunden. Diese Menge ist nur doppelt so groß wie beim Säugling, obgleich das Körpergewicht 10mal größer ist. In bezug auf den Flüssigkeitsvorrat im ECR macht der Wasserumsatz nur ein Neuntel und in bezug auf das Körpergewicht nur ein Fünfunddreißigstel beim Erwachsenen aus.

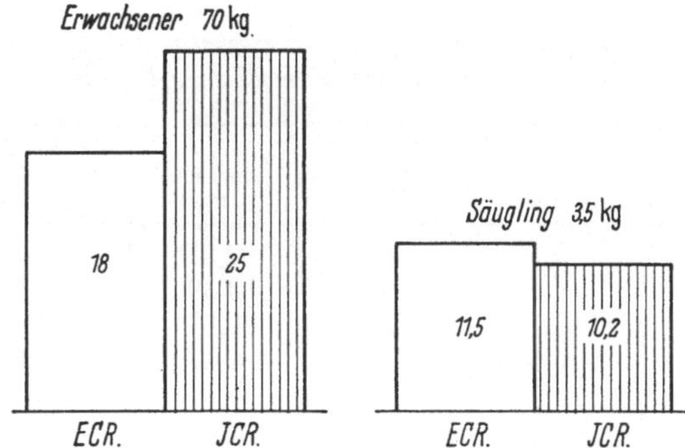

Abb. 1: Wasser-Vorrat in Litern bezogen auf 1,73 m² Körperoberfläche.

Es gehört zu den weiteren Eigentümlichkeiten des Kindesalters, daß die erwähnten homoiostatischen Regulationen durch eine *hohe metabolische Intensität* in besonderer Weise beansprucht werden. So entfallen beim jungen Säugling auf 1 kg Körpergewicht mehr als doppelt so viel Körperoberfläche wie beim Erwachsenen. Erst im Alter von 18 Jahren ist die Angleichung an das Erwachsenenalter vollzogen (Tab. 1). Ebenso weist der Calorienbedarf pro kg Körpergewicht darauf hin, daß bei Säuglingen und Kleinkindern mit einem höheren Anfall insbesondere auch saurer Metaboliten zu rechnen ist (Tab. 1). In der Tat fallen beim gesunden Säugling täglich etwa 2–3 mMol/kg Körpergewicht nicht-flüchtige Säuren an, während beim Schulkind und Erwachsenen etwa 1 mMol/kg Körpergewicht veranschlagt wird (Hungerland u. Schulz; Relman, Lennon und Leman). Die Menge der täglich gebildeten Kohlensäure beträgt beim Neugeborenen etwa 1000 mMol (Cross, Tizard und Trythall) und erreicht beim Erwachsenen 20000 mMol/Tag (Stalder u. Egli).

Diese starke Anflutung von sauren Metaboliten und der Umstand, daß normalerweise nur geringe H-Ionenkonzentrationen in der Flüssigkeit des ICR (pH 6,8–7,0) und des ECR (pH 7,35–7,40) anzutreffen sind, rücken nun die *neutralisierenden Regulationen unter dem Aspekt der Altersabhängigkeit* in den Vordergrund unserer Betrachtung.

Sowohl die regulierenden Organe – Niere und Lunge – als auch die im Stoffwechsel vorgelagerten, biochemischen Schutz- und Auffangmechanismen in Gestalt der verschiedenen Puffersysteme, dienen in gleicher Weise zur Abwehr einer Acidose wie zur Kompensation einer Alkalose. Obgleich diese Regulationsmöglichkeiten mit- und nacheinander ablaufen, trennen wir aus didaktischen Gründen doch zwischen 1. der renalen Elimination der nicht-flüchtigen Säuren und aller Basen, 2. der pulmonalen Abatmung der Kohlensäure bzw. des Kohlendioxyds (CO_2) und 3. der akuten pH-Angleichung im Gewebe durch die verschiedenen Puffersysteme, die vor der definitiven renalen oder pulmonalen pH-Regulation abläuft.

Tabelle 1

Das Verhältnis der Körperoberfläche zum Körpergewicht und der Calorienbedarf pro kg Körpergewicht in den verschiedenen Altersstufen

Lebensalter	Körper- -gewicht kg	Körper- -länge cm	Körper- -oberfläche m_2	cm² Körperoberfläche pro kg Körpergewicht	Calorien pro kg Körpergewicht
Neugeb.	3,5	52	0,21	600	100–120
9 Mon.	8,6	70	0,39	454	90–110
2 Jahre	12,5	87	0,53	424	100
4 Jahre	16,5	103	0,67	406	90
6 Jahre	20,0	117	0,81	405	80
10 Jahre	28,7	138	1,05	366	70
14 Jahre	48,0	160	1,5	312	60
16 Jahre	56,0	170	1,63	293	50
18 Jahre	65,0	175	1,77	272	40

Betrachten wir zunächst die *renalen Besonderheiten*, so gibt Abb. 2 einen Einblick in die altersbedingte anatomische Situation: Beim Säugling und Kleinkind sind die Durchmesser der Glomerula deutlich kleiner als beim Erwachsenen, auch die Relation zwischen Glomerula und Tubuli ist gegenüber den Erwachsenenverhältnissen verkleinert (FETTERMAN, SHUPLOCK, PHILIPP und GREEG). Diese anatomische Reifung kommt funktionell darin zum Ausdruck, daß die adulte Niere den Harn auf das Vierfache der Konzentration des Plasmas einengen kann, während der junge Säugling im Rahmen des postnatalen Funktionswandels (LINNEWEH) einen „physiologischen“ Diabetes insipidus mit einer dem Plasma weitgehend ähnlichen Harnkonzentration aufweist. Auch die verminderte Harnstoff-Clearance mit der daraus resultierenden Neigung zur Azotaemie (JOPPICH u. WOLF) zeigt die renale „Unreife“ und die dadurch präformierte Gefahr einer metabolischen Acidose. Schließlich kann die Ausscheidungs-Kapazität des Tubulus unter besonderer Belastung beim jungen Säugling so weit überfordert werden, daß eine echte renale Acidose entsteht (DROESE u. STOLLEY; SCHREIER).

Die erniedrigten Clearance-Leistungen der Säuglingsniere z. B. für Natrium und Chlor errechnen sich – entsprechend der gültigen Lehrmeinung – durch Bezug auf die Körperoberfläche des Erwachsenen (z. B. KERPEL-FRONIUS). In letzter Zeit sind gut begründete Zweifel an der Richtigkeit dieses Bezugs-Standards geltend gemacht worden (BURMEISTER; FRIEDERISZICK; ROHWEDDER; SCHREITER). Obwohl dadurch die renale Leistungsbegrenzung des Säuglings nicht in Zweifel gezogen wird, müssen die bisherigen Vorstellungen von der „Unreife" der Niere deshalb neu durchdacht werden.

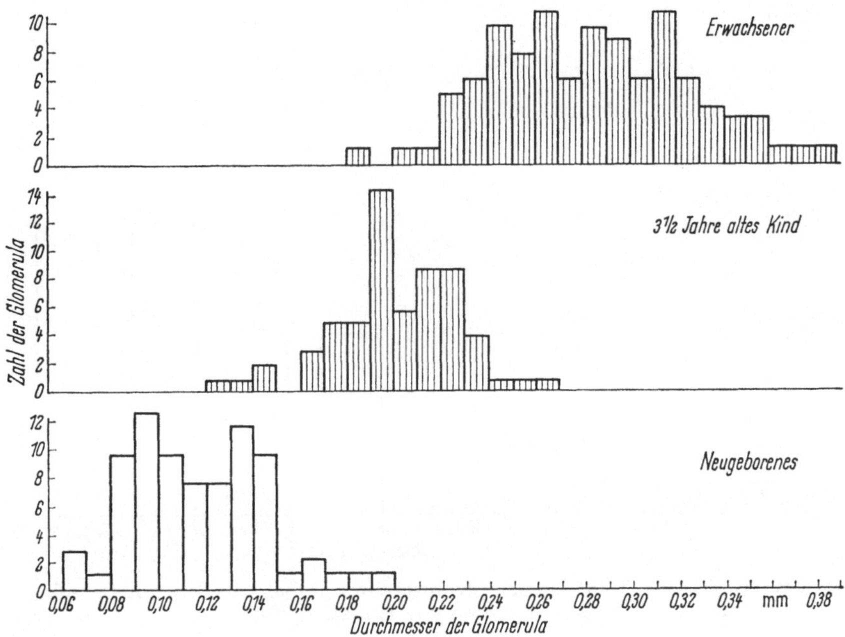

Abb. 2: Durchmesser der Glomerula menschlicher Nieren (nach FETTERMAN u. Mitarb. 1965).

Auch für die *Lunge* als dem zweiten stabilisierenden Organ im Säure-Basen-Haushalt muß sowohl anatomisch als auch funktionell der Status einer „werdenden" Leistung angenommen werden. Der Sauerstoffverbrauch unter Basalstoffwechsel-Bedingungen beträgt beim jungen Säugling etwa 8 ml/kg Körpergewicht und Minute und fällt allmählich auf 5 ml/kg Körpergewicht und Minute beim Erwachsenen ab (RIEGEL; WENNER). Abb. 3 zeigt die Zunahme der Ventilationsgröße (d. h. die bei jedem Atemzug aufgenommene Luftmenge) in Abhängigkeit vom Lebensalter. Aus methodischen Gründen sind genauere Analysen der Vitalkapazität beim Säugling und Kleinkind bisher nicht möglich gewesen. Diese kleinen Volumina machen eine hohe Normalfrequenz der Atmung erforderlich, weil die durchschnittliche Ventilation des jungen Säuglings mit 240 ml/kg Körpergewicht und Minute etwa zwei bis drei Mal so hoch ist wie beim Erwachsenen (Spector). Daraus resultiert eine physiologische Tachypnoe und schränkt die Kompensation einer metabolischen Acidose durch zusätzliche Hyperventilation – zumindest langfristig und auch aus energetisch-dynamischen Gründen – erheblich ein. Es wird verständlich, daß physiologische Anforderungen erfüllt werden können, daß aber unter pathologischen Umständen (hyaline Membranen, angeborene Herzfehler,

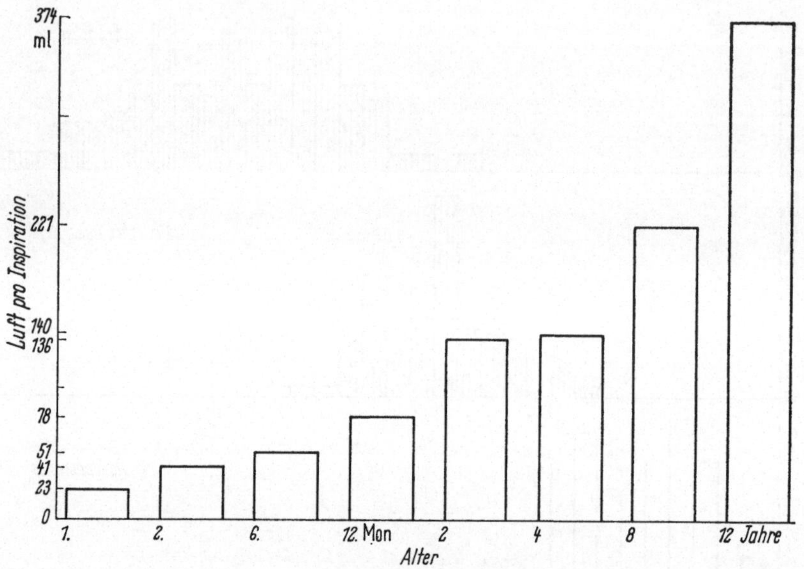

Abb. 3: Atemgröße (Luftvolumen pro Inspiration) in verschiedenen Lebensaltern (nach Angaben von Engel, 1950).

Mucoviscidose, lobäres Emphysem, Enterothorax, interstitielle plasmacelluläre Pneumonie u. a.) schnell die Grenze der Anpassung erreicht wird. Damit können unschwer respiratorisch verursachte Acidosen auftreten oder metabolische Säurekummulationen zu einer „gemischten" (metabolisch-respiratorischen) Acidose verstärkt werden.

Überdenken wir jetzt zusammenfassend die bisher getroffenen Feststellungen, so ergibt sich, daß von den in der Ausreifung begriffenen renalen und pulmonalen Regulationsorganen wegen des intensiven Stoffwechsels offenbar *hohe Normalleistungen* gefordert und erfüllt werden. Allerdings ist dadurch der *Anpassungsspielraum an pathologische Situationen verhältnismäßig knapp* bemessen. An diesem Tatbestand ändert sich grundsätzlich auch dadurch nichts, daß die bekannten, Lunge und Niere gewissermaßen vorgelagerten Puffersysteme des ICR und ECR eine Verschiebung der H-Ionenkonzentration bei Säure oder Basenbelastung einschränken können.

Unter den zur Verfügung stehenden Puffern zeigt das *Hämoglobin* mit dessen Hilfe etwa 90% des metabolisch entstandenen CO_2 zur Elimination in die Lunge überführt werden, in seiner Menge eine ausgesprochene Altersabhängigkeit. Da sich unter „Normalbedingungen" die Puffer-Kapazität proportional zu der Hämoglobinkonzentration verhält, hat eine verminderte Hämoglobinmenge eine Abflachung der CO_2-Bindungskurve bzw. eine Erniedrigung der Pufferkapazität zur Folge. Die von Betke sowie Huisman getroffenen Feststellungen über die altersabhängigen Veränderungen des Hämoglobins laufen darauf hinaus, daß die Hämoglobin-Konzentration des Neugeborenen von 20–22 g% im ersten Trimenon bis auf 11,5% g reduziert und im Laufe der Kindheit erst jenseits der Pubertät wieder zum Erwachsenen-Normalwert ausgebaut wird. Die Abb. 4 zeigt eine Berechnung

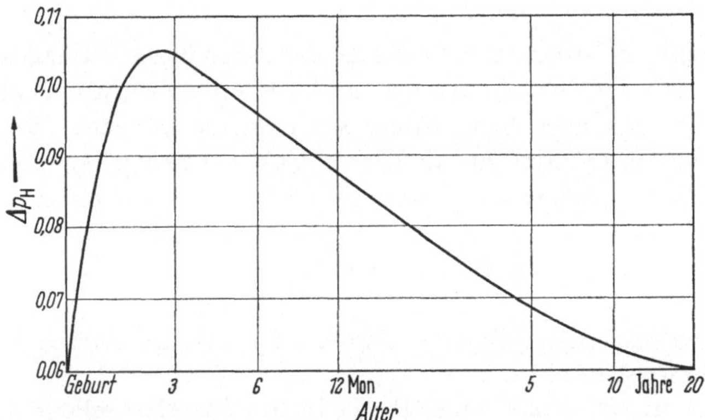

Abb. 4: Pufferkapazität des Blutes für die Aufnahme von 5 Vol.-% CO_2 bei 37° C in verschiedenen Altersstufen (nach Riegel, 1965).

der Pufferkapazität des Blutes durch Riegel unter der Annahme, daß in verschiedenen Altersstufen jeweils 5 Vol.-% CO_2 bei 37 °C gebunden werden sollte. Es ist gut zu erkennen, daß es post partum zu einer schnellen Verminderung der Pufferkapazität kommt, die erst in der Pubertät die normale Erwachsenen-Dimension wieder erreicht. Der Bereich einer erheblich verminderten Pufferkapazität liegt zwischen dem 2. Lebensmonat und 3. Lebensjahr, also genau zu der Zeit, wo auch klinisch eine besondere Häufung acidotischer Zustände auftritt.

Das *Kohlensäure-Bicarbonat-Puffersystem* stellt eine weitere, wichtige Defensivmöglichkeit gegen Acidose und Alkalose dar und ist von ausschlaggebender Bedeutung für die H-Ionenkonzentration im ECR. Obgleich Kohlensäure praktisch in unbeschränktem Umfang zur Verfügung steht, ist doch die Bildung von Bicarbonat stets ein energieverbrauchender Vorgang („aktiver Transport"). Die Dekompensationsgefährdung für dieses Puffersystem im Kindesalter geht aus Tab. 2 hervor. Es läßt sich ablesen, daß der HCO_3-Bestand im ECR – entsprechend der altersbedingten Volumendifferenz dieses Kompartimentes – beim Säugling mit etwa 8 mMol/kg Körpergewicht nur um ca. 50% höher ist als beim Erwachsenen (5 mMol/kg Körpergewicht), obgleich der schon vorhin erwähnte Anfall nicht-flüchtiger Säuren im Säuglingsalter zwei oder sogar drei Mal so hoch ist wie später.

Tabelle 2

Renale Bicarbonat-Konservierung und Regeneration (nach STALDER *und* EGLI)

Extracellulärer HCO_3-Bestand		HCO_3-Rückresorption	HCO_3-Regeneration
Erwachsener	375 mMol	4500 mMol/24 Std	50 mMol/24 Std
Säugling	30 mMol	300 mMol/24 Std	10 mMol/24 Std

Approximativ berechnet, wird für die Erhaltung dieses Bestandes von der noch ausreifenden Niere – bezogen auf kg Körpergewicht und verglichen mit den Verhältnissen beim Erwachsenen – eine um etwa 30% höhere Rückresorption geleistet. Die darüber hinaus notwendige tägliche Regeneration ist beim Säugling – wiederum auf kg Körpergewicht bezogen – etwa drei bis vier Mal so hoch wie beim Erwachsenen. Die bei Kindern häufig und schnell auftretende Dehydration bedroht durch Verlängerung der Kreislaufzeit und Verschlechterung der Sauerstoffversorgung den labilen Gleichgewichtszustand dieses puffernden Systems in klinisch besonders leicht nachweisbarer Form.

Ein dritter, bedeutungsvoller Puffer ist das *Phosphat*: sekundäres Phosphat (B_2HPO_4) wird durch Aufnahme von H-Ionen zu primärem Phosphat (BH_2PO_4). Im Gegensatz zum Bicarbonat-Puffer, dessen Wirkungsschwerpunkt im ECR liegt, hat der Phosphatpuffer seinen entscheidenden Effekt bei der Eliminierung von H-Ionen durch die Niere. Die Aufnahme von H-Ionen in erster Linie durch diesen Phosphatpuffer, aber auch durch weitere, nicht zur Rückresorption vorgesehene Metaboliten (Kreatinin, Citronensäure) macht die sog. *titrierbare Acidität* des Harnes aus und schafft die Voraussetzung für die renale Wiedergewinnung und Bildung von Bicarbonat. Die Abb. 5 zeigt, wie wichtig hier die exogene Zufuhr sein kann. Der ausschließlich mit phosphorarmer Muttermilch ernährte Säugling eliminiert die H-Ionen ganz überwiegend mit Hilfe der Ammoniogenese, während die phosphorreiche Kuhmilch eine deutliche Steigerung der H-Ionen-Ausscheidung über den Phosphatpuffer – mit entsprechender Verstärkung der titrierbaren Acidität des Harnes – bewirkt.

Mit Hilfe der eben erwähnten *Ammoniogenese* inhibiert die Niere den Verlust nicht harnpflichtiger Basen durch Anlagerung von H-Ionen an das in der Tubuluszelle gebildete Ammoniak (NH_3). Seine Ausscheidung im Harn als Ammonium (NH_4) stellt einen sehr wesentlichen und nur den

Nieren zur Verfügung stehenden Regulationsmechanismus dar. Seit den Belastungsversuchen von GAMBLE ist bekannt, daß dieser Mechanismus 3–5 Tage bis zum Erreichen der vollen Aktivität benötigt. Obgleich durch MCCANCE eine Minderleistung der Ammoniogenese im frühen Kindesalter nachgewiesen ist, so zeigen doch die Untersuchungen von HUNGERLAND u. SCHULZ eine beachtliche Anpassungsbreite: Während die durchschnittliche NH_4-Ausscheidung im ersten Lebensjahr mit auffälliger Konstanz zwischen 0,5 und 1,0 mMol/kg Körpergewicht in 24 Stunden liegt, ist unter pathologischen Bedingungen (Dyspepsie mit Acidose) eine Steigerung auf 5 und

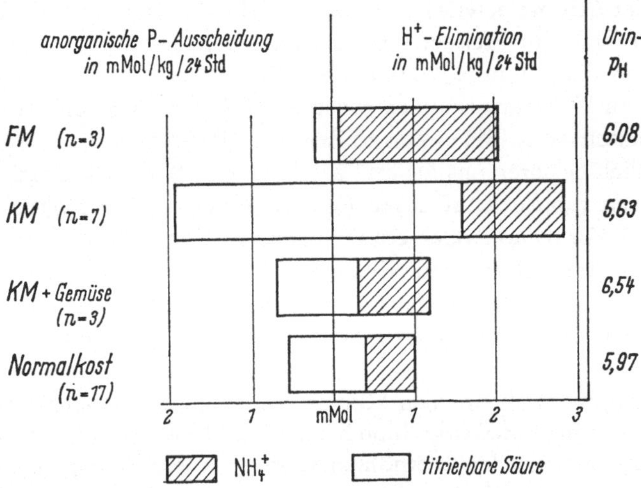

Abb. 5: H^+-Ausscheidung im Harn mit Hilfe der titrierbaren Säure (weiß) und des Ammoniums (schraffiert) bei verschiedener Ernährung (nach STALDER und EGLI, 1964).

8 mMol/kg Körpergewicht in 24 Stunden von diesen Autoren beobachtet worden. Da bei der schweren Exsikkose deutliche Erhöhungen der NH_4-Ausscheidung fehlen, wird von HUNGERLAND eine quantitative Einschränkung der Nierenfunktion („Schockniere") angenommen. Hingegen ist die NH_4-Ausscheidung bei der subacuten und chronischen Nephritis – als Ausdruck einer qualitativen Tubulusschädigung – mehr oder weniger stark eingeschränkt und dadurch eine wichtige Teilursache der metabolischen Acidose dieser Patienten.

Zur Abwehr von Acidose bzw. Alkalose durch einen *Ionen-Austausch zwischen ICR und ECR* sind bisher keine physiologischen Besonderheiten im Kindesalter bekannt geworden. Es sei aber doch an die von DARROW getroffene Feststellung erinnert, daß bei der Acidose für drei aus der Zelle emigrierende Kalium-Ionen zwei Natrium- und ein Wasserstoff-Ion intracellulär aufgenommen werden. Wenngleich dadurch die Acidose im ECR gemindert wird, so doch nur um den Preis einer stärkeren Säuerung des ICR und um den Preis einer Hyperkaliämie sowie eines dadurch hervorgerufenen verstärkten Kaliumverlustes im Harn. Derartige Kalium-Verluste sind für den schnell wachsenden Organismus des Säuglings- und Kleinkindes ohne entsprechende exogene Zufuhr nicht zu kompensieren. Die Beobachtung dieser Zusammenhänge hat wesentlich zur Einführung kalium-reicher Infusionslösungen beigetragen. Dieser Sachverhalt weist auf die wenigstens teilweise erkennbaren und sicherlich wichtigen Beziehungen zwischen Säure-Basen- sowie Elektrolyt- und Wasser-Haushalt hin. Das Studium dieser Zusammenhänge am Modell der Erythrocyten läßt – außer dem bei der Acidose bereits bekannten Chlorid-Transfer durch die Erythrocyten-Membran mit Freisetzung entsprechender basischer Äquivalente im ECR – für die Zukunft weitere wesentliche Aufschlüsse über die entsprechenden Wechselwirkungen zwischen ICR und ECR erhoffen (Buchborn; Gleichmann, Stuckrad u. Zindler; Riecker).

Schließlich belehren uns die im Säuglings- und Kindesalter auftretenden angeborenen tubulären Acidosen (1. Typ Lightwood, Krankheitsbeginn meist im 2. Trimenon oder etwas später; 2. Typ Albright, mit Initialsymptomen im Schul- und Erwachsenenalter) darüber, daß Gefügestörungen des Säure-Basen-Haushaltes einen *Rückgriff auf das Basendepot des Skeletes* zur Folge haben. Während die subacut bis chronisch verlaufenden renalen Acidosen den skeletären Basenbestand bis zum Extrem der renalen Osteodystrophie beanspruchen können, verlaufen die Basen-Anleihen bei den acuten, nur kurzfristig bestehenden Acidosen so diskret, daß sie klinisch oft nur aus der überhöhten Calcium-Ausscheidung im Harn zu erschließen sind. Die früher dem Calcium zugeschriebene Neutralisation von Säuren im Harn wird von Raaflaub unter Hinweis auf Brønstedt abgelehnt. Vielmehr ist das zugleich mit dem Calcium mobilisierte Phosphat, das als tertiäres Phosphat ($PO_4^{---} + H_2CO_3 \rightarrow HPO_4^{--} + HCO_3^-$) in den ECR einströmt und eine Regeneration des Kohlensäure-Bicarbonat-Puffers ermöglicht, der entscheidende Acidose-Abwehr-Faktor. In dem erwähnten Beispiel der renalen Acidosen kann diese ossäre Phosphat-Mobilisierung die einzige intakte Regenerations-Möglichkeit für Bicarbonat sein und wird deshalb von Raaflaub als Analogon zur Ammoniogenese bei der Acidifizierung des Harnes in der Niere angesehen. Die Größe dieser Basenreserve wird von ihm unter der Annahme, daß die normale Skeletfunktion mit einer Demineralisation von etwa 30% noch vereinbar ist, und daß der Base/Calcium-Quotient 0,8 beträgt, auf 7–8 Äquivalentgewichte (was etwa dem Basengehalt von 70–80 Litern 1/10 normaler Natronlauge entsprechen würde) beim Erwachsenen geschätzt.

Welche große Bedeutung der bei einer solchen renalen Acidose (mit Osteolyse und sekundärem Hyperparathyreoidismus) auftretende *Wachstumsstillstand* für den Säure-Basen-Haushalt hat, geht aus folgender, von

STALDER u. EGLI angestellter Überlegung hervor: Das Skelet des Neugeborenen enthält etwa 20 g Calcium, mit 12 Monaten steigt der Calciumgehalt auf 80 g (SHOHL). Da für die Einlagerung von 100 mg Calcium in das Skelet 2 mMol Bicarbonat benötigt werden, kommt es im ersten Lebensjahr beim Einbau von insgesamt 60 g Calcium zur Freisetzung von etwa 1200 mMol Wasserstoff-Ionen, für deren Neutralisation 1200 mMol Bicarbonat-Ionen erforderlich sind. Diese Menge macht pro Tag etwa den dritten Teil aller anfallenden sauren Metaboliten aus. Wenn dieses Drittel durch den Wachstumsstillstand eingespart werden kann, ist darin eine beachtliche antiacidotische Regulation zu erblicken, deren Dauer durch die Erschöpfung der Hydroxyapatit-Vorräte begrenzt ist.

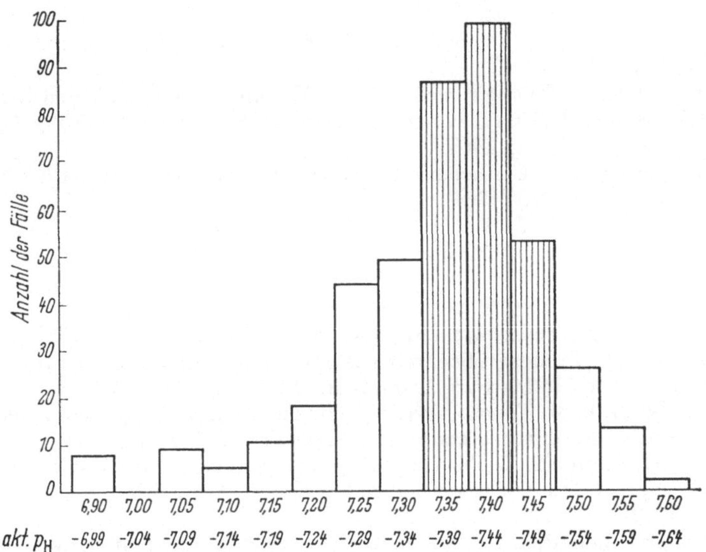

Abb. 6: Aktueller pH im Capillarblut: schraffiert: normal (56,3 %), weiße Säulen links: Acidose (34 %), weiße Säulen rechts: Alkalose (9,7 %).

Resümieren wir an dieser Stelle unsere Gedankengänge, so erscheint die Labilität des Säure-Basen-Haushaltes im Säuglings- und Kleinkindesalter unter Hinweis auf die hohe stoffwechselmäßige Belastung, die erörterte „reifende Funktion" der Ausscheidungsorgane (Niere und Lunge) und die nur begrenzte Auffangmöglichkeit durch die verschiedenen Puffersysteme gut begründet.

Fragen wir abschließend nach der Wertigkeit dieses Stoffwechsel-Sektors im klinischen Alltag, so zeigt die letzte Abbildung an einem Stichproben-Kollektiv von 424 nicht ausgelesenen Patienten unserer Klinik (allerdings mit Ausnahme von Früh- und Neugeborenen), daß nur 56,3% normale pH-Werte bei der Prüfung mit der Astrup-Methode besaßen, während 34% Verschiebungen zur Acidose und 9,7% eine Alkalose aufwiesen. Zeigt auch der Säure-Basen-Haushalt im Kindesalter keine wesentlichen qualitativen Differenzen gegenüber späteren Lebensabschnitten, so ist doch der quantitative Unterschied so ausgeprägt, daß sich daraus das besondere Interesse der pädiatrischen Klinik für diesen Problemkreis zwanglos ergibt.

Literatur

Astrup, P.: Erkennung der Störungen des Säure-Base-Stoffwechsels und ihre klinische Bedeutung. Klin. Wschr. **35**, 749 (1957).

Bachmann, K. D.: Zur Frage der parenteralen Flüssigkeitstherapie. Therap. Gegenw. **99**, 97 (1960).

— Praxis der parenteralen Flüssigkeitstherapie in: H. Opitz u. F. Schmid, Handb. d. Kinderheilkunde, Berlin – Göttingen – Heidelberg, Springer-Verlag. II, 2, 194 (1966)

— Die parenterale Flüssigkeitstherapie u. Ernährungsmöglichkeiten bei Frühgeborenen in: H. Willi, Symposium über die Ernährung des Frühgeborenen. Basel: Karger-Verlag, 1965.

— Praxis der Flüssigkeitstherapie bei enteralen Erkrankungen. Monatsk. ärztl. Fortbildung, **14**, 275 (1964).

Berlin-Heimendahl, S. V.: Besonderheiten des Wasser-Mineral- und Säure-Basenstoffwechsels in den ersten Lebenstagen. Dtsch. med. Wschr. **89**, 2425 (1964).

Betke, K.: Haemoglobin, Quantitative Daten, Klinische Fragen in: F. Linneweh, Die physiologische Entwicklung des Kindes. Berlin: Springer 1959.

Burmeister, W.: Bezugsgrößen in der Pädologie. 1. Arbeitstagung für paediatrische Forschung in Marburg/Lahn. Klin. Wschr. **42**, 413 (1964).

Cross, K. W., I. P. M. Tizard, and D. A. H. Trythall: The gaseous metabolism of the newborn infant. Acta paediat (Uppsala) **46**, 265 (1957).

Darrow, D. C. and E. L. Pratt: Fluid therapy; relation to tissue composition and the expenditure of water and elektrolyte. J. Amer. Med. Assoc. **143**, 365, 432 (1950).

— Parenteral fluid therapie in relation to certain changes in body water and electrolytes. Mod. Probl. Paediatr. I, 205, New York u. Basel 1954, S. Karger.

Droese, W. und H. Stolley: Die funktionelle Unreife der Säuglingsniere als begrenzender Faktor der künstlichen Ernährung. Mschr. Kinderheilk. **106**, 104 (1957).

Engel, St.: Die Lunge des Kindes. Stuttgart: G. Thieme 1950.

Ewerbeck, H.: Der Säugling. Springer, Berlin-Heidelberg-Göttingen, 1962.

Fetterman, G. H., N. A. Shuplock, F. J. Philipp, and H. S. Gregg: Growth and maturation of glomeruli and proximal tubulus. Pediatrics **35**, 601–619 (1965).

Friederiszick, F. K.: Die Nierenphysiologie im Kindesalter. In: H. Wiesener: Entwicklungsphysiologie des Kindes. Springer, Berlin 1964.

Friis-Hansen, B.: Changes in body water compartiment during growth. Acta paediat. (Uppsala) **46**, Suppl. 110 (1957).

Gamble, J. L., K. D. Blackfan, and B. Hamilton: A study of the diuretic action of acid, producing salts. J. clin. Invest. **1**, 359 (1925).

Gladtke, E. und H. Rind: Wasserretention unter mineralreicher Säuglingsnahrung. Helv. paediat. Acta **20**, 284 (1965)

GLEICHMANN, U., H. v. STUCKRAD und M. ZINDLER: Intracellulärer Säurebasen- u. Elektrolythaushalt. Z. ges. exp. Med. **139**, 255 (1965).

HARNACK, G. A. VON: Allgemeine Wachstumsphysiologie. In: H. WIESENER: Entwicklungsphysiologie des Kindes. Springer, Berlin 1964.

HÖVELS, O. und U. STEPHAN: Die idiopathische Hypercalcaemie, in: HUNGERLAND u. BRODEHL, Kongenitale Störungen des Wasser- u. Elektrolythaushaltes. Berlin: Springer 1962.

HUISMAN, T. H. J.: Haemoglobin types in pre- and postnatal life. In: F. LINNEWEH, Die physiologische Entwicklung des Kindes. Berlin: Springer 1959.

HUNGERLAND, H.: Die Änderung der Harnzusammensetzung. In: F. LINNEWEH, Die physiologische Entwicklung des Kindes. Springer, Berlin 1959.

— und R. SCHULZ: Über die Ammonium- u. Säure-(Titrationsacidität-)Ausscheidung mit dem Harn im Kindesalter. Arch. Kinderheilk. **159**, 88 (1959).

— — :Über die Ammoniakausscheidung des Säuglings. Arch. Kinderheilk. **153**, 91 (1956).

— und H. WEBER: Die Bedeutung des Ionogrammes des Harnes für die Klinik. Dtsch. med. Wschr. **80**, 1341 (1955).

JARRE, W., W. KETTERLE und H. REINWEIN: Zur Behandlung des respiratory-distress-Syndrome bei Frühgeborenen mit THAM u. Netzmitteln. Helv. paediat. acta **20**, 27 (1965).

JOPPICH, G. und H. WOLF: Reststickstofferhöhungen im Blut von Frühgeborenen in den ersten Lebenstagen. Klin. Wschr. **36**, 616 (1958).

KERPEL-FRONIUS, E.: Pathologie u. Klinik des Salz- u. Wasserhaushaltes. Verl. d. Ungar. Akademie der Wissenschaften, Budapest 1959.

LINNEWEH, F.: Die Faktoren des postnatalen Funktionswandels. In: Die physiologische Entwicklung des Kindes, herausgegeb.: F. LINNEWEH, Springer, Berlin 1959.

— Über Anpassungskrankheiten nach der Geburt. Klin. Wschr. **39**, 1041 (1961).

MCCANCE, R. A. and N. HATEMI: Control of acid-base stability in the newly born. Lancet **1961/I**, 293.

RAAFLAUB, J.: Nebenschilddrüsen, Knochensystem u. Säure-Basen-Haushalt. Schweiz. med. Wschr. **91**, 1417 (1961).

RELMAN, A. S., E. J. LENNON, and J. LEMANN jr.: Endogenous production of fixed acid and the measurement of the net balance of acid in normal subjects. J. clin. Invest. **40**, 1621 (1961).

RIECKER, G.: Verteilung von Kationen in Erythrocyten bei Acidose. Klin. Wschr. **41**, 184 (1963).

— Über den intracellulären Wasser- u. Elektrolytstoffwechsel. Klin. Wschr. **35**, 1158 (1957); **36**, 556 (1958).

RIEGEL, K.: Die Atemgas-Transportgrößen des Blutes im Kindesalter. In: F. LINNEWEH: Paedologie **1**, 147 (1965).

ROHWEDDER, H. J.: Das Problem des Bezugsstandards für den Vergleich der Nierenfunktion zwischen Säugling und Kindern. 1. Arbeitstagung für pädiatrische Forschung in Marburg/Lahn. Klin. Wschr. **42**, 413 (1964).

SCHREIER, K.: Der Eiweiß-Stoffwechsel. In: F. LINNEWEH, Die physiologische Entwicklung des Kindes. Springer, Berlin 1959.

— Entwicklungsphysiologie des Neugeborenenstoffwechsels soweit von chirurgischem Interesse. Melsunger Medizin. Mitt. **37**, 187 (1963).

SCHREITER, G.: Zur Frage der physiologischen Vergleichsbasis für die Beurteilung der Nierenfunktion bei Frühgeborenen. Z. Kinderheilk. **89**, 305 (1964).

SCHWAB, M.: Die Grundlagen der Flüssigkeits- u. Elektrolyttherapie. In: HOTTINGER, A.: Kolloquium über die parenterale Ernährung, Basel: Karger 1961.

Schwab, M. und K. Kühns: Die Störungen des Wasser- u. Elektrolytstoffwechsels. Berlin-Göttingen-Heidelberg: Springer 1959.

Shohl, A. T.: Mineral metabolism. Reinhold Publ. Co. New York 1939.

Spector, W. S.: Handbook of Biological Data, Philadelphia (1956), S. 267.

Stalder, G. und F. Egli: Störungen des Säure-Basen-Haushaltes. Helv. paediat. acta **19**, 365 (1964).

Wenner, J.: Über die O_2-Versorgung des Gehirns im Säuglingsalter. Normale Entwicklung u. O_2-Mangelzustände. Habil. Schr. Bonn 1961.

Weber, H.: Der Salzwasserhaushalt. In: H. Wiesener: Entwicklungsphysiologie des Kindes, Springer, Berlin 1964.

— Probleme des Wasser- u. Elektrolythaushaltes in der Paediatrie. Gastroenterologia **90**, 204 (1958).

Therapie der Säure-Basen-Haushaltsstörungen im Kindesalter *

Von **G. Erdmann**

Aus der Kinderklinik (Dir.: Prof. Dr. U. Köttgen)
der Johannes Gutenberg-Universität Mainz

Bei der Erörterung therapeutischer Bemühungen um die Wiederherstellung eines geordneten Säure-Basen-Haushalts, womit wir uns nunmehr befassen wollen, darf ich die physiologischen Grundlagen als bekannt voraussetzen. Normalerweise herrscht eine ausgewogene Bilanz (Abb. 1 oben), was auch in der Puffergleichung mathematisch zum Ausdruck kommt. Dagegen treten grundsätzlich 4 verschiedene Möglichkeiten einer Bilanzstörung auf (vgl. Abb. 1 unten), die überdies oft nicht in reiner Form, sondern kombiniert vorkommen. Bei Bestehen solcher Störungen, die jeweils auf Excess oder Defizit von Bicarbonat oder H_2CO_3 zurückzuführen sind, erfolgen pH-Veränderungen nach der Acidose oder Alkalose hin (vgl. Tab. 1). Therapeutische Einflüsse, kenntlich im Schema auf Abb. 1 unten

Tab. 1: *pH-Veränderungen im Verlaufe einiger krankhafter Vorgänge bei Kindern*

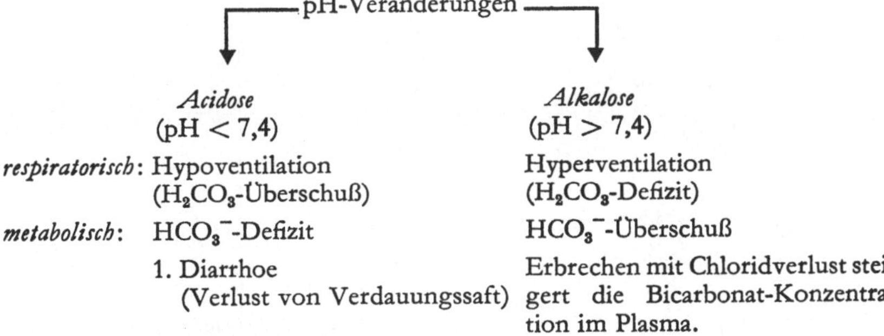

pH-Veränderungen

	Acidose (pH < 7,4)	*Alkalose* (pH > 7,4)
respiratorisch:	Hypoventilation (H_2CO_3-Überschuß)	Hyperventilation (H_2CO_3-Defizit)
metabolisch:	HCO_3^--Defizit	HCO_3^--Überschuß
	1. Diarrhoe (Verlust von Verdauungssaft)	Erbrechen mit Chloridverlust steigert die Bicarbonat-Konzentration im Plasma.
	2. Diabetes mellitus (Acetonkörpervermehrung)	
	3. renal Sulfat- und Phosphatkumulierung sowie Sekretionsmangel der Nieren für saure Valenzen und NH_4^+-Ionen	

* Herrn Professor Dr. U. Köttgen zum 60. Geburtstag gewidmet.

durch zusätzliche Belastung mit dem Symbol Th, sind in der Lage, die gestörte Säure-Basen-Bilanz wieder in das physiologische Gleichgewicht zu bringen. Dies geschieht prinzipiell kompensatorisch über die Atmung und den Stoffwechsel oder zusätzlich medikamentös.

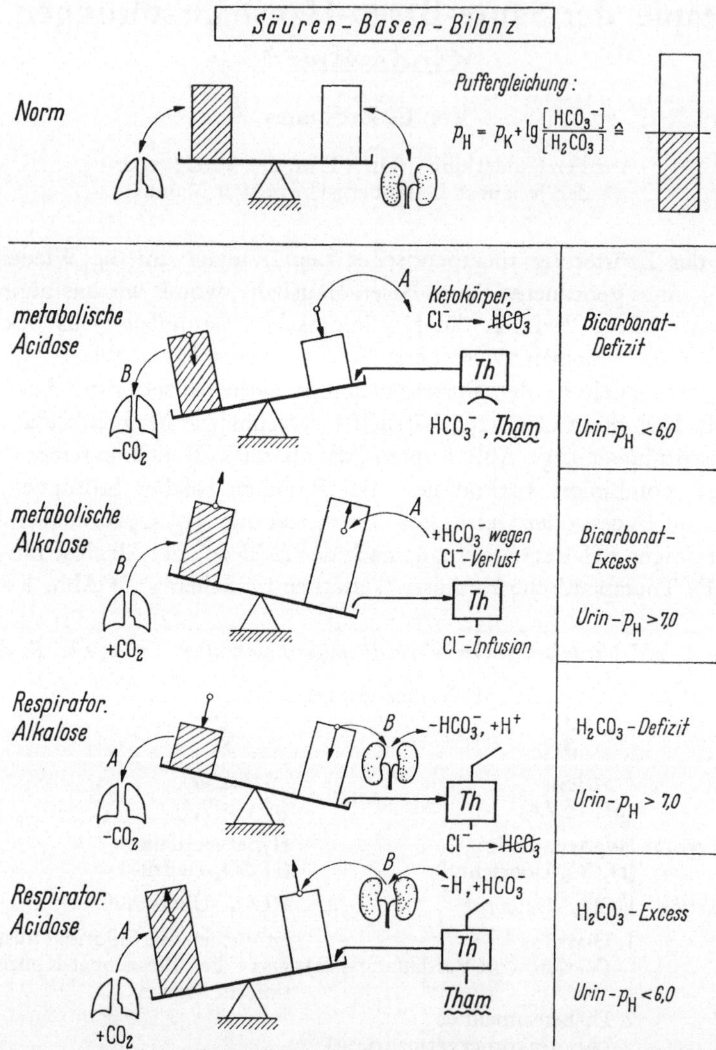

Abb. 1: Säure-Basen-Bilanz, schematisch. Oben: Normale Verhältnisse bei Homoiostase. Unten: Die verschiedenen Störungen des Säure-Basen-Gleichgewichts. A: Grundsätzliche initiale Störung. B: Körpereigene Kompensationsbestrebungen. Th: Zusätzliche medikamentöse Einflüsse, die durch Belastung (Pfeilrichtung in die Waagschale hinein) oder Entlastung (Pfeilrichtung aus der Waagschale heraus) das gestörte Gleichgewicht wiederherstellen.

Daß dem Kindesalter in den verschiedenen Lebensstufen auf dem Gebiete des Säure-Basen-Haushalts Besonderheiten eigen sind, die nicht zuletzt unser therapeutisches Vorgehen mitbestimmen, haben Toussaint und Bachmann näher dargelegt. Ehe wir auf die therapeutischen Möglichkeiten zur Behebung von Störungen des Säure-Basen-Haushalts im Kindesalter eingehen, sei folgendes kurz bemerkt:

1. Die *Kybernetik* des Säure-Basen-Haushalts (isoliert oder in ihrer engen Verknüpfung mit derjenigen des Wasser-Elektrolyt-Haushalts) ist heute noch nicht erschöpfend erforscht.

2. *Laborwerte*, die über wichtige Einzelheiten des Säure-Basen-Haushaltes annähernd orientieren, sind mit Apparaten wie dem *Astrup-Gerät* in der Klinik relativ leicht erhältlich, so daß auch wiederholte Bestimmungen im Interesse der Kontrolle der Therapie durchaus möglich sind.

3. *Acidose* und *Alkalose*, ausgedrückt summarisch durch einen ins Pathologische abgleitenden pH-Wert bei gestörtem Säure-Basen-Gleichgewicht, gelten als charakteristische Haushaltsstörungen auf diesem Stoffwechselsektor. Sie bedürfen grundsätzlich einer symptomatischen Behandlung, abgesehen von der üblichen klinischen Behandlung der entsprechenden Krankheit.

4. Zur *Kompensation* der vorliegenden Störungen dienen in erster Linie die *Lungen* und die *Nieren*, flüssig verbunden durch den *Kreislauf*. Gerade hinsichtlich der Kompensationsmöglichkeiten sind Kinder oft besonders benachteiligt. Das *Plasma* (vgl. Abb. 2) spielt als flüssiges Medium eine wichtige Vermittlerrolle zwischen den Kontrollorganen, die Pufferwirkung des Hämoglobins ist hinreichend bekannt. Unter anderem gelingt es durch Infusion verschiedener spezieller Lösungen therapeutische Effekte auf einen gestörten Säure-Basen-Haushalt zu erzielen.

Wollten wir, um nun auf die vorausgehenden vier Punkte näher einzugehen, bei Bestehen einer Säure-Basen-Haushaltsstörung jeweils den Fehler in der Kybernetik ergründen und unsere Behandlung demgemäß einrichten, dann würden wir gegenwärtig noch zu hohe Anforderungen an die diagnostischen Maßnahmen stellen. Deshalb lassen wir uns bei der Behandlung der verschiedenen Krankheitsbilder von *orientierenden Laborwerten* leiten. Hierbei sollte wohlgemerkt ein diagnostisches Robotertum, einmündend in eine auf Laborwerte zugeschnittene „Serumkosmetik", als verpönt gelten, weil ärztliche Überlegungen am Krankenbett unerläßlich sind. Sog. „Blindinfusionen" beruhen auf Analogieschlußdenken und sprechen letztlich für diagnostische Apperzeptionsdefekte.

Acidose sowohl wie *Alkalose* können freilich so schwerwiegende Störungen des Stoffwechsels darstellen, daß ihr Nachweis unter Beachtung sämtlicher klinischer Umstände *rasch gezielte Therapie* im Interesse einer Wiederherstellung der Homoiostase rechtfertigt, ja dringend verlangt, wenn es sich etwa um akute bedrohliche Zustände handelt. Hierbei beschränken sich unsere therapeutischen Maßnahmen nicht auf eine Korrektur des labormäßig eruierten Serumbefundes, vielmehr soll das gesamte *körpereigene Kompensationsvermögen* ausgenützt werden, weil in ihm entscheidende Kräfte zur Heilung schlummern. Ihrer wirkungsvollen Unterstützung dienen chemische Substanzen, die geeignet sind, schädliche Stoffwechselprodukte zu neutralisieren oder direkt und indirekt zur Ausscheidung zu bringen. Den vielseitigen körpereigenen Puffermechanismen gesellen sich artifizielle hinzu, deren Auswahl Sorgfalt und Vorsicht verlangt.

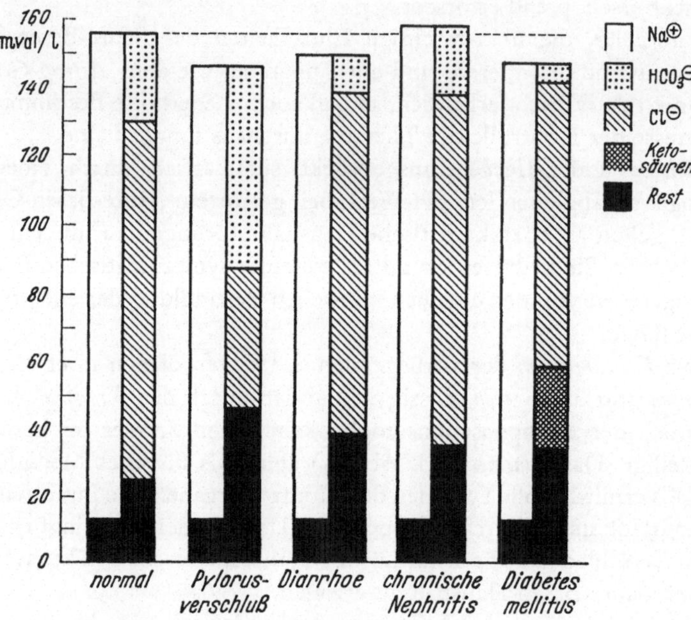

Abb. 2: Ionogramm des Plasmas in der Norm (links) und bei verschiedenen Störungen des Säure-Basen-Gleichgewichts (nach Gamble).

Einen gestörten Säure-Basen-Haushalt *lediglich über* die pH-*Werte regulieren* zu wollen, gliche dem Versuch, vom Sitz im Kahn aus ein Hochwasser zu besänftigen. Das pH zeigt gewissermaßen nur den Pegelstand an. Rückschlüsse auf die Ursachen der Notlage gestatten erst die sonstigen Umstände (bspw. die Werte von Standardbicarbonat, pCO_2, Gesamt-CO_2, Basenüberschuß und vor allem das gesamte klinische Krankheitsbild).

In der Kürze der Zeit können wir nur zwei pädiatrisch wichtige Krankheitsgruppen aus dem großen Gebiet der Störungen des Säure-Basen-Haushaltes im Kindesalter herausgreifen.

Ein klassisches Krankheitsbild mit oft erheblicher metabolischer Acidose ist die *Säuglings-Toxikose*, die schwere akute Ernährungsstörung (vgl. Abb. 3). Die charakteristischen Symptome darf ich ebenso wie die Ätiologie als bekannt voraussetzen. Was tun wir nun therapeutisch, wenn diese lebensbedrohliche Krankheit einen Säugling befällt? Füllen wir bei ausgeprägtem Krankheitsbild den Kreislauf des kleinen Patienten sachgemäß auf, damit die Hypovolämie und Exsikkose beseitigend, geben wir also zur Rehydratation das notwendige Kochsalz in Verbindung mit freiem Wasser und zusätzlich Calorienspender, dann erleben wir oft bereits eine bemerkenswerte Besserung des Zustandes. Plasma-Expander benötigen wir hierzu

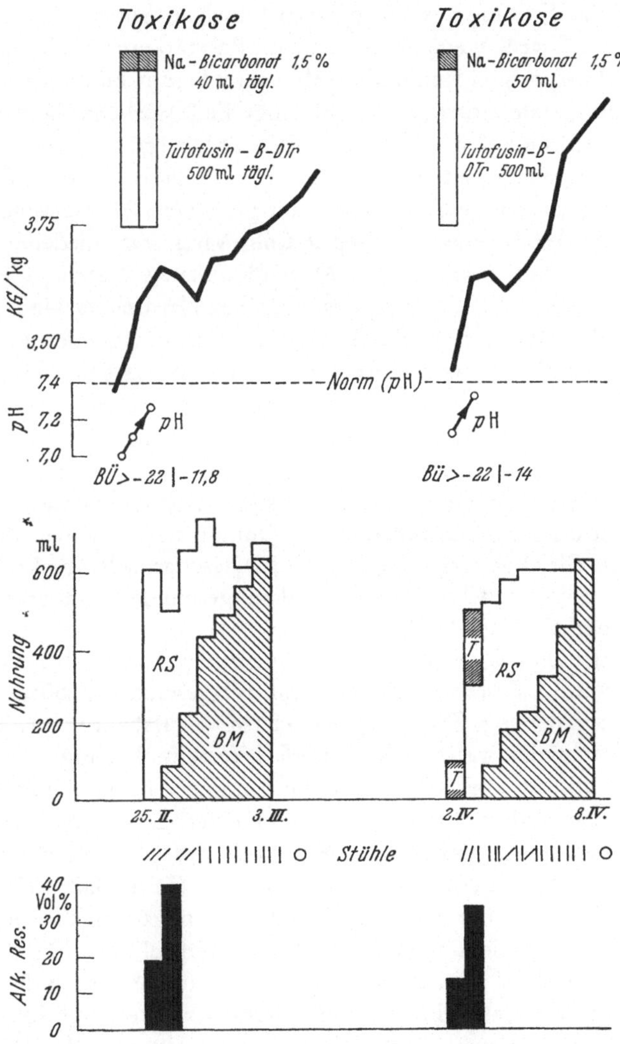

Abb. 3: Klinischer Heilungsverlauf bei 2 Säuglingen mit Toxikose (Gewichtskurven, Nahrungsaufbau mit Reisschleim und Buttermilch, Stuhlbeschaffenheit). Beachte: rasche Besserung der hochgradigen Acidose unter Infusionstherapie mit Tutofusin B Pfrimmer und zusätzlicher Verabreichung von Natriumbicarbonatlösung, beides als intravenöse Dauertropfinfusion.

in der Regel nicht, vorausgesetzt, daß eine technisch einwandfreie intravenöse Dauertropfinfusion angelegt ist. Mit der Besserung des Kreislaufes kommt auch die darniederliegende Nierenarbeit in Gang. In Anbetracht des erhöhten Kalium-Spiegels und der *begleitenden Acidose* verwenden wir anfangs gern sog. Nierenstarter-Lösung (industriell gefertigt: Tutofusin NS Pfrimmer). Scheidet die Niere nachweislich gut Urin aus, dann nehmen wir Tutofusin B Pfrimmer. Der in diesen Lösungen befindliche Acetat-Puffer hilft die Störung des Säure-Basen-Haushalts lindern. (Lactat scheint uns für diesen Zweck weniger angebracht.) Bei stärkerer Acidose, kenntlich an einem sehr niedrigen Standardbicarbonat im Serum, klinisch an der thorakalen Atmung, unterstützt und beschleunigt die zusätzliche Gabe von Natriumbicarbonatlösung (1,5%ig, 1–2mal 50 ml als Dauertropf zwischengeschaltet) erfahrungsgemäß die Behebung der Acidose. Die begleitende *Hypoxydose* wird durch gleichzeitige Sauerstoffzufuhr gemildert. Mittlerweile wird der meist infolge der *Infektion* (Dyspepsie-Coli, Viren verschiedener Art oder parenterale Infekte) revoltierende Magendarmkanal Zeit für die Heilung gewinnen, so daß die Resorption des wichtigen Darmsaftes wieder erfolgen kann und der HCl-Verlust durch Erbrechen eingeschränkt wird. Damit wird die orale Zufuhr von Einstelldiäten und schließlich Heilnahrungen (bevorzugt verwenden wir die salzreiche Buttermilch, Eledon-Nestle) wieder zumutbar. Die Heilung nimmt ihren Fortgang. Zur Sanierung des Darminfektes tragen Antibiotica wesentlich bei, uns hat sich besonders das Polymyxin (Pfizer) sehr gut bewährt. Insgesamt läßt sich auf diese Weise auch die schwerwiegende Störung der Homoiostase auf dem Gebiet des Säure-Basen-Gleichgewichts beseitigen. Erwiesenermaßen sinkt die Sterblichkeit an Säuglings-Toxikosen bei dem geschilderten therapeutischen Vorgehen praktisch auf Null.

Neuerdings kann im Falle einer hochgradigen Acidose bei hinreichend gewährleisteter Laborkontrolle (!) und fortgesetzter Beobachtung des Patienten auch der sog. *TRIS-Puffer* (THAM = Trishydroxymethylaminomethan) verwendet werden. Industriell gefertigte Lösungen stehen zur Verfügung (bspw. die 0,3 molare blutisotone Lösung Tutofusin Tris Pfrimmer und andere Präparate), die in einer Dosierung von 0,2 bis 0,3 ml/kg/min unter wiederholter Kontrolle des pH und des pCO_2 zur Anwendung kommen können. Die Gesamtdosis (in ml) läßt sich im Überschlag errechnen, indem man den Wert für den negativen Basenüberschuß mit dem Körpergewicht des Kindes (in kg) multipliziert. Die 0,3 molare Lösung des THAM enthält 40 g pro Liter dieser Verbindung. Auch Kombinationspräparate, die für pädiatrische Zwecke empfohlen worden sind, die 1/10 der sonst üblichen blutisotonen Lösung des THAM enthalten, wie bspw. das Tutofusin Az Pfrimmer, eine wäßrige Lösung, die neben Natrium-Acetat, Na-Bicarbonat und Natrium-L-Malat ebenfalls den Trispuffer enthält, kommen unter gleichen Bedingungen zur Anwen-

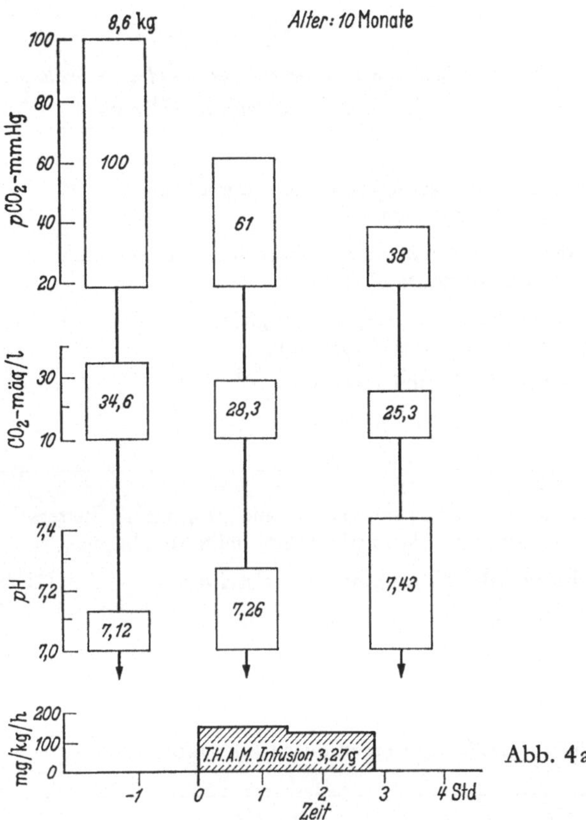

Abb. 4a

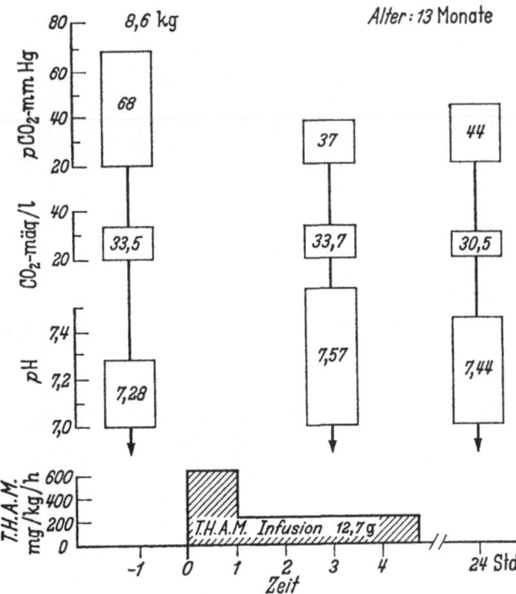

Abb. 4a und b: Klassische Beispiele der THAM-Anwendung bei Bronchiolitis (KAPLAN u. Mitarb.). Abb. 4a läßt gleichmäßige Normalisierung der pathologischen Werte von CO_2, pCO_2 und pH bei mäßiger Dosierung des THAM erkennen, während auf Abb. 4b die vorübergehende Alkalose auf zu hohe THAM-Dosierung hinweist.

Tabelle 2

Kinderärztliche Indikationen zu einer kompensierenden Behandlung bei Störungen des Säure-Basen-Haushaltes (Übersicht)

Säuglinge mit akuter schwerer Ernährungsstörung	Metabol.
mit Pylorospasmus	Metabol.
Kleinkinder mit acetonämischem Erbrechen oder sekundär acetonämischer Reaktion	Metabol.
Kinder mit Diabetes mellitus (bei Entgleisung) Präcoma, Coma diabeticum	Metabol.
Erbrechen verschiedenster Ursache	Metabol.
Enterocolitis schwereren Grades	Metabol.
Neugeborene, speziell Frühgeborene mit „respiratory distress syndrome" (Asphyxie, eosinophile Membranen)	Respir.
Asthma bronchiale mit respiratorischer Acidose	Respir.
Spastische Bronchitis	Respir.
Bronchiolitis	
Pneumonien	Respir./ Metabol.
Lungenödem (bei Vergiftungen durch Inhalation)	
Vergiftungen, besonders akzidentelle beim Kleinkind durch Salicylate, Barbiturate, Äthylenglykol, Äthylalkohol, Methylalkohol u. a.	Respir./ Metabol.
Verbrennungen, Verbrühungen	Metabol.
Abdominelle kinderchirurgisch zu versorgende Krankheiten allgemein	
Postoperative Stoffwechselstörungen meist gemischt respiratorisch/metabolisch	Respirat./ Metabol.
speziell in der Kinderchirurgie, Herzchirurgie, Bauchchirurgie, Thoraxchirurgie, Bronchoskopie	
Nierenfunktionsstörungen	Metabol.
Bluttransfusionsstörungen	

dung. Wesentlich bei der Verwendung von THAM sind Kenntnisse über die atemstörenden *Nebenwirkungen* des Präparates.

Gilt es im Falle eines bedrohlichen Schocks den Kreislauf rasch nachdrücklich aufzufüllen, dann bewähren sich Plasma-Expander wie Neo-Subsidal oder Rheomacrodex und ähnliche dextranhaltige Lösungen.

Ähnliche Behandlungsprinzipien, wie die soeben geschilderten, empfehlen sich auch bei *vielerlei anderen Krankheiten* im Kindesalter, die mit einer einschneidenden Störung des Säure-Basen-Haushaltes einhergehen (vgl. Tab. 2), wie etwa bei heftigen Durchfällen durch Darminfekte, bei acetonämischem Erbrechen oder sekundär-acetonämischer Reaktion, bei entgleistem Diabetes mellitus, bei Verbrennungen, Verbrühungen, diversen Vergiftungen, prä- oder postoperativ im Rahmen der Kinderchirurgie, bei Niereninsuffizienz und anderen mehr. Dabei handelt es sich vorwiegend um metabolische, aber auch respiratorische und vielfach gemischt metabolisch-respiratorische Störungen.

Weitere Beispiele der Störung des Säure-Basen-Haushalts bieten *Mangel ausreichender Belüftung* der Lungen oder *gestörter Gaswechsel.* Jede Einschränkung der CO_2-Abgabe, sei diese nun infolge exspiratorischer Dyspnoe mit der bspw. für Asthma bronchiale charakteristischen Ventilationsstörung, sei sie durch Perfusions- oder Diffusionsstörungen bedingt, wird ebenfalls den Säure-Basen-Haushalt stark in Mitleidenschaft ziehen. *Respiratorische Acidose,* die ihrerseits vielerlei Kompensationsmöglichkeiten erfordert, wird bei Atembehinderung in Erscheinung treten. Regulierung und Förderung der Ausatmung steht bei dieser Art der Störungen an erster Stelle (Atemgymnastik!); trotzdem wird bei schwerwiegenden Störungen eine zusätzliche medikamentöse Unterstützung, etwa durch THAM, sich als nützlich erweisen. Allerdings ist an den beiden klinischen Beispielen der THAM-Anwendung bei Kindern von 10 bzw. 13 Monaten, die an Bronchiolitis erkrankt waren (vgl. Abb. 4a und 4b) recht deutlich zu bemerken, daß eine allzu hohe Dosis von THAM durchaus unerwünscht zur Alkalose führen kann, wenn die medikamentöse Korrektur nicht scharf überwacht wird.

Andererseits kann bei beträchtlicher Hyperventilation durchaus eine *respiratorische Alkalose* auftreten; und diese wäre wiederum durch eine Bremsung der Atemtätigkeit und durch sinngemäße medikamentöse Zusatztherapie zu beeinflussen.

Abschließend darf ich feststellen, daß wir Pädiater unter Berücksichtigung der vielfältigen Besonderheiten des Säure-Basen-Haushaltes im Kindesalter althergebrachte therapeutische Maßnahmen, die sich vor allem auf die körpereigenen Regulationsmechanismen stützen, mit Vorteil bei unseren Patienten anwenden. Doch stehen wir auch neueren Behandlungsmöglichkeiten (welche sich insbesondere aus der Anwendung von THAM ergeben) recht aufgeschlossen gegenüber. Alles, was dem Kinde nützt, aber auch nur dies, gehört zu unserem therapeutischen Rüstzeug.

Biochemische Vorgänge bei der Entstehung einer Hyperammoniaemie

Von **W. Gerok**

Aus der II. Med. Universitäts-Klinik u. Poliklinik
(Dir.: Prof. Dr. med. P. Schölmerich) Mainz

Ammoniak bzw. Ammoniumionen werden im Organismus fortwährend gebildet. Alle stickstoffhaltigen Körpersubstanzen – Proteine, Purine, Pyrimidine, Aminosäuren und Amine – ergeben bei ihrem Abbau Ammoniak. Bedenkt man, daß 4–10% der Körperproteine täglich neu gebildet und abgebaut werden [24], und daß beim Abbau von 100 g Protein etwa 20 g Ammoniak entstehen, so wird der große Anfall von Ammoniak allein beim Proteinstoffwechsel deutlich. Zu dieser metabolischen, intracellulären Ammoniakbildung kommt die Ammoniakproduktion durch Mikroorganismen im Darm noch hinzu.

Ammoniak und Ammoniumsalze wirken stark toxisch, wobei Wirkungen am Zentralnervensystem (motorische Unruhe, Krämpfe, später Bewußtseinsverlust) im Vordergrund stehen [29]. Es ist deshalb notwendig, daß trotz großer Ammoniakproduktion der Ammoniakspiegel im Blut niedrig gehalten wird. Bei Bestimmung mit empfindlichen Methoden und schonender Aufarbeitung findet man eine Ammoniakkonzentration im Blut von $1\text{–}5 \times 10^{-8}$ mol/ml, entsprechend 14–70 μg NH_3 — N/100 ml. Da auch die Ammoniakausscheidung sehr gering ist, kann der im Vergleich zur Ammoniakproduktion niedrige Ammoniakblutspiegel nur dadurch erreicht werden, daß Ammoniak sehr rasch in andere, nicht toxische Verbindungen übergeführt wird. Die dabei beteiligten Stoffwechselreaktionen werden häufig als „Ammoniakentgiftung" zusammengefaßt.

Eine Hyperammoniaemie kann demnach auf folgenden Wegen entstehen:

1. durch vermehrte Ammoniakproduktion
2. durch verminderte, d. h. gestörte Ammoniakentgiftung
3. durch eine Kombination dieser beiden Faktoren.

Eine vermehrte Ammoniakproduktion hat als alleinige Ursache der Hyperammoniaemie keine praktisch-klinische Bedeutung. Eine gesteigerte Ammoniakbildung, z. B. durch Mikroorganismen im Darm, durch die Niere oder durch Muskelarbeit, kann bei normaler Funktion der Entgiftungsvorgänge vollständig kompensiert werden. Dies zeigt sich besonders deutlich beim Belastungstest mit Ammoniumionen [10, 26, 30 u. a.]: Die perorale Gabe von 5 g Ammoniumacetat führt bei Gesunden zu keinem Anstieg der arteriellen Ammoniakkonzentration, während bei Kranken mit Lebercirrhose und hierdurch gestörten Ammoniakentgiftungsvorgängen die gleiche Menge an zugeführten Ammoniumionen eine signifikante Zunahme der arteriellen Ammoniakkonzentration bewirkt (Abb. 1). Die

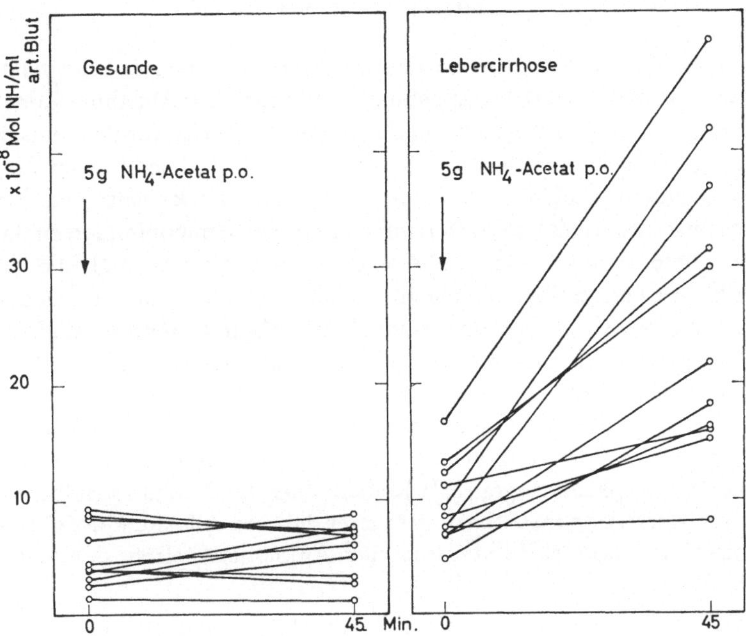

Abb. 1: Ammoniumionenbelastung: Arterielle NH_4-Konzentrationen vor und 45 Minuten nach peroraler Gabe von 5 g Ammoniumacetat. Infolge gestörter Ammoniakentgiftung bei Lebercirrhose steigt die arterielle NH_4-Konzentration signifikant an.

klinisch wichtigen Formen der Hyperammoniaemie entstehen durch Störungen der Entgiftungsvorgänge, besonders wenn diese Störungen mit einer vermehrten Ammoniumionenbildung kombiniert sind.

I. Ammoniakentgiftung und ihre Störungen

Bei den Vorgängen der Ammoniakentgiftung ist zu unterscheiden zwischen der vorläufigen Ammoniakentgiftung, die in allen Zellen erfolgen kann, und der definitiven Entgiftung, die an die Funktion der Leber geknüpft ist.

1. Die vorläufige Entgiftung beruht:

a) auf der Dissoziation und unterschiedlichen Permeabilität von Ammoniak und Ammoniumionen,

b) auf der Ammoniakbindung an andere Metaboliten im Stoffwechsel.

a): Das im Blut physikalisch gelöste Ammoniak steht im Gleichgewicht mit Ammoniumionen entsprechend der Gleichung:

$$NH_3 + H^+ \rightleftharpoons NH_4^+$$

Ob dieses Dissoziationsgleichgewicht zur einen oder anderen Seite verlagert ist, hängt vom pH-Wert ab. Abnahme des pH führt zur Abnahme, Zunahme des pH zur Zunahme des nichtionisierten Anteils (NH_3), für den ionisierten Anteil gilt das Umgekehrte. Nun sind aber die Zellmembranen für das Ammoniumion und das nichtionisierte Ammoniak sehr verschieden permeabel; Ammoniak permeiert sehr rasch, das Ammoniumion praktisch nicht. Diese beiden Fakten – Dissoziation abhängig vom pH und unterschiedliches Permeationsvermögen – haben zur Folge, daß bei einem pH-Unterschied zwischen zwei durch eine Zellmembran getrennten Medien sich eine gegebene Ammoniak/Ammoniumionenmenge nicht gleichmäßig in diesen Medien verteilt, sondern daß die Konzentration auf der saueren Seite höher ist als auf der alkalischen [9, 12]. So ist zum Beispiel die Verteilung von Ammoniumionen zwischen Blut und Gehirn vom extracellulären Blut-pH abhängig [25]: Je alkalischer das Blut, um so höher ist die NH_3-Konzentration im Gehirn; je sauerer die extracelluläre Flüssigkeit, um so mehr wird das Gehirn von toxischen Ammoniak befreit, d. h. entgiftet (Abb. 2).

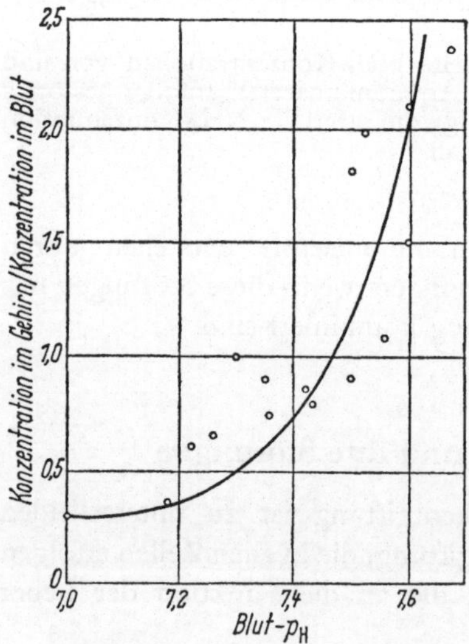

Abb. 2: Das Verhältnis der Ammoniumkonzentration in Gehirn und Blut in Abhängigkeit vom Blut-pH. Bei Verschiebung des Blut-pH zur sauren Seite nimmt die intracerebrale Ammoniumkonzentration ab [nach 25].

b): Die zweite Form der vorläufigen Ammoniak-Entgiftung beruht darauf, daß Stoffwechselzwischenprodukte (Metaboliten) Ammoniak zu binden vermögen. Es handelt sich vor allem um Alpha-Ketoglutarat, das unter Einwirkung des Enzyms Glutaminsäuredehydrogenase und DPNH Ammoniak aufnimmt, wobei Glutaminsäure entsteht. Glutaminsäure vermag mit Hilfe des Enzyms Glutaminsynthetase ein weiteres Mokekül NH_3 in Form von Glutamin zu binden. Die Glutaminsynthese ist als energieverbrauchende Reaktion mit einer ATP-Spaltung gekoppelt.

Ein zweiter wichtiger Ammoniak-Acceptor ist Oxalacetat, das jedoch Ammoniak nicht direkt aufnimmt, sondern von Glutaminsäure mit Hilfe einer Transaminase erhält. Alle diese Reaktionen sind leicht reversibel, wobei Ammoniak wieder frei wird.

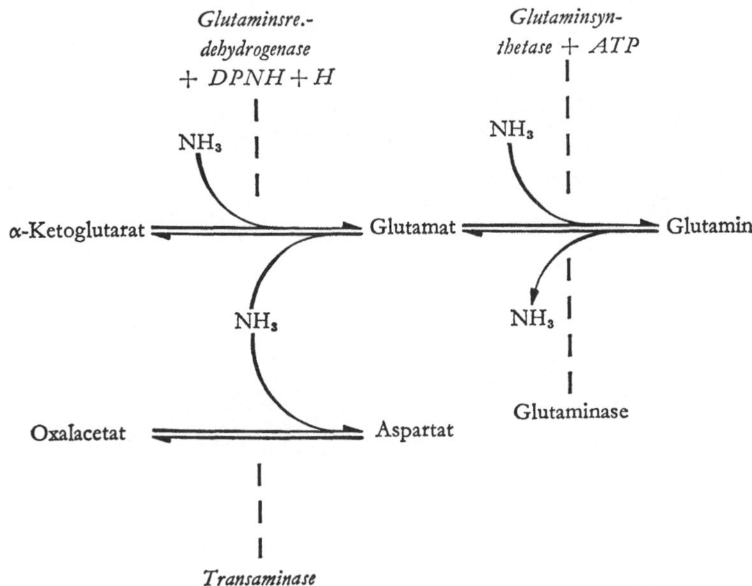

Die Ammoniakbindung an Alpha-Ketoglutarat, Glutamat und Oxalacetat ist in allen Zellen möglich, jedoch ist diese Form der Entgiftung nicht definitiv. Es wäre außerordentlich unökonomisch für den Organismus, Ammoniak in Form dieser energetisch hochwertigen Verbindungen auszuscheiden. Glutaminsäure, Asparaginsäure und besonders Glutamin haben hingegen die Funktion, Ammoniak in nicht toxischer Form vom Ort der Bildung (z. B. Muskulatur) zum Ort der definitiven Entgiftung (Leber) zu transportieren. Es ist noch nicht eindeutig geklärt, ob diese Vorgänge der vorläufigen Ammoniakentgiftung bei manchen Krankheiten gestört sind. Alpha-Ketoglutarat ist im Blutserum bei Kranken mit Lebercirrhose und im Lebercoma vermehrt [3, 4, 23, 27, 28], Glutamin vermindert [6, 22]. Diese Befunde geben Hinweise auf eine verminderte Glutaminsynthese. Bemerkenswert ist, daß eine Hypokaliaemie zu einer Aktivitätssteigerung der

Glutaminase führt [8, 13]. Eine Hypokaliaemie kann hierdurch die Entstehung einer Hyperammoniaemie begünstigen.

2. Die definitive Ammoniakentgiftung vollzieht sich in der Leber. In einem cyclischen Stoffwechselprozeß wird hier aus Ammoniak und CO_2 Harnstoff gebildet. Die Einschleusung von Ammoniak in den Kreisprozeß erfolgt über die schon erwähnten Ammoniaktransportmetaboliten Glutaminsäure und Asparaginsäure. Am Cyclus selbst sind die drei Aminosäuren Arginin, Ornithin und Citrullin sowie Arginin-Bernsteinsäure beteiligt.

Bei Hepatitis und Lebercirrhose ist dieser Reaktionsablauf gestört [5] (Abb. 3). Gibt man Gesunden und Kranken mit Hepatitis oder Leber-

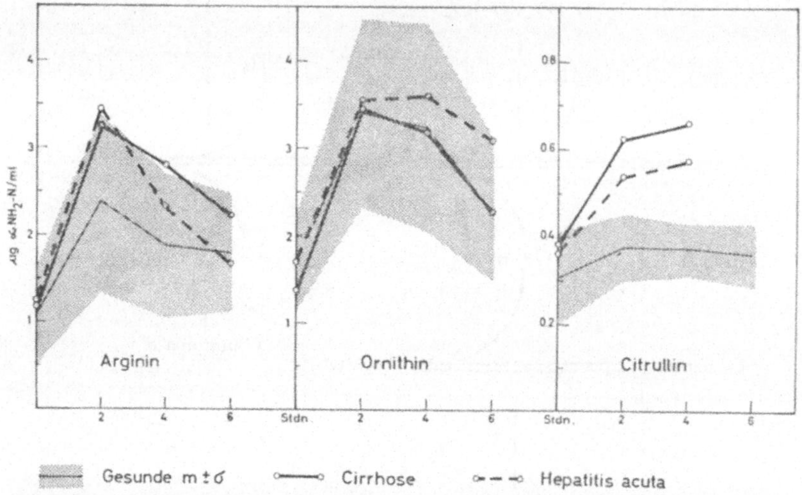

Abb. 3: Das Verhalten der 3 am Harnstoffcyclus beteiligten Aminosäuren nach peroraler Gabe von 10 g L-Argininhydrochlorid. Bei Kranken mit Hepatitis und Lebercirrhose ist die Konzentration von Citrullin gegenüber Gesunden signifikant erhöht.

cirrhose 10 g Arginin peroral, um die funktionelle Reserve der Leber voll auszulasten, so steigt die Serumkonzentration aller drei am Harnstoffcyclus beteiligten Aminosäuren an und fällt 6 Std nach Argininingabe wieder zum Ausgangswert ab. Die Konzentration von Citrullin ist bei Leberkranken im Vergleich zu Gesunden signifikant erhöht. Dies spricht dafür, daß die Umwandlung von Citrullin in Arginin bei Hepatitis und besonders bei Lebercirrhose gehemmt ist und daß diese Störung des Reaktionscyclus die verminderte Ammoniakentgiftung verursacht. Bereits unter normalen Bedingungen ist diese Reaktion im Kreisprozeß (Argininsuccinatsynthetase-Reaktion) limitierend, also gleichsam „schwächstes Glied der Kette“ [2].

Natürlich kann die Ammoniakentgiftung im Harnstoffcyclus auch dadurch vermindert sein, daß die Leber als Ort dieser Stoffwechselvorgänge aus dem Blutstrom weitgehend ausgeschaltet ist, wie dies bei portaler Hypertension mit Kollateralenbildung oder operativ angelegter portocavaler Anastomose eintritt.

II. Renale Ammoniakproduktion und ihre Störungen

Im Urin werden Ammoniumionen ausgeschieden. Die Ausscheidung ist normalerweise sehr gering, sie kann jedoch auf das 5–10fache gesteigert werden. Bemerkenswert ist, daß die Ammoniumionenausscheidung im Urin größer ist als die Ammoniumionenmenge, die in der gleichen Zeiteinheit mit dem arteriellen Blut der Niere zugeführt wird [14]. Auch im Blut der Nierenvene ist die Ammoniumionenkonzentration höher als in der Nierenarterie [14, 17]. Ammoniumionen werden demnach von der Niere

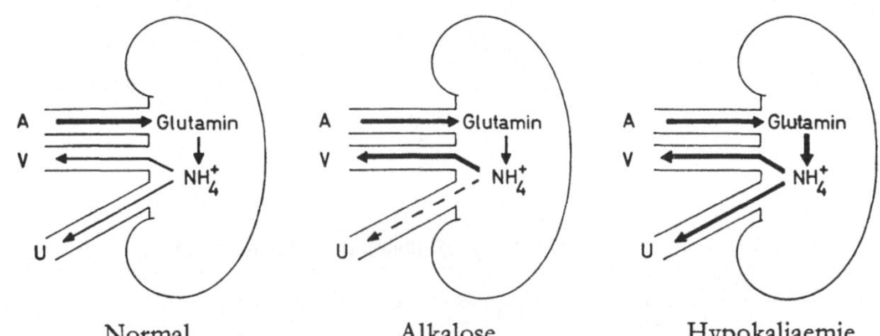

Normal — Alkalose, Hg-Duiretica, Chlorothiacid, Acetacolamid — Hypokaliaemie

Abb. 4: Schematische Darstellung der Glutamin- und der Ammoniumionenabgabe in Urin und Nierenvenenblut durch die Niere. (Nur die Nettobilanzen sind dargestellt.) Die Abgabe von Ammoniumionen an das Nierenvenenblut wird durch Diuretika, Alkalose, Hypokaliaemie gesteigert.

gebildet. Bestimmungen der renalen arterio-venösen Metabolitkonzentrationen mit Hilfe des Nierenvenen-Katheterismus haben ergeben, daß Glutamin die Quelle der in der Niere gebildeten Ammoniumionen darstellt [7, 17, 18, 20, 21, 31]. Von Glutamin wird unter der Einwirkung von Glutaminsäuredehydrogenase und Glutaminase in der Nierenrinde sowohl die Amid- als auch die Aminogruppe abgespalten [19, 20]. Die Bilanz zwischen renaler Glutaminaufnahme und Ammoniumionenabgabe in Urin und Nierenvenenblut ist quantitativ ausgeglichen.

Für die Entstehung einer Hyperammoniaemie ist bedeutungsvoll, daß verschiedene Faktoren die renale Abgabe von Ammoniumionen in Nierenvenenblut und Urin beeinflussen (Abb. 4). Bei einer metabolischen Alkalose werden Ammoniumionen vermindert in den Urin und vermehrt ins Nierenvenenblut abgegeben [16]. Eine Hypokaliaemie führt vermutlich über eine Steigerung der Glutaminaseaktivität zu vermehrter Ammoniumionenabgabe im Urin, gleichzeitig aber auch zu einer Konzentrationszunahme im Nierenvenenblut [1]. Diuretika (Chlorothiazid [11], Acetacolamid [15, 32], Quecksilberdiuretika) steigern die Ammoniumionenabgabe der Niere in das Blut auf Kosten der Ammoniumionenausscheidung im Urin. Alle diese Faktoren – Alkalose, Hypokaliaemie, Diuretika – begünstigen dadurch die Entstehung einer Hyperammoniaemie. Die Vorgänge der vorläufigen und definitiven Ammoniakentgiftung, der renalen Ammoniumionenbildung und -ausscheidung und mögliche Angriffspunkte bei Störungen dieser Vorgänge sind in Abb. 5 dargestellt.

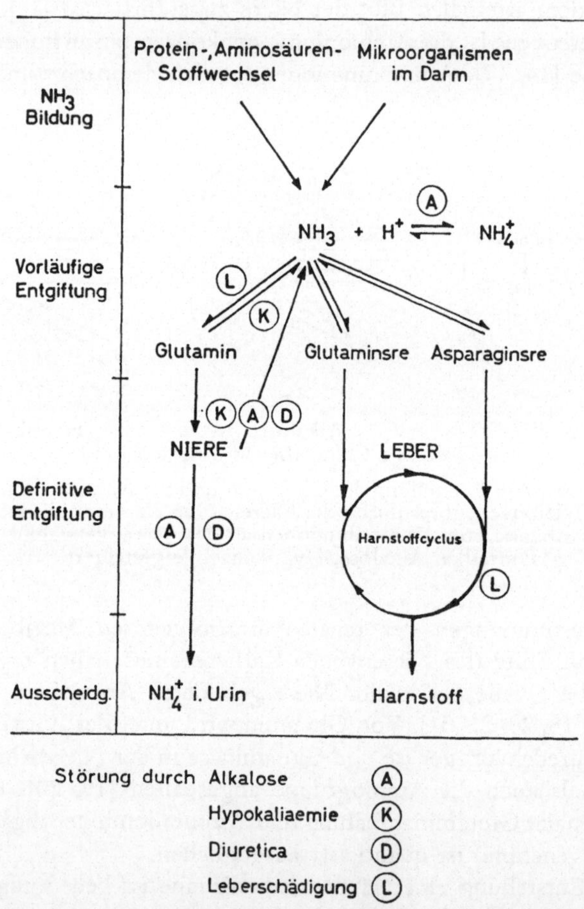

Abb. 5: Schematische Darstellung der Vorgänge bei der Ammoniakbildung, Ammoniakentgiftung und Ammoniakausscheidung. Die Faktoren, die zu einer Hyperammoniaemie führen, und ihre Angriffspunkte sind gekennzeichnet.

Zusammenfassung

1. Ammoniak bzw. Ammoniumionen werden laufend im Stoffwechsel der stickstoffhaltigen Körpersubstanzen, besonders der Proteine und Aminosäuren, gebildet; ferner produzieren Mikroorganismen im Darm Ammoniak.

2. Wegen der Toxizität des Ammoniaks ist eine Ammoniakentgiftung notwendig, wobei zwischen einer vorläufigen Entgiftung (mit Bildung von Glutamin, Glutaminsäure oder Asparaginsäure) und einer definitiven Entgiftung im Harnstoffcyclus zu unterscheiden ist. Bedeutungsvoll ist ferner die Niere, die Ammoniumionen sowohl mit dem Urin ausscheidet, als auch ins Blut abgibt.

3. Verschiedene Faktoren mit verschiedenen Angriffspunkten können zu Störungen der Ammoniakentgiftung und der Ammoniumionenausscheidung, d. h. zur Hyperammoniaemie, führen: Eine Alkalose verursacht die Hyperammoniaemie durch vermehrte renale Ammoniumionenbildung bei verminderter Ammoniumionenausscheidung. Hinzu kommt eine Dissoziations- und Verteilungsänderung.

Bei Hypokaliaemie ist die Ammoniumionenabgabe der Niere an das Blut verstärkt und die Glutaminaseaktivität wahrscheinlich erhöht. Beide Vorgänge führen ebenfalls zur Hyperammoniaemie.

Diuretika begünstigen die Entstehung einer Hyperammoniaemie durch vermehrte renale Ammoniumionenabgabe an das Blut bei verminderter Ausscheidung.

Bei Lebercirrhose liegt eine Störung der definitiven Ammoniakentgiftung im Harnstoffcyclus vor.

4. Da eine Lebercirrhose häufig von Alkalose und Hypokaliaemie begleitet ist und mit Diuretika behandelt wird, kombinieren sich bei Lebercirrhose alle diese Faktoren und fördern dadurch die Entstehung einer Hyperammoniaemie.

Literatur

[1] Baertl, J. M., S. M. Sancetta, and G. J. Gabuzda: J. Clin. Invest. **42**, 696 (1963).
[2] Brown, G. W. and P. P. Cohen: Biochem. J. **75**, 82 (1960).
[3] Dastur, D. K., R. Seshadri, and V. R. Talageri: Arch. Intern. Med. **112**, 899 (1963).
[4] Dawson, A. M., J. De Groote, W. S. Rosenthal, and S. Sherlock: Lancet **1**, 392 (1957).
[5] Gerok, W.: Verh. Dtsch. Ges. Inn. Med. **68**, 523 (1962).
[6] Gerok, W.: Dtsch. med. Wschr. **88**, 1188 (1963).
[7] Gerok, W. und H. Nieth: 3. Symp. Dtsch. Ges. Nephrol. Berlin 1964, S. 195.
[8] Iacobellis, M., E. Muntwyler, and G. E. Griffin: Amer. J. Physiol. **183**, 395 (1955).

[9] Jacobs, M. H.: Cold Spring Harbor Symposia Quant. Biol. **8**, 30 (1940).
[10] Kirk, E.: Acta med. Scand. Suppl. **77**, 1 (1936).
[11] Mackie, J. E., J. M. Stormont, R. M. Hollister, and C. S. Davidson: New Engl. J. Med. **259**, 1151 (1958).
[12] Moore, E. W., G. W. Strohmeyer, T. C. Chalmers, J. K. Rasmussen, and S. J. Gordon: Amer. J. Med. **35**, 350 (1963).
[13] Muntwyler, E., M. Iacobellis, and G. E. Griffin: Amer. J. Physiol. **184**, 83 (1956).
[14] Nash, T. P. and S. R. Benedict: J. biol. Chem. **48**, 463 (1921).
[15] Owen, E. E., M. P. Tyor, F. J. Flanagan, and J. N. Berry: J. Clin. Invest. **39**, 288 (1960).
[16] Owen, E. E., M. P. Tyor, and D. Giordano: J. Clin. Invest. **41**, 1139 (1962).
[17] Owen, E. E. and R. Robison: J. Clin. Invest. **42**, 263 (1963).
[18] Pitts, R. F., J. de Haas und J. Klein: Amer. J. Physiol. **204**, 187 (1963).
[19] Pitts, R. F.: Amer. J. Med. **36**, 720 (1964).
[20] Pitts, R. F., L. A. Pilkington, and J. C. M. De Haas: J. Clin. Invest. **44**, 731 (1965).
[21] Shalhoub, R., W. Webber, S. Glabman, M. Canessa-Fischer, J. Klein, J. De Haas, and R. F. Pitts: Amer. J. Physiol. **204**, 181 (1963).
[22] Seegmiller, J. E., R. Schwartz, and C. S. Davidson: J. Clin. Invest. **33**, 984 (1954).
[23] Seligson, D., G. J. McCormick, and V. Soborov: J. Clin. Invest. **31**, 661 (1952).
[24] Sprinson, D. B. und D. Rittenberg: J. biol. Chem. **180**, 715 (1949).
[25] Stabenau, J. R., K. S. Warren, and D. P. Rall: J. Clin. Invest. **38**, 373 (1959).
[26] Stahl, J.: Dtsch. med. J. **10**, 325 (1959).
[27] Strohmeyer, G., G. A. Martini und V. Klingmüller: Klin. Wschr. **35**, 385 (1957).
[28] Summerskill, W. H. J., S. J. Wolfe, and C. S. Davidson: J. Clin. Invest. **36**, 361 (1957).
[29] Trendelenburg, P.: Handb. exp. Pharmakol. **1**, 470 (1923).
[30] Van Caulaert, C., C. Deviller, and M. Halff: C. R. Soc. Biol. (Paris) **111**, 739 (1932).
[31] Van Slyke, D. D., R. A. Phillips, P. B. Hamilton, R. M. Archibald, P. H. Futcher, and A. Hiller: J. biol. Chem. **150**, 481 (1943).
[32] Webster, L. T. jr. and C. S. Davidson: Proc. Soc. exp. Biol. (N. Y.) **91**, 27 (1956).

Porto-cavale Shunt-Operationen und Hyperammoniaemie

Von **G. Mappes**

Aus der chirurgischen Klinik (Dir.: Prof. Dr. F. Kümmerle)
der Johannes Gutenberg-Universität Mainz

Hyperammoniaemien finden sich, wie Herr Gerok eben ausgeführt hat, vorwiegend bei Lebererkrankungen und hier besonders bei fortgeschrittenen Cirrhosen. Die Hyperammoniaemie ist dabei durch eine Störung der Ammoniakentgiftung in der Leber, sicherlich aber auch durch eine gesteigerte Ammoniakbildung beim Zellzerfall und durch Veränderungen der Bakterienflora im Darm bedingt. Weiterhin ist ein wesentlicher Faktor für die Hyperammoniaemie der Cirrhosekranken in zirkulatorischen Veränderungen zu sehen. Sobald eine Cirrhose zur portalen Hypertonie und damit zur Ausbildung eines mehr oder minder stark ausgeprägten Kollateralkreislaufes geführt hat, wird das ammoniakhaltige Pfortaderblut unter Umgehung der Leber über diese Kollateralgefäße direkt in die großen Körpervenen abgeleitet.

Unglücklicherweise sind nun gerade diese Kranken in hohem Maße von Ösophagusvarizenblutungen bedroht und so lange durch konservative Maßnahmen weder die Entwicklung der Varizen verhindert noch deren Ruptur verhütet werden kann, bieten die portocavalen Anastomosenoperationen den sichersten Schutz gegen rezidivierende Blutungen mit ihren oft deletären Folgen. Dieser Verblutungstod droht etwa 30–40% aller Cirrhosekranken.

Die Tatsache, daß eine portocavale Umleitung des Pfortaderblutes zu einer Hyperammoniaemie führt, ist seit langem bekannt. Letztlich geht dieses Wissen auf die Mitteilungen von Pawlow und seinen Mitarbeitern um die Jahrhundertwende zurück [13]. Wie beträchtlich durch einen solchen Eingriff der Ammoniakgehalt des peripheren Blutes gesteigert werden kann, haben u. a. Zuidema und Mitarb. 1962 in einer experimentellen Arbeit an Affen gezeigt [19]. Sie fanden nach Anlage einer portocavalen End-zu-Seit-Anastomose signifikant erhöhte venöse Ammoniakwerte, die durch eine in diesem Falle imitierte gastrointestinale Blutung (intragastrische Verabreichung von 40 ml/kg Blut) noch weiter gesteigert wurden.

Welche klinische Bedeutung kommt nun dieser operativ hervorgerufenen oder verstärkten Hyperammoniaemie zu? Diese Frage kann mit letzter Sicherheit auch heute noch nicht endgültig beantwortet werden. Auffallende Parallelen zwischen den Symptomen, wie sie bei Hunden mit Eckscher

Fistel, vor allem nach Fleischfütterung, gefunden wurden und den psychischen und neurologischen Veränderungen, wie sie bei Cirrhosekranken nach Anlage einer portocavalen Anastomose auftreten können, wiesen aber schon bald auf einen Zusammenhang zwischen diesen Störungen und der Hyperammoniaemie hin. In der Tat läßt sich bei der Mehrzahl der shuntoperierten Patienten ein gesteigerter Ammoniakgehalt des venösen, besonders aber des arteriellen Blutes nachweisen [17]. So ist verständlich, wenn diese Hyperammoniaemie mit der hepatocerebralen Intoxikation in Verbindung gebracht wurde. Sie gilt heute als gravierendste Komplikation der portocavalen Shuntoperationen. Es treten aber keinesfalls bei allen Patienten mit portovenösen Anastomosen cerebrale Störungen auf [4], andererseits kann selbst im tiefen Leberkoma ein Hyperammoniaemie fehlen [14].

Obwohl letztlich der kausale Zusammenhang zwischen einer Hyperammoniaemie und der portalen Encephalopathie nicht erwiesen ist [14, 18], droht diese Gefahr doch unbestritten jedem Patienten mit einer portocavalen Anastomose. Für den Kliniker wäre es daher wichtig, gerade im Einzelfalle das Risiko der hepatocerebralen Intoxikation zu kennen, um möglichst schon präoperativ eine entsprechende Selektion zu treffen. Klinische und experimentelle Forschungen auf diesem Gebiet beschäftigen sich hier während der letzten Jahre besonders mit der Beantwortung folgender Fragen:

1. Kann auf Grund objektiver Untersuchungen und Belastungstests eine latente portocavale Encephalopathie präoperativ erkannt werden?

2. Welche portocavalen Operationsmethoden sind mit der höchsten bzw. geringsten Komplikationsrate hinsichtlich des Auftretens einer Ammoniakintoxikation belastet?

3. Durch welche therapeutischen Maßnahmen kann eine latente oder manifeste Encephalopathie verhindert bzw. behandelt werden?

Im Rahmen dieses Referates interessiert vor allem die Beantwortung der beiden ersten Fragen.

Die klinisch verbreitetste Methode zur Erkennung einer drohenden cerebralen Ammoniakintoxikation stellt die Ammoniakbestimmung im Blut dar. Während beim Gesunden der Ammoniakgehalt im venösen und arteriellen Blut gleich hoch ist, findet sich bei Cirrhosekranken häufig eine arteriovenöse Ammoniakdifferenz, wobei die venösen Werte um 50%, die arteriellen um 100% höher liegen [17]. Diese Untersuchungen können durch Ammoniakbelastungstests ergänzt werden [8]. Eine gesetzmäßige Korrelation zwischen den erhöhten Ammoniakwerten oder den Ergebnissen des Ammoniaktoleranztestes und den cerebralen Störungen hat sich aber bisher nicht erkennen lassen. Keinesfalls muß eine Hyperammoniaemie zwangsläufig zu entsprechenden klinischen Zeichen der hepatocerebralen Intoxikation führen.

Weiterhin wurden von LAIDLOW, READ und SHERLOCK 1961 elektroencephalographische Untersuchungen bei chronischen Lebererkrankungen vor und nach Morphinbelastung zum Versuch einer Objektivierung der Diagnose einer portocavalen Encephalopathie beschrieben [10]. Nach den bisherigen Mitteilungen scheint dieser Morphinbelastungstest bei Leberkranken die Erfassung einer latenten hepatocerebralen Intoxikation zu erlauben [7]. Die Frage, ob sich dieser Test als objektives Mittel zur Auswahl der Patienten für einen portocavalen Shunt eignet, ist noch nicht entschieden. Immerhin ist nach den bisherigen Erfahrungen die routinemäßige Durchführung dieser Voruntersuchungen in Verbindung mit den bekannten klinischen, histologischen, manometrischen und radiologischen Untersuchungen zu empfehlen. Dies gilt vor allem für die Patienten, bei denen eine prophylaktische Shuntoperation erwogen wird und somit die Abschätzung des Operationsrisikos im Hinblick auf eine Beeinträchtigung der verschiedenen Leberfunktionen besonders zu beachten ist. Eine wertvolle Hilfe scheinen hier die 1963 von LEGER angegebenen klinisch-biologischen Kriterien mit zahlenmäßiger Taxierung der Einzelbefunde zu geben [2].

Neben diesen klinischen Erwägungen wurde besonders von Chirurgen die Frage diskutiert, welcher portocavalen Anastomosenform hinsichtlich einer Beeinträchtigung der Leberfunktionen und speziell der shuntbedingten Hyperammoniaemie der Vorzug zu geben ist. Bekanntlich kann eine direkte portocavale Anastomose End-zu-Seit oder Seit-zu-Seit angelegt werden. Die lange Zeit vorherrschende Meinung, die Seit-zu-Seit-Anastomose würde eine Restdurchblutung der Leber von der Pfortaderseite her aufrechterhalten, und gewissermaßen nur den Überdruck der Pfortader in die Vena cava ableiten, läßt sich heute nicht mehr aufrechterhalten [16]. Funktionell verhält sich die Seit-zu-Seit-Anostamose wie eine End-zu-Seit-Anastomose, d. h. in jedem Falle wird das gesamte Pfortaderblut von der Leber abgeleitet. Der verschiedentlich beobachtete günstigere Effekt der Seit-zu-Seit-Anastomose beruht demnach nicht auf der zunächst angenommenen, teilweise erhaltenen Entgiftungsfunktion der Leber, sondern eher in der gleichzeitig erreichten Ableitung des postsinusoidal aufgestauten Leberarterienblutes [3]. Für diese Fälle eignet sich bei technisch schwierigen Seit-zu-Seit-Anastomosen die von McDERMOTT bereits 1960 angegebene Doppelshuntmethode [11].

Zusammenfassend läßt sich somit hinsichtlich der Wahl der Operationsmethoden sagen, daß jede direkte portocavale Anastomose zwangsläufig zu einer totalen Ableitung des Pfortaderblutes und damit zu einer zirkulatorisch bedingten Hyperammoniaemie führt.

Lediglich die splenorenalen Anastomosen, bei denen das Milzvenenblut über die linke Nierenvene in die Cava abgeleitet wird, geben sowohl hinsichtlich des Ammoniaktoleranztestes wie der Häufigkeit portosystemischer Encephalopathien günstigere Ergebnisse [15]. Dieses Verfahren ist jedoch durch eine relativ hohe Zahl von Rezidivblutungen belastet. Sie liegt weit über der Häufigkeit von cerebralen Störungen bei direkten Shuntoperationen. Es ist daher verständlich, wenn die meisten Chirurgen der direkten portocavalen Anastomosenform weiterhin den Vorzug geben.

Abschließend ein Wort zur chirurgischen Therapie der Hyperammoniaemie. Von Untersuchungsergebnissen ausgehend, die dem Dickdarm eine besondere Rolle für die Ammoniakentstehung zuerkennen [5, 6], wurde in den letzten Jahren mehrfach die operative Ausschaltung des Colons empfohlen. In Frage kommen dabei die radikale Colektomie mit bleibendem Ileumafter oder die Anlage einer ileorektalen Anastomose [1, 11]. Der initiale Effekt dieser Operationen ist im Hinblick auf eine Senkung der Hyperammoniaemie beachtlich, wenn auch bereits nach wenigen Wochen wieder ein deutlicher Anstieg des Ammoniakspiegels beobachtet wurde [9]. Diese Eingriffe stellen aber selbst bei Lebergesunden eine recht erhebliche Belastung dar. Man wird sich wohl deshalb auch in der Zukunft nur in Einzelfällen zu einer so radikalen Therapie der Hyperammoniaemie entschließen können, zumal sich durch konservative Maßnahmen, über die anschließend berichtet wird, mit geringerem Risiko ähnliche Resultate erzielen lassen.

Literatur

[1] Atkinson, M. and J. C. Goligher: Lancet **1960/I**, 461.
[2] Berchtold, F.: Helv. chir. Acta **32**, 321 (1965).
[3] Britton, R. C. and G. Crile: Surg. Gynec. Obstet. **117**, 10 (1963).
[4] Burgmann, W.: II. Weltkongreß f. Gastroenterologie München 1962. S. Karger, Basel-New York, III, 395 (1963).
[5] Dintzis, R. Z. and A. B. Hastings: Proc. nat. Acad. Sci. **39**, 571 (1953).
[6] Gryska, P. F. and E. M. Barsamian: Surg. Forum **9**, 99 (1958).
[7] Guggenheimer, P., F. Regli, G. Hafen und U. P. Haemmerli: Dtsch. med. Wschr. **89**, 748 (1964).
[8] Hennrich, G.: Acta hepato-splenol. **9**, 1 (1962).
[9] Johnston, G. W. and H. W. Rodgers: Brit. J. Surg. **52**, 424 (1965).
[10] Laidlaw, J. A., A. E. Read, and S. Sherlock: Gastroenterology **40**, 389 (1961).
[11] McDermott, W. V.: Surg. Gynec. Obstet. **110**, 457 (1960).
[12] McDermott, W. V., M. Victor, and W. W. Point: New Engl. J. Med. **267**, 850 (1962).
[13] Nencki, M., J. P. Pawlow und J. Zaleski: Arch. exper. Path. Pharmak. **37**, 26 (1896).
[14] Phear, E. A., S. Sherlock, and W. H. J. Summerskill: Lancet **1955/I**, 836.
[15] Riddel, A. G. and F. O. W. Wilkinson: Brit. Surg. **51**. 769 (1964).
[16] Schreiber, H. W.: Langenbecks Arch. klin. Chir. **300**, 187 (1962).
[17] Schreiber, H. W., H. Breuer und C. Schlenker: II. Weltkongreß f. Gastroenterologie München 1962. S. Karger, Basel-New York III, 495 (1963).
[18] Warren, K. S. und S. Schenker: Gut **4**, 20 (1963).
[19] Zuidema, G. D., M. Fletcher, W. D. Burton, W. P. Gaisford, and C. G. Child III.: Arch. Surg. **85**, 152 (1962).

Zur Therapie der Hyperammoniaemie

Von **R. Nordmann**

Laboratoire de Biochimie Métabolique, Hopital de la Salpêtriére, Paris XIII

Die Therapie der Hyperammoniaemie hat zwei Ziele:

1. Die Produktion des Ammoniaks herabzusetzen;
2. Die Entgiftung des Ammoniaks zu fördern.

Wir werden hier nicht diejenigen Mittel, die die Produktion von Ammoniak erniedrigen, studieren, um uns mit den Therapien, die die Entgiftung des Ammoniaks fördern, zu beschäftigen. Wir werden speziell die Äpfelsäure-Arginin-Kombination, die wir geprüft haben, betrachten.

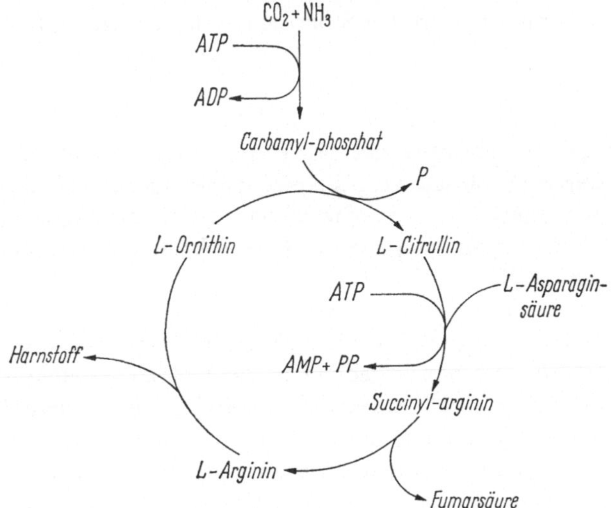

Abb. 1: Harnstoffcyclus.

Die zwei wichtigsten Wege der Ammoniak-Entgiftung im Organismus sind der Harnstoffcyclus und das System α-Ketoglutarat → Glutamat → Glutamin.

Wenn wir zuerst die *Entgiftung durch den Harnstoffcyclus* betrachten (Abb. 1), so ergibt es sich, wie es Krebs und Henseleit [1] bewiesen haben, daß drei basische Aminosäuren teilnehmen: Ornithin, Citrullin und Arginin.

Greenstein u. Mitarb. [2] haben, vor einigen Jahren, festgestellt, daß die Injektion einer dieser Aminosäuren Ratten gegen eine experimentelle Ammoniak-Vergiftung schützt.

Von diesen drei Substraten ist Arginin am wirksamsten. Greenstein u. Mitarb. [2] haben z. B. gezeigt, daß eine Arginin-Dose besser als die gleiche Dose Ornithin oder Citrullin die Ratten gegen eine lethale Dose eines Ammoniumsalzes schützt.

Daneben hat Ornithin den Nachteil, daß es die Transamidination von Arginin mit Glykokoll besonders stark hemmt [3], und so die Guanidoessigsäure-Synthese erniedrigt. Dabei wird die Synthese des Kreatinphosphats wesentlich herabgesetzt.

Arginin dagegen fördert diese Kreatinphosphat-Synthese, wie es kürzlich Chatagnon und Chatagnon [4] bewiesen haben. Arginin wirkt auch elektiv in der Protein-Synthese [5].

Die biochemischen Vorgänge, die an der Schutzwirkung von Arginin teilnehmen, sind noch nicht vollständig geklärt.

Die Argininingabe mag ein Mangel an Substraten des Harnstoffcyclus korrigieren, oder mag die Aktivität der Enzyme, die während dieses Cyclus wirken, erhöhen.

Sie könnte auch durch eine Verschiebung des Stoffwechsels einwirken, wie es die Arbeit von Kesner [6] deutet. Nach diesem Forscher verschiebt die Arginin-Administration den Stoffwechsel des Carbamylphosphats vom Wege der Orotsäure, und somit der Pyrimidinsynthese, auf den Weg des Harnstoffcyclus.

Man kann zur Frage der Orotsäure beifügen, daß die Anwendung dieser Säure, die in der Therapie der Hyperammoniaemie empfohlen wurde, gefährlich sein mag. Orotsäuregaben erniedrigen in der Tat die Adenosintriphosphat-Synthese [7, 8], welche schon post-operativ sowie bei Leberpatienten [9] immer ungenügend ist. Ferner kann Orotsäure eine Litersteatose bewirken [10].

Eine andere Substanz, die im Harnstoffcyclus einwirkt, ist Asparaginsäure, deren therapeutischer Verbrauch gegen Hyperammoniaemie auch empfohlen wurde. Es wurde jedoch bewiesen, daß Asparaginsäure sich selektiv in der Leber nach Ammoniak-Vergiftung konzentriert [11], so daß der therapeutische Verbrauch dieser Säure nicht logisch erscheint. Ferner wurde bewiesen, daß Asparaginsäuregaben die Tiere gegen Ammoniak-Vergiftung nicht effektiv schützen [12]. Endlich besteht die Gefahr einer Vermehrung der Hyperammoniaemie durch Asparaginsäure-Injektionen, da diese Säure, im Gegensatz zu Arginin, leicht im Organismus desaminiert werden kann. Es gibt, in der Tat, Aminosäure-Oxydasen, die auf Asparaginsäure einwirken und leicht Ammoniak aus Asparaginsäure produzieren können.

Bevor wir die Therapien, die auf dem 2. Wege der Ammoniak-Entgiftung wirken, besprechen, müssen wir uns fragen, ob die Harnstoffcyclus-Substrate, und besonders Arginin, auch bei Leberinsuffizienz gegen Hyperammoniaemie wirksam sind. Die Ergebnisse von denen wir bis jetzt sprachen, wurden ja bei Ammoniak-Vergiftung ohne bevorstehenden Leberschaden festgestellt.

Da aber Arginase praktisch nur in der Leber zu finden ist, und deshalb der Harnstoffcyclus nur in der Leber wirksam ist, ist es nicht erstaunlich, daß Arginin nicht in der Lage ist, die hepatektomisierten Tiere gegen eine Ammoniak-Vergiftung zu schützen [11].

Bei Patienten mit Leberinsuffizienz, und besonders mit Lebercirrhose, wurden Störungen einiger Enzyme, die im Harnstoffcyclus teilnehmen, beschrieben [13, 14]; SUMMER und MANNING [14] haben z. B. kürzlich eine quantitative und qualitative Änderung der Arginase bei solchen Patienten erwiesen.

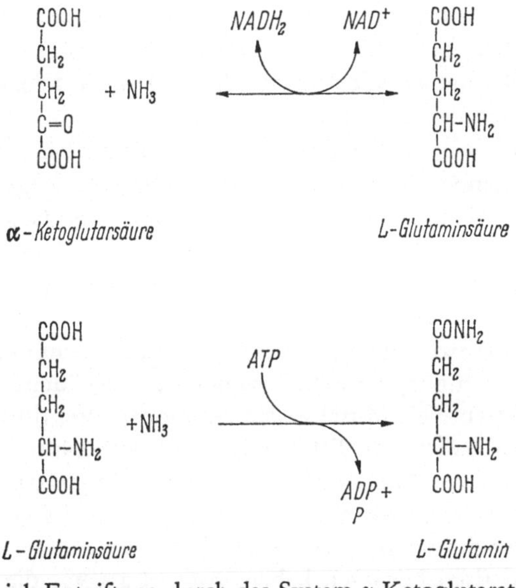

$$\underset{\alpha\text{-Ketoglutarsäure}}{COOH-CH_2-CH_2-C{=}O-COOH} + NH_3 \xrightleftharpoons[]{NADH_2 \;\to\; NAD^+} \underset{L\text{-Glutaminsäure}}{COOH-CH_2-CH_2-CH{-}NH_2-COOH}$$

$$\underset{L\text{-Glutaminsäure}}{COOH-CH_2-CH_2-CH{-}NH_2-COOH} + NH_3 \xrightarrow[]{ATP \;\to\; ADP + P} \underset{L\text{-Glutamin}}{CONH_2-CH_2-CH_2-CH{-}NH_2-COOH}$$

Abb. 2: Ammoniak-Entgiftung durch das System α-Ketoglutarat → Glutamat → Glutamin.

Daneben muß man auf den Mangel an Adenosin-triphosphat, der bei Leberpatienten praktisch immer existiert [9], Nachdruck legen. Solch ein Mangel ist in der Lage, ein optimales Verlaufen des Harnstoffcyclus zu verhindern, da zwei der Stufen dieses Cyclus, nämlich die Carbamylphosphat-Synthese und die Succinyl-arginin-Synthese Adenosintriphosphat obligatorisch verbrauchen [15]. Es ist deshalb nicht erstaunlich, daß die Therapie der Hyperammoniaemie bei Leberpatienten mit Arginin allein oft unwirksam gefunden wurde [16–18].

Der zweite Weg der Ammoniak-Entgiftung (Abb. 2) führt von α-Ketoglutarat über Glutamat zur Glutamin-Synthese. Dabei werden zwei Ammoniak-Moleküle entgiftet.

Man muß beachten, daß jede der zwei Reaktionen dieses Weges eine biochemische Besonderheit besitzt. Die Aminierung der α-Ketoglutarat in Glutamat ist reduktiv und braucht deshalb ein reduziertes Pyridin-Coenzym. Die Glutamin-Synthese aus Glutamat und Ammoniak verbraucht ihrerseits ein Molekül Adenosintriphosphat.

Die zweite Gruppe von Stoffen, die gegen Hyperammoniaemie gebraucht wurden, enthält diejenigen Substrate, welche auf diese zwei Reaktionen wirken.

So wurde die therapeutische Verwendung von Glutamat vor mehreren Jahren empfohlen. Die Mehrheit der Therapeuten sind jedoch heute zur Meinung gekommen, daß Glutamat nicht effektiv wirkt.

Um Ammoniak durch Glutamat zu entgiften, muß ja ATP verbraucht werden und wir haben schon gesagt, daß ein Mangel an diesem energiereichen Stoff bei Leberpatienten und postoperativ existiert.

Ferner kann Glutamat, wie Aspartat, im Organismus desaminiert werden und so die Ammoniak-Vergiftung verschärfen.

α-Ketoglutarat wurde ebenfalls gegen Hyperammoniaemie empfohlen. Da es sich um einen nicht aminierten Stoff handelt, zeigt diese Therapie nicht die gleiche Gefahr, von der wir für Aspartat und Glutamat sprachen. Man muß jedoch bedenken, daß die Ammoniak-Entgiftung durch α-Ketoglutarat durch eine reduktive Aminierung repräsentiert ist, und deshalb $NADH_2$* erfordert (Abb. 2).

Um zugleich die zwei Glieder dieser Modalität der Ammoniak-Entgiftung den Zellen zur Verfügung zu stellen, nämlich α-Ketoglutarat und $NADH_2$, haben wir Äpfelsäure als Mittel gegen Ammoniak-Vergiftung studiert.

Unsere Arbeit hat in der Tat gezeigt, daß Äpfelsäure in der Lage ist, die durch Injektion von Ammoniumbicarbonat bedingte Hyperammoniaemie zu erniedrigen. Ferner haben wir gefunden, daß bei Injektion von DL-Äpfelsäure + Arginin eine Synergie der Wirkungen dieser Stoffe existiert, wie wir es statistisch bewiesen haben, sowohl als wir die Mortalität der Tiere als auch die Ammoniaemie-Kurve studierten [20].

Wenn man z. B. eine Arginin-Dose, die ungenügend ist um die Tiere gegen eine lethale Dose eines Ammoniumsalzes zu schützen, verbraucht, erlaubt die gleichzeitige Injektion derselben Arginin-Dose mit Malat die Tiere am Leben zu halten.

Die Wirkung der Äpfelsäure bei der Ammoniak-Entgiftung kann man folgendermaßen erklären.

Bei Ammoniak-Vergiftung wird L-Malat durch drei nacheinander folgende Reaktionen (Abb. 3) umgewandelt. Zuerst wird es durch die Malat-Dehydrogenase zu Oxalessigsäure oxydiert; dabei wird $NADH_2$ produziert.

* $NADH_2$: reduzierte Form von NAD^+.
NAD^+: Nicotinamid-adenin-dinucleotid, früher DPN^+ oder Diphosphopyridin-nucleotid genannt.

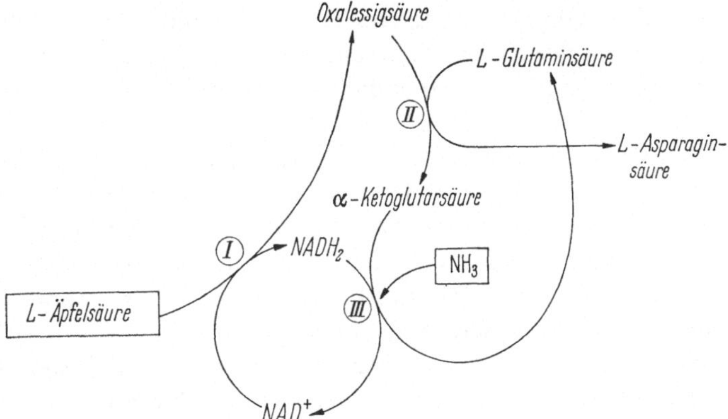

Abb. 3: Ammoniak-Entgiftung durch L-Äpfelsäure. I: Oxydation der L-Äpfelsäure. II: Transaminierung der Oxalessigsäure und der L-Glutaminsäure. III: Reduktive Aminierung der α-Ketoglutarsäure.

In der zweiten Reaktion reagiert Oxalessigsäure mit Glutaminsäure unter dem Einfluß der Glutamat-Oxalacetat-Transaminase um Asparaginsäure und α-Ketoglutarsäure zu bilden.

In der dritten Reaktion, die durch Glutamat-Dehydrogenase katalysiert wird, reagieren endlich diese α-Ketoglutarsäure sowie der NADH$_2$, der durch die erste Reaktion produziert wird, mit Ammoniak, welches entgiftet wird. Dabei werden Glutaminsäure und NAD$^+$ gebildet; die Glutaminsäure kann wieder für die zweite Reaktion gebraucht werden, während NAD$^+$ wieder in der ersten Reaktion eingreift.

Die Bilanz dieser drei Reaktionen ist durch die Bildung von Asparaginsäure (und Wasser) aus Äpfelsäure und Ammoniak repräsentiert.

Die theoretischen Vorteile der therapeutischen Anwendung von Äpfelsäure scheinen wichtig.

Die Reaktionen, von denen wir sprachen, sind, in der Tat, in vielen Geweben, und nicht nur in der Leber, wirksam, so daß die Ammoniak-Entgiftung durch Malat auch bei schwerem Leberschaden stattfinden kann.

Daneben sind diese Reaktionen der Ammoniak-Entgiftung durch Ammoniak selbst gefördert. Das Ammonium-Ion ist, in der Tat, ein Aktivator der Malat-Dehydrogenase [21], so daß die Handelspräparate dieses Enzyms gewöhnlich in Ammoniumsulfat bewahrt werden.

Daneben verschiebt eine hohe Konzentration von Ammonium-Ionen das Gleichgewicht der durch die Glutamat-Dehydrogenase katalysierten Reaktion und fördert somit die reduktive Aminierung der α-Ketoglutarsäure.

Ein Teil der administrierten Äpfelsäure wird nicht für die Ammoniak-Entgiftung verbraucht, sondern wird durch den Tricarbonsäurecyclus umgewandelt, und kann so den Mangel an Adenosintriphosphat korrigieren. Kürzlich wurde gezeigt, daß Äpfelsäure nicht nur durch ihren eigenen Stoffwechsel auf den Tricarbonsäurecyclus wirkt, sondern auch elektiv die mitochondriale Permeabilität für andere Tricarbonsäurecyclus-Substrate fördert [22].

Die D-Äpfelsäure ihrerseits ist nicht, wie wir es bewiesen haben [23], eine Substanz die im Organismus nicht umgewandelt wird. Tubbs und Greville [24] haben später eine D-α-Hydroxysäure-Dehydrogenase in der Leber und in den Nieren gefunden, die D-Malat in Oxalessigsäure oxydiert.

Dieses Enzym hat kein erkanntes Coenzym und wirkt besonders ohne Einwirkung von Pyridin- und Flavin-Coenzymen.

D-Äpfelsäure dringt leicht in die Mitochondrien ein, wie Gamble [25] es kürzlich gezeigt hat. Die Oxydation von D-Malat durch ein Enzym, das von den Pyridin- und Flavin-Coenzymen unabhängig ist, ermöglicht die Produktion von Oxalessigsäure, sogar wenn Störungen dieser Coenzyme vorhanden sind.

Diese Oxalessigsäure-Produktion ist besonders wichtig, da nach Recknagel und Potter [26] ein Mangel an dieser Säure bei Ammoniak-Einwirkung existiert, und somit den normalen Stoffwechsel der Brenztraubensäure durch den Tricarbonsäurecyclus verhindert.

Die synergische Wirkung zwischen DL-Malat und Arginin, die wir im Experiment statistisch bewiesen haben [20], ist leicht zu verstehen, da Adenosintriphosphat, sowie Asparaginsäure, die durch den Äpfelsäure-Stoffwechsel produziert werden, für den Harnstoffcyclus verwendet werden können.

Die Äpfelsäure-Arginin-Kombination fördert somit beide Wege der Ammoniak-Entgiftung.

Die therapeutische Anwendung von Äpfelsäure-Arginin hat sehr gute Ergebnisse bei Hyperammoniaemie, besonders bei Leberpatienten, zur Folge gehabt. Gleichzeitig wurden gewöhnlich nur Glucoseinfusionen beigegeben; Glucose scheint von anderen Zuckern, wie z. B. Lävulose oder Sorbit, vorzuziehen zu sein, da nur Glucose direkt für das Gehirn brauchbar ist, was besonders bei komatösen Zuständen wichtig ist.

So hat, z. B., Cachin [27] 25 Fälle von schwerem Leberkoma bei Patienten mit ausgedehnter Lebercirrhose mit der Äpfelsäure-Arginin-Kombination (Rocmaline) behandelt und hat dabei 16 Erfolge gehabt. Diese 16 Patienten, die mit Erfolg behandelt wurden, sind aus dem komatösen Zustand herausgetreten und man konnte die Einwirkung der Therapie durch nacheinanderfolgende Elektroencephalogramme verfolgen. Dabei sank regelmäßig der Ammoniaemiespiegel. Bei den 9 Patienten, die zum Exitus trotz der Therapie kamen, wurde in vier Fällen die Ammoniaemie zu normalen Werten erniedrigt; trotzdem starben diese vier Patienten, so daß bei ihnen die Hyperammoniaemie sicher nicht die einzige Ursache des Komas war.

In Deutschland selbst wurde das gleiche Präparat durch verschiedene Autoren geprüft, wie, z. B., GROS [28, 29], KÜHN [30], SCHETTLER [31] und WILDHIRT [32, 33]. Sie kamen zu ähnlichen Folgerungen wie ihre französischen Kollegen. So schreibt WILDHIRT [33], daß die Infusionsbehandlung mit Äpfelsäure-Arginin für die Senkung des erhöhten Blutammoniakspiegels die Therapie der Wahl darstellt. KÜHN [30] konnte seinerseits mit demselben Präparat einige Kranke mit Leberkoma mehrmals aus tiefem Koma erwecken und bemerkte, daß bei einigen der Erfolg mehrere Wochen, sogar Monate, anhielt.

Wir möchten also schließen, daß die therapeutischen Ergebnisse bei Anwendung dieses Präparats mit den biochemischen Grundlagen völlig im Einklang scheinen.

Literatur

[1] KREBS, H. A. und K. HENSELEIT: Z. physiol. Chem. **210**, 33 (1932).
[2] GREENSTEIN, J. P., M. WINITZ, P. GULLINO, S. M. BIRNBAUM, and M. C. OTEY: Arch. Biochem. Biophys. **64**, 342 (1956).
[3] WALKER, J. B.: in „Comparative biochemistry of arginine and derivatives", S. 43, Ciba Found. Study Group No 19; Churchill, London, 1965.
[4] CHATAGNON, C. et P. A. CHATAGNON: Ann. méd. psychol. **2**, 591 (1964).
[5] RANHOTRA, G. S. and J. B. CONNOR: Proc. Soc. Exp. Biol. Med. **118**, 1197 (1965).
[6] KESNER, L.: J. Biol. Chem. **240**, 1722 (1965).
[7] EULER, L. H. VON, R. J. RUBIN, and R. E. HANDSCHUMACHER: J. Biol. Chem. **238**, 2464 (1963).
[8] CARTIER, P. et J. P. LEROUX: C. R. Soc. Biol. **158**, 281 (1964).
[9] O'DONNELL, J. F., L. SCHIFF, and M. PILLER: J. Lab. Clin. Med. **59**, 963 (1962).
[10] STANDERFER, S. B. and P. HANDLER: Proc. Soc. Exp. Biol. Med. **90**, 270 (1955).
[11] DU RUISSEAU, J. P., J. P. GREENSTEIN, M. WINITZ, and S. M. BIRNBAUM: Arch. Biochem. Biophys. **68**, 161 (1957).
[12] GREENSTEIN, J. P., J. P. DU RUISSEAU, M. WINITZ, and S. M. BIRNBAUM: Arch. Biochem. Biophys. **71**, 458 (1957).
[13] UGARTE, G., M. E. PINO, J. VALENZUELA, and F. LORCA: Gastroenterol. **45**, 182 (1963).
[14] SUMMER, D. and R. T. MANNING: Nature **207**, 79 (1965).
[15] RATNER, S.: Advances in Enzymol. **15**, 319 (1954).
[16] FAHEY, J. L., D. NATHANS, and D. RAIRIGH: Amer. J. Med. **23**, 860 (1957).
[17] SHERLOCK, S.: Amer. J. Med. **24**, 805 (1958).
[18] REYNOLDS, T. B., A. G. REDEKER, and P. DAVIS: Amer. J. Med. **25**, 359 (1958).
[19] WOLFE, S. J., B. B. FAST, J. M. STORMONT, and C. S. DAVIDSON: J. Lab. Clin. Med. **51**, 672 (1958).
[20] NORDMANN, R., in CACHIN, M.: Presse Méd. **69**, 1473 (1961).
[21] GRISOLIA, P.: Physiol. Rev. **44**, 657 (1964).
[22] CHAPPEL, J. B.: Abstr. 6th Int. Congr. Biochem., VIII, 625, New York 1964.
[23] NORDMANN, J. and R. NORDMANN: Clin. Chemistry **3**, 462 (1957).

[24] Tubbs, P. K. and G. D. Greville: Biochem. J. **81**, 104 (1961).
[25] Gamble, J. L.: J. Biol. Chem. **240**, 2668 (1965).
[26] Recknagel, R. O. and V. R. Potter: J. Biol. Chem. **191**, 263 (1951).
[27] Cachin, M.: Presse Méd. **69**, 1473 (1961).
[28] Gros, H.: Therapiewoche **14**, 18 (1964).
[29] Gros, H.: Med. Welt 115 (1965).
[30] Kühn, H. A.: in Keiderling, W., „Beiträge zur inneren Medizin", S. 603 F. K. Schattauer-Verlag, Stuttgart 1964.
[31] Schettler, G.: Fortschr. der Med. **82**, 535 (1964).
[32] Wildhirt, E.: Arzneitherapie **1**, 15 (1962).
[33] Wildhirt, E.: Med. Welt 1678 (1964).

Diagnostik und Therapie des Coma hepaticum

Von **D. Müting**

Aus der I. Medizinischen Klinik (Dir.: Prof. Dr. F. Doenecke)
Homburg (Saar)

Unter Coma hepaticum verstehen wir heute mit Kalk, Sherlock und Martini die Gesamtheit neurologischer Erscheinungen im Rahmen einer Leberinsuffizienz, die sich nach ihrem Schweregrad in 3 Stadien einteilen lassen.

1. das Stadium des Praecoma mit launenhaften Verstimmungen und einem Übergang in Verwirrtheits- und Dämmerzustände (Stupor)
2. das Stadium deliranter Erscheinungen mit Hypermotorik und Erregungszuständen, dem sog. „flapping-tremor" und Spasmen,
3. das eigentliche Coma, der tiefe Schlaf der völligen Bewußtlosigkeit.

Im klinischen Sprachgebrauch werden Stadium 1 und 2, die schnell ineinander übergehen können, meist als Praecoma bezeichnet.

Vor dem letzten Kriege war das Coma hepaticum eine relativ seltene Krankheit. So beobachtete Umber in den Jahren 1903–1923 in Berlin nur 39 Patienten mit Coma hepaticum und Eppinger bis 1937 in Wien nur 54 Patienten. In der Nachkriegszeit wurde zuerst über ein gehäuftes Vorkommen eines Lebercoma im Rahmen von besonders schwer verlaufenden Epidemien von Virus-Hepatitis berichtet, wie z. B. in Kopenhagen und in Mannheim. Neben der zunehmenden Häufigkeit der Virus- und Serum-Hepatitis sind die verlängerte Lebenserwartung der Lebercirrhosekranken durch die modernen Diuretika sowie der erhöhte Alkoholkonsum wichtige Ursachen für die ständige Zunahme des Coma hepaticum in den letzten Jahren.

So wurden an der I. Med. Univ.-Klinik in Homburg/Saar in den Jahren 1958 bis 1. 10. 1965 insgesamt 102 Patienten mit einem Lebercoma aufgenommen*. Es war bei der Unterteilung nach Jahrgängen auffällig, daß in den ersten 6 Monaten des Jahres 1965 bereits mehr Patienten mit einem Lebercoma als im gesamten Jahre 1964 zur Aufnahme kamen. Besonders nahm dabei in den letzten Jahren das Lebercoma nach einer Hepatitis zu. Das ist nur zum Teil durch eine größere Virulenz der letzten Epidemien zu erklären. Ausschlaggebender dürfte aber sein, daß es sich meist um ältere

* Vom 1. 10. 1965 bis 30. 4. 1966 wurden allein 22 weitere Patienten mit einem Leberkoma behandelt.

Serum-Hepatitis-Patienten mit einer bereits deutlichen Vorschädigung der Leber handelte. Abb. 1 zeigt die Ätiologie der 102 in Homburg behandelten Lebercomakranken. An der Spitze steht mit 71 Patienten die Lebercirrhose, größtenteils bei Männern, dann folgt der Verschlußikterus bei 17, die Hepatitis bei 12 und sonstige Ursachen wie Intoxikationen und bilirenales Syndrom bei 6 Patienten. Bei 68 der aufgenommenen Lebercomakranken bestand bereits das Vollbild eines tiefen Coma hepaticum, bei 34 ein Praecoma des Stadium 1 und 2. Als nächstes interessiert die Frage nach den auslösenden Faktoren des Lebercoma bei unseren Patienten. Hier ist die Oesophagusvarizenblutung mit Abstand am häufigsten, dann folgen Infekte sowie iatrogene Faktoren wie zu intensive diuretische Behandlung, Verordnung von Barbituraten und zu eiweißreiche Diät.

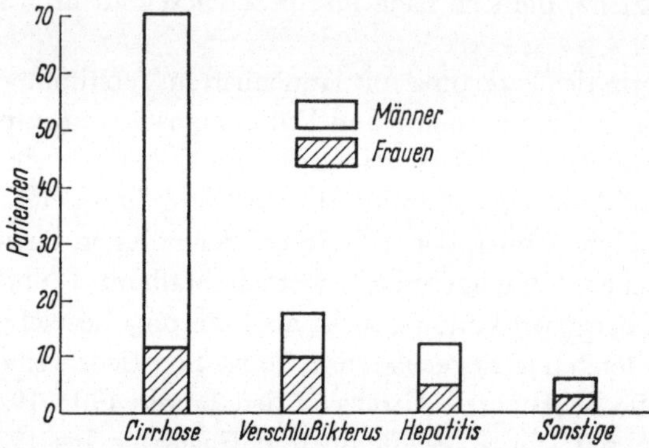

Abb. 1: Geschlechtsverteilung und Ätiologie des Coma hepaticum bei 102 Pat.

Diese Aufschlüsselung unserer Lebercomapatienten erscheint deswegen zur Einleitung erforderlich, weil rechtzeitige Diagnose und Therapieerfolg bei einem Coma hepaticum weitgehend von der Art und Schwere des Grundleidens abhängen. Oft ist eine zu optimistische Bewertung neuer Behandlungsversuche des Lebercoma dadurch entstanden, daß nur die Frühstadien behandelt wurden und das Grundleiden noch reversibel war wie z. B. bei einer Hepatitis oder bei schweren Intoxikationen. Da bei unseren Patienten eine dekompensierte Lebercirrhose mit z. T. mehrfachen schweren Oesophagusvarizenblutungen die häufigste Comaursache war, ist es verständlich, daß nur 12 unserer 102 Lebercomapatienten endgültig gebessert entlassen werden konnten. Eine vorübergehende Besserung praecomatöser oder comatöser Episoden war zwar wesentlich häufiger, kann aber u. E. nicht als echter Therapieerfolg angesehen werden.

Zur klinischen Diagnose eines beginnenden oder bereits fortgeschrittenen Coma hepaticum gehört zuerst die genaue Erkennung der auslösenden Grundkrankheit und die frühzeitige Erfassung neurologischer Störungen. Hier ist zuerst eine zunehmende Ermüdbarkeit, auch bei sonst gut zu meisternden geistigen Aufgaben zu nennen, die schließlich sogar bei leichter und leichtester Lektüre auftritt. In anderen Fällen besteht zuerst eine erhöhte Reizbarkeit und Stimmungslabilität, die schnell in einen Aggressionszustand übergeht und Ähnlichkeit mit einem Alkoholdelir haben kann. Bereits in diesen Stadien kann ein leichter *Foetor hepaticus* nachweisbar sein. Ich möchte aber in diesem Zusammenhang darauf aufmerksam machen, daß der Foetor hepaticus in seiner Geruchsqualität keineswegs einheitlich ist. Während er bei dem sog. Leberzerfallscoma nach schwerer Hepatitis und Vergiftungen und bei akuten nekrotischen Schüben einer Lebercirrhose an frische Leber erinnert, wird er bei fortgeschrittenen Cirrhosen anscheinend mehr durch schwefelhaltige Substanzen wie Methylmerkaptan und andere Abbauprodukte schwefelhaltiger Aminosäuren verursacht. In seltenen Fällen – ebenfalls meist bei Lebercirrhosen – riecht die Ausatmungsluft aromatisch nach überreifem Obst oder mehr erdig wie ein Frankenwein. Weiterhin findet sich meist ein *Ikterus*. Dieser ist jedoch keinesfalls obligat, sondern kann in 10–20% der Fälle fehlen. KALK beobachtete häufig flächenartige Exantheme und besonders bei Cirrhosen im Lebercoma akute Zungenveränderungen im Sinne einer Himbeerzunge, während terminal Hautblutungen als Folge von schweren Blutgerinnungsstörungen im Vordergrunde stehen. Die gleichzeitige Zunahme der Pulsfrequenz und das Absinken des Blutdruckes führen häufig im Lebercoma zu einer Oligurie und schließlich einem *Nierenversagen* und damit zu einer zusätzlichen vermehrten Retention toxischer Eiweißabbauprodukte. Von ihnen wird heute vor allem die *Vermehrung des Ammoniaks* im Blut als Ursache der zunehmenden cerebralen Störungen bei Lebercoma diskutiert. Jedoch wird von SHERLOCK u. a. mit Recht betont, daß die Zunahme von Ammoniak im Blut und auch im Liquor nicht der Schwere der Bewußtlosigkeit parallel geht, was auch eigenen Verlaufsbeobachtungen entspricht. Insbesondere bei gleichzeitigen Oesophagusvarizenblutungen kommt es bei der Resorption der meist unvollständig verdauten Blutmengen zu einem Anstieg von Abbauprodukten schwefelhaltiger und aromatischer Aminosäuren im Blut und Liquor, wie in früheren eigenen Untersuchungen gezeigt werden konnte. Ferner war zu erkennen, daß die Zunahme der freien Phenole wesentlich größer als die des Ammoniak gewesen ist. Mittels Papier- und Dünnschichtchromatographie erreichten wir eine Auftrennung und Identifizierung einzelner Phenolderivate, wie Phenol, p-Kresol und m-Oxybenzoesäure im Serum und Liquor. Normalerweise sind im Serum und Liquor bei der aufgetragenen Menge von 1 ml überhaupt keine Phenole nachweisbar. Dieser Anstieg freier Phenole geht bei Verlaufsbeobachtungen dem klinischen Bild weitgehend parallel. Dafür 2 kurze Beispiele:

Zuerst der Krankheitsverlauf einer 27jährigen Patientin mit einer schweren Hepatitis epidemica im Anschluß an eine Entbindung und einem folgenden Coma hepaticum. Bereits bei der Klinikaufnahme war der Prothrombinspiegel mit 28% extrem vermindert. Es bestanden flächenartige, große Hautblutungen. Von Eiweißabbauprodukten war der freie α-Amino-N als Zeichen des Leberzerfalls deutlich erhöht und stieg im weiteren Verlaufe auf das Doppelte der Norm. Dagegen nahmen die freien Phenole bereits in den ersten beiden Tagen auf das 8fache der Norm und ante finem auf das 12fache der Norm zu. Erst verspätet stieg der Blutammoniak von der oberen Normgrenze auf das 3fache an. Hier ließe sich einwenden, daß bei dem sog. Zerfallscoma bei Hepatitis ein Anstieg des Blutammoniak nicht obligat ist. Wir fanden ihn immerhin bei 8 von 12 Patienten. Hierfür ein weiterer Beleg.

Bei einer 33jährigen Patientin, die bereits früher eine leichte Hepatitis durchgemacht hatte, kam es bei einem erneuten akuten Schub zu einem schweren Coma hepaticum mit gleichzeitiger Oligurie. Wir führten deswegen zusammen mit unserer Dialyse-Abteilung zwei extrakorporale Dialysen durch. Wie auf Abb. 2 zu erkennen ist, war die erste Dialyse ohne Einwirkung auf den stark erhöhten freien α-Amino-N und besonders ohne Effekt auf die freien Phenole. Dagegen sank der mit über 800 gamma stark erhöhte Ammoniak sofort ab und blieb auch bei der weiteren Dialyse im oberen Normbereich. Ante finem stiegen freie Aminosäuren und freie Phenole wieder extrem an, während der Blutammoniak nicht zunahm.

Neben den Phenolen, die bekanntlich physiologische Abbauprodukte aromatischer Aminosäuren sind, kann es bei schweren Fällen von Lebercoma auch zu einem Auftreten pathologischer Abbauprodukte schwefelhaltiger Aminosäuren wie von Methioninsulfon und Methioninsulfoxyd kommen (Müting, Walshe). Sie entstehen bei unvollständiger Oxydation von Methionin und haben im Tierversuch eine hirntoxische Wirkung (Campanacci). Eine orale Verabreichung von Methionin muß deswegen bei Lebercoma unbedingt vermieden werden.

Damit kommen wir zur Frage der zweckmäßigsten *Therapie* des Coma hepaticum. Ihre wichtigsten Bestandteile sind auf Tab. 1 zusammengestellt. Erste Voraussetzung ist eine Eliminierung aller auslösenden Faktoren wie schädlicher Medikamente (Barbiturate), Absetzen einer zu hohen Proteinzufuhr, Absetzen schädlich wirkender Diuretika und Bekämpfung von Oesophagusvarizenblutungen durch Einlegen einer Sengstaken-Sonde in enger Zusammenarbeit mit dem Chirurgen. Gleichzeitig sollte sofort der Kaliumspiegel im Serum bestimmt werden, um eine schwere Hypokaliämie mit dem sog. „falschen“ Lebercoma auszuschließen bzw. entsprechend zu behandeln.

Die einfachste therapeutische Maßnahme, ein intensives Abführen, wird häufig vergessen. Es dient zur Entfernung restlicher Blutmassen und toxischer Stoffwechselprodukte aus dem Darm. Zu ihrer Bindung empfiehlt Kalk die Gabe größerer Mengen von Tierkohle im Anschluß an das Abführen.

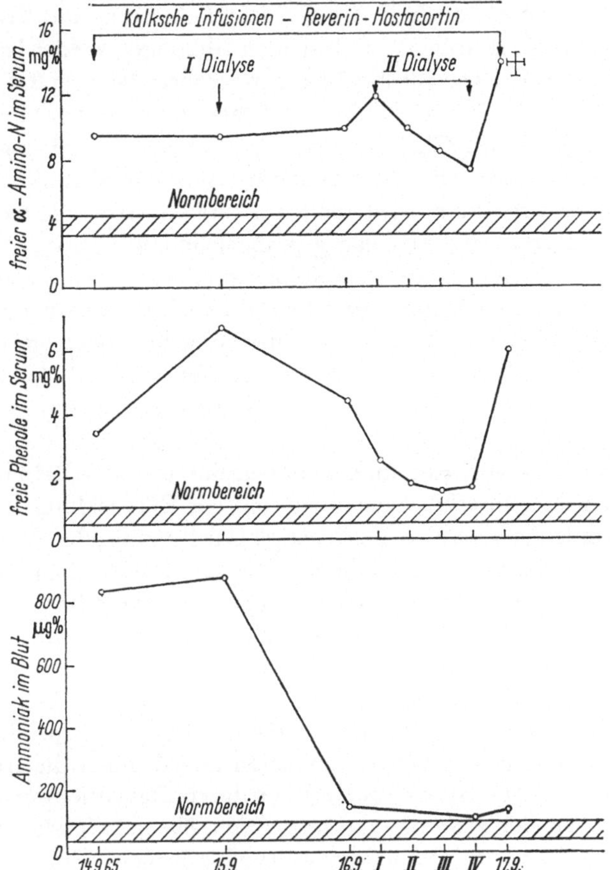

Abb. 2: Wirkung von Haemodialyse auf Eiweißmetaboliten bei Leberkoma mit Nierenversagen.

Tab. 1: *Therapie des Coma hepaticum*

1. Beseitigung auslösender Faktoren (Blutungen, Barbiturate, Methionin per os, Ammoniumchlorid, Diamox, Narkotica, zu hohe Eiweißzufuhr).
2. Intensives Abführen mit hohen Einläufen.
3. Ernährung: nur Kohlenhydrate als 10–20 %ige Glucose oder Laevulose als Dauertropf oder, wenn möglich, durch Duodenalsonde.
4. Darmwirksame Antibiotica wie Neomycin zur Bekämpfung einer pathogenen Bakterienflora im Darm.
5. Versuch einer Senkung des Ammoniak und anderer toxischer Eiweißabbauprodukte im Blut durch: Glutaminsäure, Äpfelsäure, Asparaginsäure, Argininhydrochlorid sowie gegebenenfalls extrakorporale Dialyse.
6. Kontrolle des Elektrolyt- und Wasserhaushaltes (cave Hypokaliämie!)
7. Herz- und Kreislaufmittel.
8. Evtl. Prednison bzw. Prednisolon in hohen Dosen (100–300 mg).

Es ist selbstverständlich, daß bei einem Lebercoma die Eiweißzufuhr völlig eingeschränkt und erst nach seinem Abklingen wieder langsam aufgebaut wird. Die intravenöse Gabe von großen Mengen Glucose oder Fructose dient der Calorienzufuhr, der Senkung des Aminosäurenspiegels und der Bildung von Glucuronsäure zur besseren Entgiftung toxischer Stoffwechselprodukte. Die gleichzeitige Infusion von Vitamin B-Komplex und besonders von Cholin wird von Kalk und seinen Schülern empfohlen, von Martini und Sherlock dagegen abgelehnt. Wir selbst konnten von Cholin, auch in den von Gros empfohlenen hohen Dosen, keinen Einfluß auf den Verlauf eines Lebercoma sehen. Da nach unseren Beobachtungen bei fast $^1/_3$ aller Cirrhosekranken ein Diabetes mellitus oder eine diabetische Stoffwechsellage besteht, sollte der Blutzucker während der Infusionen ständig kontrolliert werden, um ein zusätzliches diabetisches Coma zu vermeiden.

Zur Verhütung von Autointoxikationen durch bakterielle und fermentative Eiweißabbauprodukte im Darm und der Entwicklung einer pathogenen Bakterienflora ist eine gleichzeitige Gabe von großen Mengen nicht resorbierbarer Antibiotika, am besten Neomycin, 6–8 g täglich per oral oder durch die liegende Sengstaken-Sonde unbedingt erforderlich.

Weiterhin kann eine Senkung des erhöhten Ammoniakspiegels im Blut durch solche Substanzen erreicht werden, die Ammoniak in den Krebs-Cyclus einführen. Am einfachsten ist das theoretisch durch Glutaminsäure, die Ammoniak zu Glutamin bindet. Argininhydrochlorid soll ebenfalls die Harnstoffsynthese in der Leber stimulieren und dadurch die Ammoniakbildung senken. Aus Äpfelsäure entsteht durch Dehydrierung Oxalessigsäure und schließlich α-Ketoglutarsäure, welche ebenfalls für die Ammoniakentgiftung wichtig ist. Besonders wertvoll scheinen deswegen Kombinationen dieser Stoffe zusammen mit energieliefernden Adenosintriphosphat, Vitaminen, Sorbit und Mineralien zu sein, wie das folgende Beispiel zeigt.

Abb. 3 zeigt den Krankheitsverlauf bei einem 58jährigen Patienten mit einem Praecoma hepaticum bei einer dekompensierten Alkoholcirrhose. Trotz einer sofortigen Gabe von Laevuloseinfusionen, Neomycin und Aldactone stieg der Blutammoniak anfangs noch an und wurde erst durch eine zusätzliche Behandlung mit ammoniaksenkenden Substanzen in Form von Tutofusin CH wieder zum Abfallen gebracht. Nach Absetzen dieser Infusionen und einem Diätverstoß während eines Urlaubs stieg er wieder deutlich an und erreichte bei erneuter Gabe von Tutofusin CH schließlich den oberen Normbereich. (Gleichzeitig stieg der Prothrombinspiegel von 38% auf 50%.)

Schließlich kann in manchen Fällen eine hochdosierte Verabreichung von Prednison oder Prednisolon auf bisher noch nicht geklärte Weise zu einer Besserung des Coma hepaticum führen. Wir haben in einem Falle von

Lebercoma trotz schwerster Oesophagusvarizenblutungen, nachdem alle anderen Therapieversuche erfolglos blieben, mit 200 mg Prednisolon pro die den Patienten aus dem Coma herausholen und wieder gebessert nach Hause entlassen können.

In der kurzen zur Verfügung stehenden Zeit können natürlich nur einige Grundsätze der Therapie des Coma hepaticum gestreift werden. Solange wir nicht mehr über seine Pathogenese wissen und nicht die wichtigsten

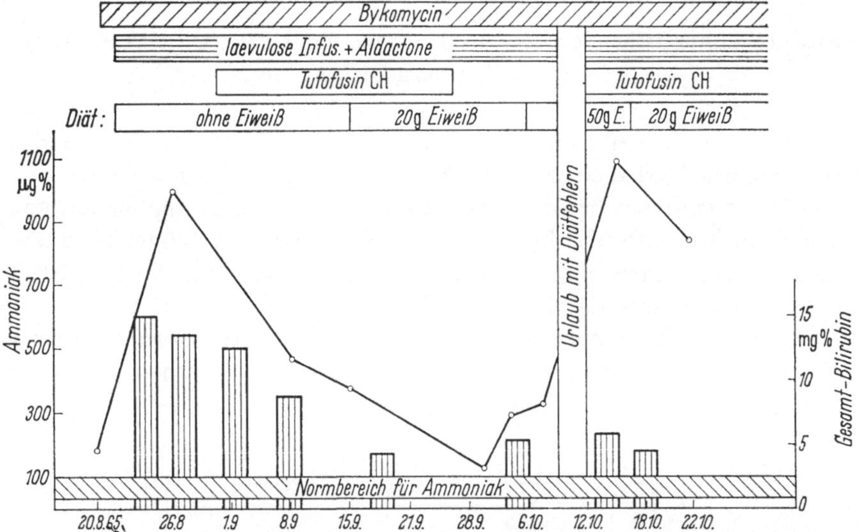

Abb. 3: Ammoniaksenkende Therapie bei Praecoma hepaticum nach dekompensierter Alkoholcirrhose.

auslösenden Stoffwechselprodukte analysiert haben, müssen wir uns mit einer gezielten Polypragmasie begnügen. Möglichst frühe Erkennung eines beginnenden Lebercoma, sofortige Einweisung in eine Spezialabteilung und sorgfältige Ausschaltung aller schädlichen bzw. auslösenden Noxen sind deswegen die wichtigsten Grundlagen einer erfolgreichen medikamentösen Behandlung des Coma hepaticum.

Zu: Diagnostik und Therapie des Coma hepaticum

Von **K. Schultis**

Aus der Chirurgischen Universitätsklinik und Poliklinik (Dir.: Prof. Dr. K. Vossschulte) Gießen

Wir haben an der Chir. Universitätsklinik in Gießen bei 5 gesunden Hunden das Verhalten der Blut-Ammoniakspiegel unter Infusion von NH_4Cl sowie dessen Beeinflußbarkeit durch gleichzeitige Applikation von Tutofusin CH geprüft. Die Ammoniakbestimmung erfolgte nach der Methode von Hutchinson u. Mitarb. (J. Labor. Clin. Med. 60, 170, 1962) mit Ionenaustauschern.

In der Abbildung sehen Sie die Mittelwerte des Anstiegs während einer 30minütigen Infusion von 1%igem NH_4Cl in einer Dosis von 40–60 mg/kg Körpergewicht und die Eliminationsgeschwindigkeit.

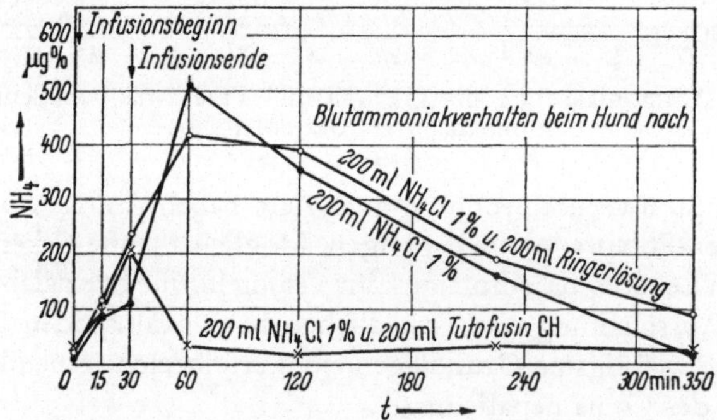

Abb. 1: Beeinflussung des Blut-Ammoniakspiegels unter Tutofusin CH (Erläuterung siehe Text!).

In einer zweiten Versuchsanordnung haben wir gleichzeitig mit dem NH_4Cl 200 ml Ringerlösung infundiert um auszuschließen, daß ein höheres Flüssigkeitsangebot die Elimination des Ammoniak über die Nieren beschleunigt.

In der dritten Versuchsanordnung schließlich wurde die Ringerlösung durch Tutofusin CH ersetzt. Es läßt sich erkennen, daß die Elimination des Ammoniak wesentlich verbessert wird. Wir sind uns darüber im klaren, daß diese ersten Versuche an stoffwechselgesunden Tieren keine endgültige Aussage über den therapeutischen Effekt einer derartigen Lösung ermöglichen. Es ist dies der Beginn einer Untersuchungsserie, die wir planen, um den Einfluß der vermehrten Ammoniak-Retention nach Schädigung der Leber durch die intravenöse Gabe von Triglycerid-Emulsionen und die Möglichkeiten der Beeinflussung dieser Retention durch entsprechende Präparate zu prüfen.

Parenterale Ernährung in der Neurochirurgie

Von **B. L. Bauer** und **H. W. Pia**

Aus der Neurochirurgischen Universitätsklinik (Dir.: Prof. Dr. H. W. Pia) Gießen

In der Neurochirurgie bietet sich die parenterale Ernährung dann als Methode der Wahl an, wenn die Organe der Nahrungsaufnahme durch neurologische Ausfallserscheinungen oder ihre zentrale Bedienung, durch Bewußtseinstrübung oder Bewußtlosigkeit, vorübergehend oder dauernd ausgefallen sind. Die Dauer einer parenteralen Ernährung läßt sich besonders bei Hirnverletzten in der Regel nicht vorherbestimmen, so daß vom Einsetzen der parenteralen Infusionstherapie an eine vollständige Bilanzierung des Wasser- und Elektrolythaushaltes, der Energiezufuhr und Eiweißsubstitution erforderlich sind. Wir haben in den vergangenen Jahren versucht, die Größe der Stickstoffkatabolie als Kriterium zum Einsatz der parenteralen Ernährung zu machen. Diese Untersuchungen an neurochirurgischen Patienten haben bisher jedoch lediglich für die akute posttraumatische Katabolie zu einer ersten Bestandsaufnahme geführt. Es zeigen sich hier deutliche Unterschiede hinsichtlich des defizitären Stickstoffhaushaltes wie auch große Unterschiede der Behandlungsbedürftigkeit wie der Behandlungsfähigkeit bei den einzelnen posttraumatischen Verlaufsformen. Eine Sondergruppe, vergleichbar den Zuständen nach schweren Verbrennungen in der Allgemeinchirurgie stellen die Patienten mit mehrtägiger bis mehrmonatiger Bewußtlosigkeit und zentralen Regulationsstörungen dar. Bei täglicher Zufuhr von durchschnittlich 16 g Aminosäure-Stickstoff in einer Gesamtcalorienmenge von durchschnittlich 2000 Calorien in 24 Std gelang es uns in diesen Fällen nicht, die negative Stickstoffbilanz auf parenteralem Wege zu positivieren und die zunehmende Kachexie dieser Patienten aufzuhalten.

Während sich die parenterale Ernährung vor und nach Hirnoperationen durchaus sinnvoll planen läßt, ergeben sich nach akuten und bei chronischen posttraumatischen Folgezuständen erhebliche Veränderungen des Wasser- und Elektrolythaushaltes, des Säure-Basen-Gleichgewichtes, der Nierenfunktion, der zentralen und peripheren Kreislauffunktionen, die erst beseitigt werden müssen, ehe eine sinnvolle parenterale Ernährung einsetzen kann. In der Regel sind alle akut bewußtlosen oder comatösen Patienten ateminsuffizient. Die wesentliche Aufgabe ist, zunächst die mechanische Atembehinderung durch entsprechende Maßnahmen zu beseitigen und so einen ungehinderten Gasaustausch in der Lunge zu ermöglichen. Wenn das Blut-pH, die Sauerstoffsättigung des Hämoglobins, die Kohlendioxydspannung, der Serumelektrolytspiegel und die Urinzusammensetzung bekannt sind, stellt sich als erstes die Frage nach einer ausreichenden Calorienzufuhr an den bewußtlosen Patienten.

Die in Tab. 1 dargestellte einfache Gegenüberstellung von Grundumsatz und Leistungszuwachs bei einem Patienten von 1,7 m Größe, 70 kg Körpergewicht und einer Körperoberfläche von 1,82 qm zeigt die erhebliche Steigerung des Calorienbedarfes des gleichen Patienten im Falle einer

Tab. 1:

Standardpatient:
Größe: 1,70 m
Gewicht: 70,0 kg
Körperoberfläche: 1,82 qm

		Commotio	Contusio	Decerebration
Grundumsatz		1465,00 cal.	1465,00 cal.	1465,00 cal.
Zuwachsrate:	A	5 %	5 %	5 %
	B	10 %		
	C		40 %	40 %
	D		40 %	50–100 %
	E			+ 3 °C = 60 %
Zuwachsrate %:		15 %	85 %	205 %
Zuwachsrate cal.:		219,75 cal.	1245,25 cal.	3003,25 cal.
Calorien:		1684,75 cal.	2710,25 cal.	4468,25 cal.

Zuwachsrate für:			
	A	Bettruhe	5 %
	B	Kleines Trauma	10– 20 %
	C	Großes Trauma	30– 60 %
	D	Psychomotorische Unruhe	50–100 % (und mehr)
	E	Temperaturerhöhung pro 1 °C	20 %

einfachen Commotio cerebri, einer Contusio cerebri oder gar im Zustand einer schweren Hirnstammschädigung mit zentralen Regulationsstörungen. Die Calorienzuwachsrate beträgt 15%, 85% und 205%. Der effektive Calorienbedarf steigt von 1684,75 cal. auf 4468,25 cal. in 24 Std. Hierbei zeigt sich auch, daß der Eiweißbedarf von 1,5 g/kg Körpergewicht (ab. 2) für diese schweren Zustände zentraler Regulationsstörungen keinesfalls mehr ausreichten. Berücksichtigen wir hierbei noch die durch die Perspiratio insensibilis bedingte Steigerung der Zuwachsrate, die pro ml Wasser

0,58 cal. beträgt, so ergeben sich weitere Zuwachsraten von 500–1000 cal. in 24 Std.

Tab. 2:

Standardpatient:		Calorienverteilung auf die einzelnen Grundstoffe:	
Größe:	1,70 m	Kohlehydrate	60 % A
Gewicht:	70,0 kg	Fett	20–25 % B
Körperoberfläche:	1,82 qm	Eiweiß	15–20 % C

Commotio			Contusio			Decerebration		
1684,75 cal.			2710,25 cal.			4468,25 cal.		
A	B	C	A	B	C	A	B	C
1010,40	421,00	252,60	1626,00	677,50	406,50	2680,80	1117,00	620,20
Eiweißbedarf:								
63,15 g			101,62 g			155,05 g		

Das Hirnödem, das während der positiven Wasser- und Natriumbilanz der ersten 3–10 Tage nach Hirnverletzungen und Hirnoperationen auftritt, bringt nun die eigentlichen Probleme, die einer ausreichenden oder gar überschießenden parenteralen Calorienzufuhr im Wege stehen. Das Calorienangebot muß ja in einem bestimmten Flüssigkeitsvolumen enthalten sein. In der akuten Phase kommen wir über eine Flüssigkeitszufuhr von 1500 ml bis 2000 ml in 24 Std nicht hinaus. Das bedeutet in der Regel eine Calorienzufuhr von 1600 bis maximal 2000 cal. in 24 Std. Auch die Erhöhung auf $2^1/_2$ oder gar 3 l Flüssigkeit in 24 Std bringt keine entscheidende Steigerung auf 4000–5000 cal. in 24 Std, wie sie notwendig wäre. Bei Flüssigkeitsmengen über 2 l in 24 Std, seien sie nun parenteral oder mit der Sonde appliziert, müssen wir bereits die Komplikationen des Hirnödems mit Bewußtseinstrübung, Einklemmungserscheinungen, Kreislauf- und Atemstörungen mit Aspirationsgefahr befürchten. Wir versuchen zunächst immer, die Ernährung über eine Magensonde durchzuführen. Schwierigkeiten ergeben sich hierbei in der Regel durch die mit der starken Reizung der oberen Luftwege verbundenen Hypersekretion, welche die ohnehin schon bestehende Gefahr der Aspiration bei den bewußtseinsgetrübten oder gar comatösen Patienten weiter vermehrt. In diesen Fällen bringt die Sonde für die Patienten nicht unerhebliche Gefahren mit sich. Als Ausgleich in diesen Fällen wählen wir die parenterale Ernährungsform. Es gelingt mit ihr im Falle eines nieren- und herzgesunden Patienten eine Calorienmenge von 1600–2000 cal. in 24 Std in einer Flüssigkeitsmenge von 2 l zu applizieren. Aus dem gezeigten Vergleiche des Grundumsatzes und des Leistungszuwachses im Zustande einer Commotio cerebri, einer Contusio cerebri oder gar im Zustande der Decerebration ergibt sich, daß wir mit dieser Calorienmenge in der Regel unter dem Caloriensoll liegen. Das gilt besonders für Schwerstverletzte und Decerebrierte. Dennoch gelingt es, mit der parenteralen Ernährung in der Regel den Patienten über die akute Phase des Hirnödems zu bringen und während neurologischer oder psycho-pathologischer Durchgangssyndrome vor einer torpiden Selbstaufzehrung zu bewahren.

II

Bei der Besprechung der 3 Grundnahrungsmittel möchte ich mit den Kohlehydraten beginnen. Bereits beim Stoffwechselgesunden kommt es zur Ketose mit Bildung und Ausscheidung von Aceton, ACET-Essigsäure und Beta-Oxybuttersäure, wenn nicht wenigstens 10% des täglichen Calorienbedarfes durch Kohlehydrate gedeckt sind. Auch aus dem Verhältnis der Calorienverteilung von Kohlehydrat zu Eiweiß und zu Fett ergibt sich die Wichtigkeit dieser Grundsubstanz. In der parenteralen Ernährung des cerebral geschädigten Patienten muß dementsprechend den Kohlehydraten eine dominierende Rolle eingeräumt werden. Mit KETY [1] können wir den Ruhebedarf des Gehirnes an Glucose mit 5 mg/100 g Hirngewebe/min einsetzen. Es ergibt sich hieraus für ein Gehirngewicht von 1500 g ein Glucoseruheverbrauch von 150 g Glucose in 24 Std. Nun haben wir es ja nicht mit einem in Ruhe befindlichen Gehirn zu tun, sondern mit einem traumatisierten Gewebe, dessen effektiver Bedarf wahrscheinlich wesentlich höher liegen dürfte. Auch aus dem hohen respiratorischen Quotienten von 0,97–0,99, wie er von MULDER und CRANDALL [2] und EICHHORN [3] angegeben wurde, ergibt sich die besondere Bedeutung der Kohlehydrate für den Hirnstoffwechsel. Unter den besonderen Bedingungen der pulmonal- oder cerebral bedingten Hypoxydose – wie sie gerade bei neurochirurgischen Patienten so oft vorliegen – hat die Glucose ihre besondere Funktion, wie THORN u. Mitarb. [4/5] zeigen konnten. Diese Autoren haben an der abnorm hohen Milchsäureabgabe durch das Gehirn nachweisen können, daß die anaerobe Glykolyse während ischämischer und anoxischer Zustände das eigentlich energieliefernde System ist. Für einen Patienten in einem guten Ernährungs- und Allgemeinzustand dürfte der Nachschub aus Leber und Muskulatur gesichert sein. Berücksichtigen wir jedoch, daß unsere Patienten in der Regel in einem reduzierten oder gar kachektischen Allgemeinzustand zur Aufnahme kommen und durch häufiges Erbrechen schwere hypotone Dehydrationszustände zeigen, so ist der Glucose-Nachschub besonders bei alten Patienten und Kindern nicht mehr gesichert. Der Glucosemangel geht, wie ERBSLÖH [6/7/8], OBERDISSE und SCHALTENBRANDT [9], TÖBEL und MAYER [10] zeigen konnten, mit einer Verminderung der O_2-Aufnahme durch das Gehirn einher und ist als eine der Hauptursachen cerebraler Schäden anzusehen.

III

Die Wichtigkeit des Eiweißes geht bereits aus der Tatsache hervor, daß dem Organismus wenigstens das tägliche Bilanzminimum an Eiweiß zugeführt werden muß, um die Körpersubstanz zu erhalten. Die Eiweißaufnahme beträgt in der Regel weniger als die Eiweißsynthese, was bedeutet, daß ein Teil der beim Eiweißabbau freiwerdenden Aminosäuren zur Rebiosynthese von Eiweiß erneut Verwendung findet. Wir kennen die Ursachen der akuten posttraumatischen und postoperativen Katabolie nicht im einzelnen. Wir dürfen jedoch vermuten, daß dem Organismus in diesen Fällen gerade die Fähigkeit der Wiederverwendung der beim Eiweißabbau freiwerdenden Aminosäuren zur Rebiosynthese von Eiweiß, besonders bei unseren Patienten mit zentralen Regulationsstörungen, vorübergehend verloren gegangen ist. Das Problem der Dynamik von Stickstoffverlusten ist vielschichtig und insbesondere dann nicht mehr übersehbar, wenn zentrale Schäden vorliegen. Einige periphere Ursachen wie Verbrauch der Antikörper während immunologischer Vorgänge, Aufbrauch von Fibrinogen bei Gerinnungsstörungen, Entzündungen und im Schock, Albuminverlust sowie Schrankenstörungen mit Austritt von niedermolekularen Eiweißkörpern in das Gewebe oder sinnwidrige Verwendung von Eiweiß bei erhöhtem Stoffwechsel und im Hungerzustand sind gesicherte Möglichkeiten des Entstehens einer katabolen Stoffwechsellage. Bei schweren Hirnverletzungen können diese Voraussetzungen alle gegeben sein. Bei decerebrierten Patienten, deren Stoffwechsel so schwere Entgleisungen zeigt, liegen Einzelbefunde mit tiefgreifenden Zerstörungen im Hypothalamus vor. Diese Befunde könnten für einen durch das Trauma ausgelösten zentralen katabolen Stoffwechseleffekt sprechen. Bei den morphologisch vielschichtigen Ursachen zentraler Regulationsstörungen ist es jedoch im Augenblick nicht berechtigt, die Katabolie in diesen Fällen als allein zentralbedingt anzusehen. Auch an dieser Stelle sei noch einmal betont, daß einer der wesentlichen gesicherten Zusammenhänge zwischen Kohlehydraten und Eiweißstoffwechsel die eiweißsparende Wirkung der Kohlehydrate ist [11].

IV

Das Problem des entgleisten Stoffwechsels bei neurochirurgischen Patienten leitet über zur Frage der intravenösen Fettapplikation. Mit Fett gelingt es, relativ große Calorienmengen in relativ kleinem Flüssigkeitsvolumen anzubieten. Das Verhältnis von 2 g Kohlehydraten, 2 g Fett und 1 g Eiweiß sowie 25–35 ml Wasser/kg Körpergewicht gilt allgemein als günstig. Damit wären ca. 30 cal./kg Körpergewicht in 24 Std. erreicht. Komplikationen bei der parenteralen Fettapplikation kennen wir als Kolloidsyndrom (Sofortreaktion), als Frühreaktion und als Fat-overloading-

Syndrom (Überladungskrankheit). Die weitaus häufigste Nebenwirkung einer parenteralen Fettinfusion ist die Frühreaktion mit Temperatursteigerungen, Kreislaufsymptomen, Kopfschmerzen und Schwindelgefühlen, Leibschmerzen und Übelkeit. Es handelt sich hierbei um kurzdauernde Reaktionen, die nach Absetzen der Infusion verschwinden. Die unter Umgehung der natürlichen Darmschranke ins Blut eingebrachten Fetteilchen, die eine Größenordnung von 0,1–0,4 μ haben, können nach ZELLER [12] in einer Menge von 6–10 g/Std umgesetzt werden. Die Fettklärung nach intravenöser Applikation hängt nach SCHWARZKOPF [13] von der zugeführten Menge des Fettes und von der Transportkapazität der Alpha- und Beta-Lipoproteide ab. Bei erheblichen Hypo- und Dysproteinämien kann es zur starken Verzögerung der Fettklärung kommen. Könnten wir auch die als Frühreaktion bekannten Nebenwirkungen einer parenteralen Fettapplikation noch in Kauf nehmen, so sind unsere Beobachtungen von Fettdystrophie des Cerebrums und der parenchymatösen Organe nach einer einmaligen Infusion einer 10%igen Fettemulsion bei 2 Patienten mit zentralen Regulationsstörungen so schwerwiegend gewesen, daß wir die Fettinfusionen in ihrer jetzigen Form für neurochirurgische Patienten ablehnen [16]. Im Vordergrund steht die Behandlungsnotwendigkeit über mehrere Wochen oder Monate. Kommt es bereits nach 1–2 Infusionen zu so schwerwiegenden Veränderungen, so ist die Spätreaktion, die ja erst nach einer Infusion von ca. 1 kg Fett auftreten soll, bei unseren Patienten nach wesentlich geringeren Mengen zu befürchten. Inwieweit diesen morphologischen Veränderungen bereits funktionelle Störungen entsprechen, wissen wir nicht, da ein Teil dieser Fettdystrophie offenbar reversiblen Charakters ist [14]. Bei Patienten in einem Zustande der latenten oder manifesten cerebralen Hypoxydose halten wir jedoch die Zufuhr von Fett auf parenteralem Wege für eine zusätzliche Gefahr für den Gasaustausch in der Lunge und der Zellatmung. Wir haben bei unseren ersten Beobachtungen an zentralen Ursachen der Fettverwertungsstörung gedacht. Die inzwischen von ELSTER [14] und SCHULTIS [15] gemachten ähnlichen Erfahrungen mit einer mindestens vorübergehend – während einer Fettinfusion – auftretenden Fettdystrophie, sprechen sowohl für eine periphere wie zentrale Ursache der beobachteten morphologischen Auffälligkeiten. Störfaktoren, die von den Fettlösungen selbst ausgehen, müssen ebenfalls beachtet werden. Hierbei sind besonders die Dauer und Temperatur während der Lagerung der Fettemulsionen für die Entstehung von freien Fettsäuren und die Peroxydzahl sehr wesentlich, da sie zu einem Teil für die Nebenreaktionen verantwortlich zu machen sind.

V

Insgesamt stehen der theoretisch möglichen, vollständigen parenteralen Ernährung mit Kohlehydraten, Eiweiß und Fett in der Neurochirurgie praktische Schwierigkeiten entgegen, die sich folgendermaßen zusammenfassen lassen:

1. Starke Begrenzung der Flüssigkeitszufuhr im akuten und subakuten Krankheitsverlauf wegen der Gefahr der Entstehung oder Verschlimmerung eines bestehenden Hirnödems.

2. Starke Begrenzung des theoretisch zu fordernden Calorienbedarfes durch die Flüssigkeitsbeschränkung und hierdurch bedingte Hungerernährung in den ersten 10–14 Tagen.

3. Auftreten erheblicher Stickstoffverluste bei schweren Schädelhirnverletzungen und bei Patienten mit zentralen Regulationsstörungen, die durch das Caloriendefizit noch verstärkt werden.

4. Calorische Anreicherung der Infusionsmengen durch parenterale Applikation von Fettemulsionen ist bei den derzeitigen Fettemulsionen nach unseren Erfahrungen bei neurochirurgischen Patienten kontraindiziert.

5. In allen Fällen mit einem Calorienbedarf von über 2000 cal. in 24 Std kann auf die Kombination der parenteralen Ernährung mit einer Sondenernährung nicht verzichtet werden. Die parenterale Ernährung ist somit in ihrer jetzigen Form für die Langzeitbehandlung neurochirurgischer Patienten noch unzureichend. Als Kurzzeittherapie stellt sie jedoch eine durchaus brauchbare Form der Ernährung dar, da es mit ihr gelingt, die posttraumatische Katabolie zu verringern.

Literatur

[1] Kety, S. S.: 2. Internat. neurochem. Symp., Aarhus 1956.
[2] Mulder, A. G. and L. A. Crandall: Amer. J. Physiol. **133**, 392 (1941).
[3] Eichhorn, O.: Wien. klin. Wschr. **68**, 237 (1956).
[4] Thorn, W., G. Pfleiderer, R. A. Frowein und J. Ross: Pflüg. Arch. **261**, 334 (1955).
[5] Thorn, W., W. Isselhart und K. Irmscher: Biochem. Z. **330**, 385 (1958).
[6] Erbslöh, F.: Fortschr. d. Neurol. u. Psych. **17**, 412 (1949).
[7] Erbslöh, F., A. Bernsmeier und H. R. Hillesheim: Arch. Psych. Nervenkrankh. **196**, 611 (1958).
[8] Erbslöh, F., P. Klärner und A. Bernsmeier: Klin. Wschr. **36**, 849 (1958).
[9] Oberdisse und G. Schaltenbrand: Zschr. ges. Exp. Med. 114 (1944).
[10] Töbel und Maier: Zschr. ges. Exp. Med. **117**, 319 (1951).
[11] Gamble, J. L.: Harvey Lect. **42**, 247 (1946).
[12] Zeller, W., H. Schön und F. Wolf: Mels. Med. Mitteilungen **39**, 103, 32–47 (1965).
[13] Schwarzkopf, W.: Mels. Med. Mitteilungen **39**, 103, 32–47 (1965).
[14] Elster, K.: Mels. Med. Mitteilungen **39**, 103, 19–31 (1965).
[15] Schultis, K.: 1. Welt-Fett-Kongreß, Hamburg (z. Zt. in Druck).
[16] Bauer, B. L.: Medizin und Ernährung **5**, 29–31 (1964).

Zu: Parenterale Ernährung in der Neurochirurgie

Von **O. Wagner**

Aus der I. Chirurgischen Universitätsklinik (Vorstand: Prof. Dr. P. Fuchsig) Wien

Ich kann dem Referenten nicht beipflichten, wenn er die Ernährung eines Patienten mit apallischem Syndrom bei einem Calorienbedarf von über 4000 Calorien für unmöglich hält. Man muß allerdings alle Möglichkeiten ausnützen, die einem zur Calorien- und Eiweißzufuhr zur Verfügung stehen. Dazu gehören neben Aminosäuren-Zucker-Alkoholgemischen vor allem auch die Zufuhr von Fett. Wir verwenden 10–20% Fettlösungen (500 bis 1000 Calorien) mit Heparinzusatz, ohne irgendwelche nachteiligen Folgen gesehen zu haben. Den Aminosäurengemischen fügen wir Alt-Insulin zu (8–12 E) und haben den Eindruck, damit einen gewissen anabolen Effekt erzielen zu können. Auf die Sondennahrung darf natürlich bei längerer Behandlung ebenfalls nicht verzichtet werden. Falls der Patient einen Teil der Sondennahrung aspiriert, so muß eben die bei schweren Schädeltraumen kaum vermeidbare Tracheostomie angelegt werden. Wir verwenden als Sondennahrung ein Gemisch von Humana und Sonana mit einem Caloriengehalt von 1800 Calorien auf 1000 ml. Es ist somit ohne weiteres möglich, bei einer Flüssigkeitszufuhr von 2500–3000 ml, wie sie bei Nierengesunden ohne weiteres möglich ist, über die 4000 Caloriengrenze zu gelangen und genügend Eiweiß zuzuführen. Es ist uns auf diese Weise auch gelungen, einen Patienten mit apallischem Syndrom durch drei Monate zufriedenstellend zu ernähren, er ist dann nach weiteren drei Monaten aus der Bewußtlosigkeit erwacht. Die N-Bilanz konnte ausgeglichen bis positiv gehalten werden. Wir kontrollieren täglich die N-Konzentration im Harn und können auf diese Weise den N-Verlust mit der Eiweißzufuhr gut bilanzieren. Es ist jedenfalls mit den heute zur Verfügung stehenden Präparaten fast immer möglich, das Ernährungsproblem bei Schädelverletzten zu lösen.

Klinisch-experimentelle Grundlagen der Osmotherapie

Von **K. Schmidt***) **)

Aus der Neurochir. Univ.-Klinik (Dir.: Prof. Dr. Tr. Riechert)
Freiburg i. Breisgau

Zuerst möchte ich Ihnen die Wirkungsweise der Osmotherapie in einer kurzen statischen Betrachtung darstellen. Danach werde ich auf den dynamischen Ablauf der Vorgänge eingehen, die durch das Osmotherapeutikum ausgelöst werden und zum Schluß noch einige Probleme behandeln, die für die Osmotherapie bei Hirndruck und Hirnödem von Bedeutung sind. Es werden dabei auch theoretische und hypothetische Vorstellungen erwähnt werden.

Diese und die nächsten Abbildungen sollen einige grundsätzliche funktionelle Zusammenhänge der durch die intravenöse Gabe eines Osmo- oder Onkotherapeutikum ausgelösten Vorgänge demonstrieren. Differente Wirkungen verschiedener Präparate und Dosierungen – über die ich verschiedentlich publiziert habe – bleiben außer Betracht. Die Schemata gelten nur für die initiale Phase der Osmo-Onkotherapie.

Die erste Abbildung stellt dar, wie man sich nach der früher herrschenden Lehrmeinung die Wirkung der sogenannten „entwässernden" Maßnahmen vorstellte: Die Hyperosmose des Blutes bewirkt einen Gewebswasserentzug in die Blutbahn, der einerseits zur akuten Hirnödemverminderung und damit zur Hirndrucksenkung, andererseits über eine initiale Blutvolumenvermehrung und Harnhyperosmose zur Diuresesteigerung, über Hämokonzentration und verminderten Gewebswasserrückstrom ebenfalls zu einer anhaltenden Verminderung des Hirnödems und somit zur Hirndrucksenkung führt; *oder* man benutzte den Wasserentzug aus der Blutbahn über die Niere durch Diuretika, über den Darm durch Magnesiumsulfateinläufe, oder durch Dursten in der Vorstellung, daß die Hämokonzentration einen Gewebswassereinstrom in die Blutbahn, eine Hirnödemverminderung durch negative Flüssigkeitsbilanz und damit eine Hirndrucksenkung bewirkt. Das beherrschende Wirkungsprinzip wurde also in der negativen Wasser- (und Natrium)bilanz gesehen.

---

* Herrn Prof. Dr. Tr. Riechert zum 60. Geburtstag gewidmet.

** Mit Unterstützung der Deutschen Forschungsgemeinschaft.

Unsere Untersuchungen ließen uns zu einer anderen Vorstellung kommen: Die Hyperosmose des Blutes durch intravenöse Gabe von hyper-

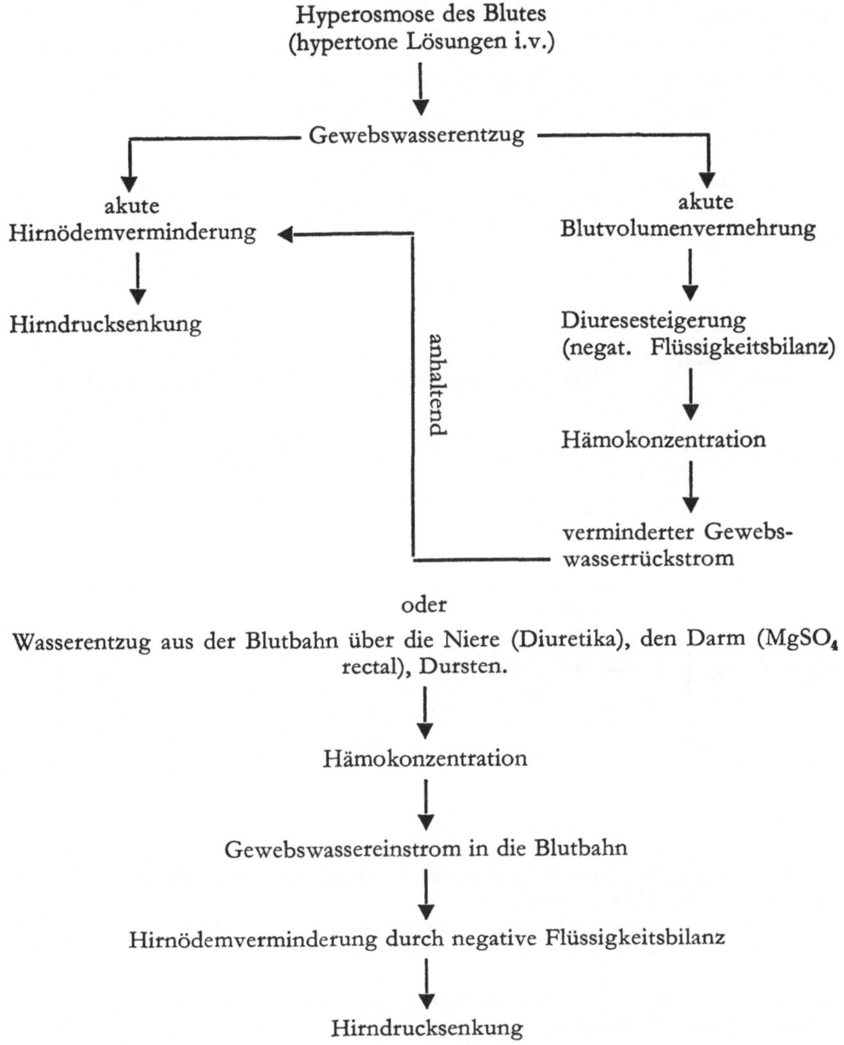

Abb. 1: Alte Vorstellung über die Wirkungsweise der Osmo-Onkotherapie bei Hirndruck und Hirnödem: Wirkungsschema der Osmotherapie, zusammengestellt insbesondere nach Angaben von W. Heep. Zbl. Neurochir. **5**, **6**, 67–93 (1941).

tonen Lösungen führt einmal zur Plasmavolumenerhöhung durch Gewebswassereinstrom in die Blutbahn, zur Hämatokritsenkung und damit zur Viskositätsenkung, zur Senkung des peripheren Gesamtwiderstandes. Die

Plasmavolumenvermehrung und die Senkung des peripheren Gesamtwiderstandes bewirken eine leichte Steigerung des arteriellen Mitteldrucke und eine starke Vermehrung des Herzzeitvolumens und des Erythrocyten-Zeitvolumens. Dadurch erfolgt eine Steigerung der Hirndurchblutung, die jedoch noch von anderen Parametern abhängig ist. Andererseits vermindert die Hyperosmose des Blutes das Hirnödem, senkt damit den intrakraniellen Druck und erhöht das effektive intrakranielle Blutdruckgefälle und steigert

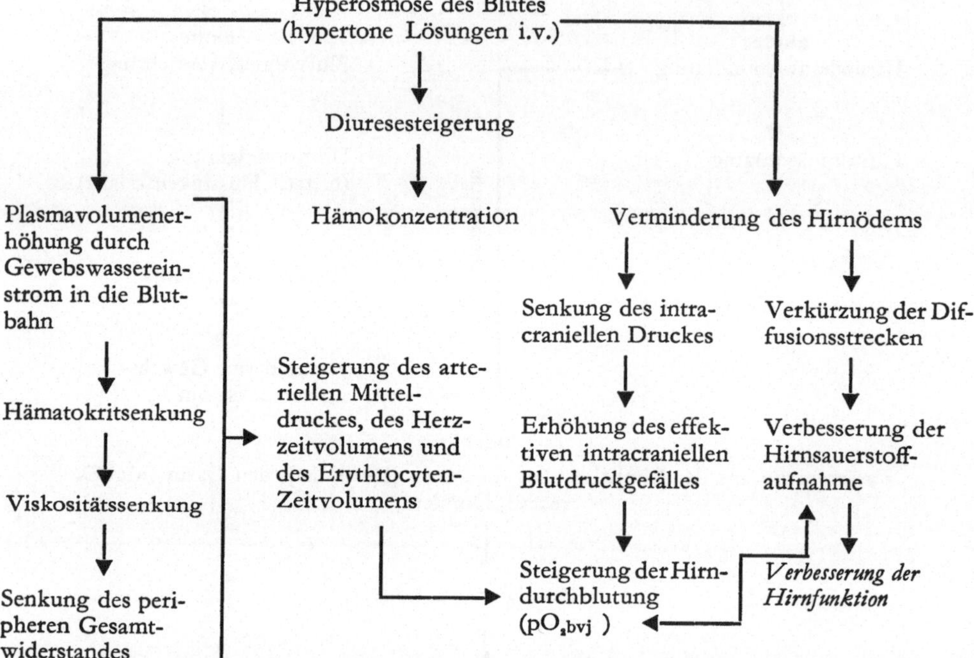

Osmotherapie: anhaltende und starke Verminderung des Hirnödems, kurze Verbesserung der Hämodynamik.

Onkotherapie: anhaltende und starke Verbesserung der Hämodynamik, sehr geringe Hirnödemverminderung.

Abb. 2: Neue Vorstellung über die Wirkungsweise der Osmo-Onkotherapie bei Hirndruck und Hirnödem: Wirkungsschema der Osmo-Onkotherapie nach eigenen Untersuchungen.

auf diesem Wege die Hirndurchblutung. Die Verminderung des Hirnödems führt andererseits aber auch zur Verkürzung der Diffusionsstrecken und dadurch zur Verbesserung der Hirnsauerstoffaufnahme, die die Hirndurchblutung über das Konstanthalten von pO_{2bvj} ansteigen läßt. Die Steigerung der Hirndurchblutung ist wiederum eine Bedingung für die Verbesserung der Hirnsauerstoffaufnahme. Diese Wechselbeziehung ist durch den Doppelpfeil angedeutet. Alle diese verschiedenen Wirkungen ergeben eine Verbesserung der Hirnfunktion, wie ich noch zu zeigen haben werde.

Die Osmotherapie vermindert anhaltend und sehr stark das Hirnödem, fördert aber nur kurz die Durchblutung, während die Onkotherapie anhaltend und stark die Hämodynamik verbessert, aber nur eine geringe Hirnödemverminderung bewirken kann.

Diese Abbildung, die einigen von Ihnen bereits bekannt sein dürfte, soll lediglich zeigen, daß es durch reine Drucksenkung in sehr geringem Umfange gelingt, die Sauerstoffaufnahme und die Hirndurchblutung zu vermehren, nämlich um 3,3 und 6,3% über den Ausgangswert, daß bei gleicher Drucksenkung durch ein Osmotherapeutikum aber die Hirndurchblutung um 44% und die Sauerstoffaufnahme um 24% zunimmt; die Messung der Hirndurchblutung erfolgte jedoch zu einem Zeitpunkt, in dem die hämodynamische Wirkung schon stark im Abklingen ist, wir können mit einem wesentlich stärkeren Effekt nach Sorbit rechnen, wenn wir direkt nach der Infusion messen.

Aber auch nach 1000 ml Rheomacrodex® 10%ig finden wir eine starke Zunahme der Sauerstoffaufnahme, nämlich um 35%, während die Hirndurchblutung um 124% sehr stark gesteigert wird. Die Relation zwischen Durchblutungssteigerung und Sauerstoffaufnahmesteigerung ist jedoch bei den Osmotherapeutika mit 1:2 wesentlich günstiger als bei dem Onkotherapeutikum Rheomacrodex® mit rund 4:1; es fehlt scheinbar die osmotische Verkürzung der Diffusionsstrecken.

Soviel zur statischen Betrachtung der Osmo-Onkotherapie und nun zum zeitlichen Ablauf der osmotherapeutischen Wirkung.

Während des vergangenen Wintercolloquiums der Deutschen Gesellschaft für Neurochirurgie in Berlin habe ich an Hand von Korrelationen die gute Übereinstimmung der EEG-Grundrhythmusfrequenz mit der Hirnsauerstoffaufnahme demonstriert. Es ist offensichtlich so, daß entgegen allen Bedenken die EEG-Grundrhythmusfrequenz ein gutes Maß für den Hirnstoffwechsel und damit für die Hirnsauerstoffaufnahme darstellt. Auf dieser Voraussetzung basieren die folgenden Betrachtungen. Es handelt sich um die Mittelwertskurve von 6 Patienten mit Hirndruck und Hirnödem, bei denen wir vor und in kurzen Abständen nach 250 ml 40%igem Sorbit in 15–20 min den EEG-Grundrhythmus über dem Herd der erkrankten Hemisphäre ausgemessen haben.

Den Hirndurchblutungs- und Hirnsauerstoffaufnahmemessungen entsprechend sehen wir eine Steigerung der Grundrhythmusfrequenz insbesondere auf der erkrankten Seite, die einer Verbesserung der Hirnfunktion und einer erhöhten Sauerstoffaufnahme gleichzusetzen sein würde. Allerdings erreicht die Steigerung der Frequenz auf der kranken Seite quantitativ gesehen nicht den Ausgangswert auf der tumorfreien Seite.

	40 min nach 250 ml einer 40%igen Sorbitlösung (in 20 min i.v.) N = 6 (K. SCHMIDT)			30 min nach 150 ml einer 50%igen Glucoselösung (schnell i.v.) N = 6 (SHENKIN et al.)			30 min nach Ventrikeldrainage N = 6 (SHENKIN et al.)			30 min nach 1000 ml Rheomacrodex in 10%ig (in 30 min) N = 6 (K. SCHMIDT)		
	$\bar{x}$	s	P	$\bar{x}$	s	P	$\bar{x}$	s	P	$\bar{x}$	s	P
1. Hirndurchblutung	+ 44,34	± 8,9 %	0,001	+ 24,7	± 27,2 %	>0,1	+ 6,2	± 6,6 %	>0,1	+ 124,5	± 43,0	= 0,001
2. Sauerstoffaufnahme	+ 24,58	± 24,8 %	>0,05	+ 12,1	± 17,5 %	>0,2	+ 3,3	± 4,9 %	> 0,05	+ 35,8	± 33,3	= 0,05
3. Cerebraler Gefäßwiderstand	− 23,25	± 16,2 %	>0,02	− 20,8	± 17,3 %	> 0,05	− 7,3	± 6,9 %	> 0,05	− 51,9	± 9,9	>0,001
4. Liquordrucksenkung	− 82 %			− 47 %			− 72 %			− 10 %		

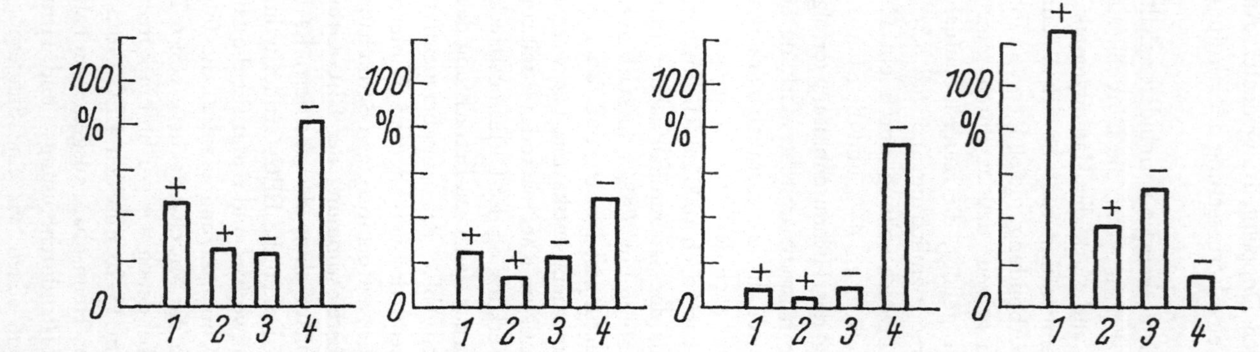

Abb. 3: Verhalten von Hirndurchblutung, Hirnsauerstoffaufnahme, cerebralem Gefäßwiderstand und Liquordruck (Stickoxydulmethode nach KETY und SCHMIDT, fortlaufend Liquordruckmessungen) nach Osmotherapie, intracranieller Drucksenkung und Onkotherapie. (Entnommen einem Vortrag SCHMIDT, K., Med. Ges. Kiel 10. 12. 64, veröff. Schleswig-Holst. Ärzteblatt **18**, Heft 7 (1965).

Nach gut einer Stunde ist die Wirkung abgeklungen und es kommt sogar zu einer geringen Verschlechterung der Funktion, bis nach gut 2 Std ein Auspendeln gegen den Ausgangswert zu erkennen ist.

Ich darf vorweg nehmen, obwohl ich nachher noch einige Einschränkungen werde machen müssen, daß dieser Verlauf im wesentlichen den hämodynamischen Veränderungen im Gesamtkreislauf entspricht: Nach dem initialen Anstieg des Herzzeitvolumens und des Erythrocytenvolumens sehen wir ein Wiedererreichen des Ausgangswertes nach ca. 1 Std und in manchen Fällen sogar eine Verminderung des Herzschlag- und Herzzeitvolumens in der darauf folgenden Phase, bis nach rund 2–2$^{1}/_{2}$ Std der Ausgangswert wieder erreicht wird. Die Liquordrucksenkung, die nach

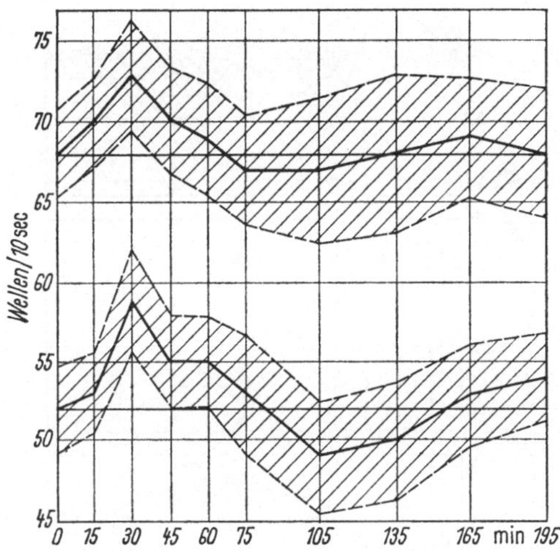

Abb. 4: Verhalten der mittleren EEG-Wellenfrequenz vor und nach Gabe von 250 ml 40%iger Sorbitlösung in 15 min i.v. bei 6 Pat. mit Hirndruck und Hirnödem. Mittelwerte und Standardabweichungen. Ordinate: Anzahl der Wellen pro 10 s. Untere Kurve: Ableitung über dem Tumor. Obere Kurve: Ableitung über der entsprechenden Stelle der Gegenseite. Abscisse: Zeit nach Beginn der Sorbitinfusion in Minuten.

unserem ersten Schema früher als das Entscheidende angesehen wurde, spielt für die funktionelle Verbesserung offenbar keine Rolle, da ihr Maximum bei 45–60 min liegt und der Wiederanstieg spät erfolgt, so daß die Kurve erst nach ca. 2$^{1}/_{2}$ Std den Ausgangswert wiedererreicht. Also gerade während der Zeit der stärksten Liquordrucksenkung haben wir keine Besserung sondern eine leichte Verschlechterung der Hirnfunktion.

Wir sehen hierin eine Bestätigung unserer früher wiederholt mitgeteilten Auffassung über die Bedeutung der Hämodynamik für die Wirkung der Osmotherapie auf die Hirnfunktion.

Dieses Bild zeigt eine EEG-Frequenzanalyse derselben Patientengruppe: von oben nach unten sehen Sie die Häufigkeit der β-, der α-, der ϑ- und der δ-Frequenzen nach Sorbit. Zuerst kommt es zu einer Zunahme der hohen Frequenzen – β, α –, aber auch der Zwischenwellen und zu einer Verminderung der sehr langsamen δ-Wellen, später – entsprechend unserer vorhergehenden Abbildung – zu einer ungünstigeren Reaktion mit Abnahme der schnellen Frequenzen und einer Zunahme der langsamen Frequenzen. Auf Einzelheiten insbesondere der quantitativen Beurteilung, kann ich nicht eingehen.

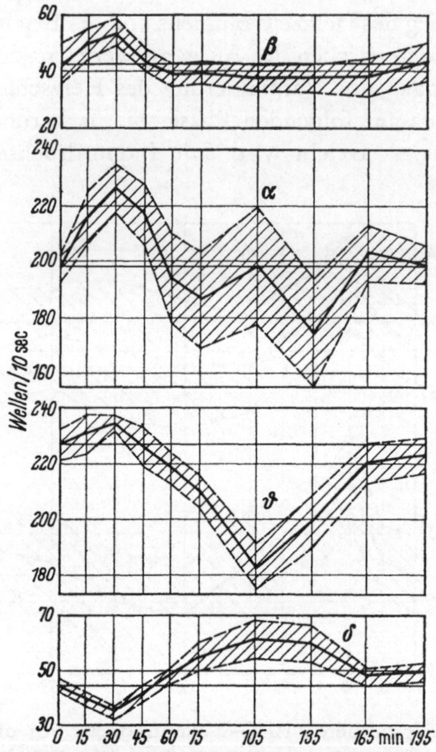

Abb. 5: Frequenzanalyse entsprechend Abb. 4. Häufigkeit des Auftretens von β-, α-, ϑ- und δ-Wellen in allen Ableitungen beider Hemisphären.

Wie verhält sich nun die Grundrhythmusfrequenz nach 1000 ml Rheomacrodex® in 30 min? Wir sehen bemerkenswerte Unterschiede zur Sorbitinfusion. Die günstigere Wirksamkeit liegt auf der nicht erkrankten Seite, während auf der erkrankten Seite die Wirkung, im Gegensatz zu Sorbit, eher schlechter ist. Auch nach Rheomacrodex finden wir anfangs einen deutlichen Anstieg in der Grundrhythmusfrequenz, der gut doppelt solange anhält wie nach Sorbit, allerdings in der maximalen Beschleunigung des Grundrhythmus nicht ganz die Wirkung des Sorbit erreicht. Danach kommt es zu einem relativ differenten Verhalten, die tumorfreie Seite bleibt weiter aktiviert, während die Grundrhythmusfrequenzen auf der kranken Seite bis fast zur 6. Std gesenkt sind; erst dann werden die Ausgangsfrequenzen wieder erreicht.

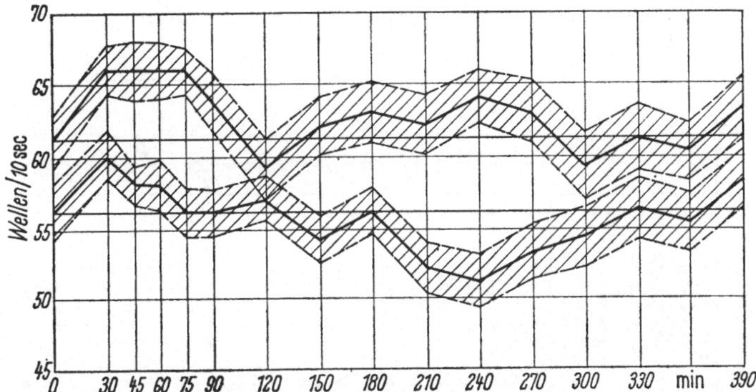

Abb. 6: Verhalten der mittleren EEG-Wellenfrequenz vor und nach Gabe von 1000 ml Rheomacrodex 10%ig in 30 mm i.v. bei 6 Patienten mit Hirndruck und Hirnödem. Legende entsprechend Abb. 4.

In der Frequenzanalyse kommt es zur Vermehrung der schnellen Frequenzen und zur Abnahme der Deltawellen in der ersten Phase, danach zu einem bis zur 6. Std umgekehrten Verhalten. Auch nach Rheomacrodex finden wir wieder ein Parallelgehen zu hämodynamischen Vorgängen, in diesem Falle aber nicht zum Herzzeitvolumen. Nach Rheomacrodex ergibt sich die beste Korrelation zum Erythrocytenzeitvolumen, also letztlich zur Sauerstofftransportleistung des Blutes.

Die Herzzeitvolumensteigerung nach 1000 ml Rheomacrodex ist nur ungefähr 2–3 Std soviel stärker als die gleichzeitig durch die Verdünnung erfolgte Hämatokritsenkung, daß noch eine Vermehrung des Erythrocytenzeitvolumens erfolgt. Danach ist die Hämatokritsenkung so überwiegend, daß die Transportfunktion des Blutes vermindert ist. Bei anderen Plasmavolumenersatzmitteln ist das Verhalten des Erythrocytenzeitvolumens noch ungünstiger. Möglicherweise hängt die relative Verminderung des Herzzeitvolumens gegenüber der Hämatokritsenkung mit einer selektiven schnelleren Eliminierung der niedermolekularen Anteile der Fraktion zusammen, die eine stärkere Plasmaviskositätssteigerung nach sich zieht, als nach gleichmäßiger Entfernung aller Anteile der Dextranfraktion. Nach Humanalbumingabe ist nämlich dieses differente Verhalten von Herzzeitvolumen und Hämatokrit nicht zu beobachten. Beide Mittel, Sorbit als Osmotherapeutikum, wie Rheomacrodex als Onkotherapeutikum zeigen also eine ähnliche Konfiguration des dynamischen Ablaufes der therapeutischen Wirkung, jedoch mit einer deutlichen Phasenverschiebung. Besonders diese Phasenverschiebung hat uns bewogen Sorbit und Rheomacrodex zu kombinieren, um die günstige Wirkung möglichst zu verlängern und die ungünstige Wirkung wenigstens teilweise zu kompensieren. Wir sind noch dabei, mit Hilfe des EEG-Grundrhythmus die Wirkung des kombinierten Präparates Rheomacrodex 10%ig — Sorbit 20%ig zu untersuchen. Wenn auch zur Zeit die Kombination Sorbit-

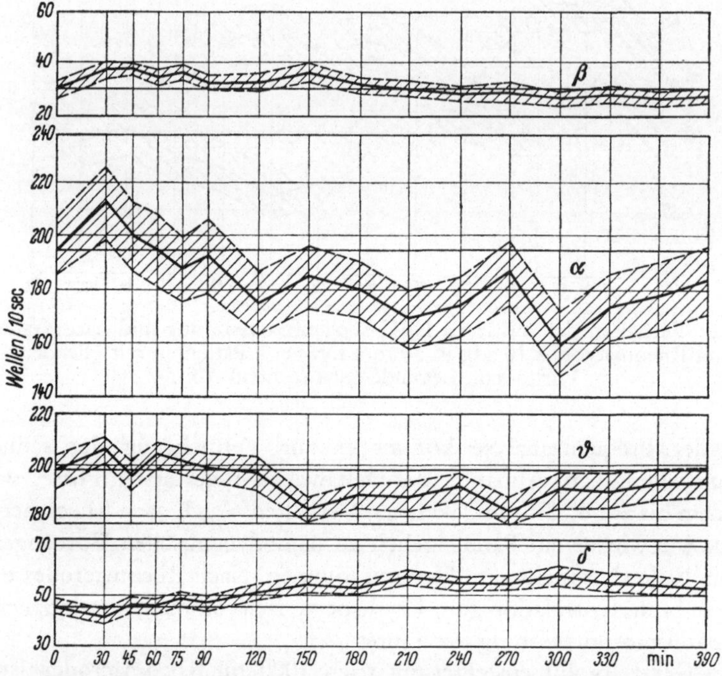

Abb. 7: Frequenzanalyse entspr. Abb. 6, Legende entsprechend Abb. 5.

Rheomacrodex aus verschiedenen Gründen eine sehr wirksame osmoonkotherapeutische Kombination darzustellen scheint, so ist doch die relativ kurz anhaltende, günstige Phase noch nicht als befriedigend zu betrachten. Wir glauben aber bereits Möglichkeiten zu sehen, den Effekt noch anhaltender zu gestalten und die ungünstige Phase zu vermeiden.

Nach der Verlaufsbetrachtung möchte ich Ihnen noch einige Probleme der Osmo-Onkotherapie darstellen:

Wir haben das kombinierte Osmo-Onkotherapeutikum Rheomacrodex-Sorbit bei zwei verschiedenen Patientengruppen angewendet. Bei dieser oberen und mittleren Gruppe bestand ein deutliches Hirnödem, während bei den Patienten der unteren Gruppe kein Ödem sondern ein Hirnschaden mit verminderter Sauerstoffaufnahme, jedoch ohne Hypoxie durch verlängerte Diffusionsstrecken vorhanden war. Bei annähernd gleichen Ausgangswerten der Hirndurchblutung und Hirnsauerstoffaufnahme – Sie sehen bei der mittleren Gruppe vor der Therapie 36,8 ml – normal wäre 60 ml –, und bei der unteren 38,0 ml Hirndurchblutung, bzw. 2,56 und 2,89 ml O_2-Aufnahme/100 g Hirngewebe/min, normal wäre 3,6–3,8 ml –, ist das Verhalten *nach* der Osmo-Onkotherapie in beiden Gruppen völlig verschieden. Nach 500 ml Rheomacrodex-Sorbit steigt die Hirndurchblutung auf 96,8 und die Hirnsauerstoffaufnahme auf 3,8 ml sehr hoch an, weit höher als nach 1000 ml Rheomacrodex, wie die Werte in der obersten Gruppe (82 bzw. 3,36 ml) erkennen lassen.

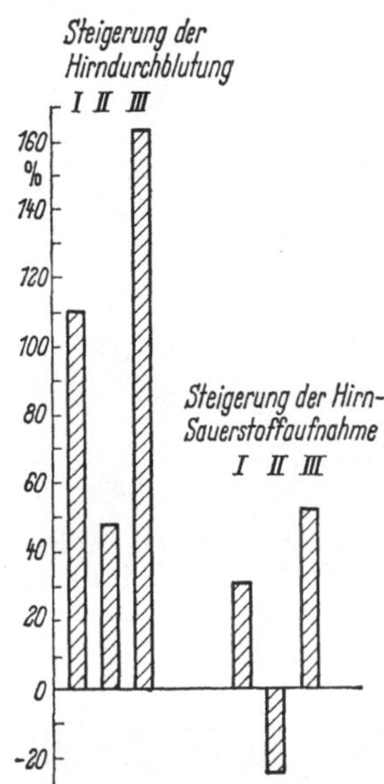

Abb. 8: Hirndurchblutung, Hirnsauerstoffaufnahme, Quotient Hirndurchblutung und Hirnsauerstoffaufnahme und arterio-venöse Sauerstoff-Volumendifferenzen vor und nach 1000 ml Rheomacrodex bei 7 Pat. mit Hirnödem, 500 ml Rheomacrodex 10%ig mit Sorbit 20%ig bei Patienten ohne Hirnödem aber mit Hirnschädigung. Methode nach Kety-Schmidt. Infusionszeit 30 min, Messung vor und direkt nach Infusion.

Bei den Patienten ohne Hirnödem jedoch steigt die Hirndurchblutung nur von 38 auf 55,7 und die Hirnsauerstoffaufnahme sinkt sogar von 2,89 auf 2,32 ml ab. Alle Messungen erfolgten, wie in den anderen Gruppen, in der 30.–40. min nach Infusionsbeginn.

Die graphische Darstellung betont nochmals das differente Verhalten der verschiedenen Gruppen.

Offensichtlich muß es einen Regulationsmechanismus geben, der bei annähernd gleichstarken Veränderungen im Gesamtkreislauf einmal eine sehr hohe und zum andern nur sehr niedrige Steigerung der Hirndurchblutung zuläßt.

Auf der Suche nach diesem Mechanismus untersuchten wir auch das Verhalten des Sauerstoff-Partialdruckes im arteriellen und im hirnvenösen – aus dem bulbus venae jugularis (bvj) –, entnommenen Blut, nach 250 ml Sorbit und nach 1000 ml Rheomacrodex. Auf den ersten Blick fällt die Konstanz von pO_2 (bvj) auf. Sie ist besonders deutlich nach Rheomacrodex, obwohl – wie wir früher gezeigt haben und heute auch wieder angedeutet haben – die Veränderungen der Hämodynamik und der Blutzusammensetzung ganz außerordentlich sind. Die Hirndurchblutung folgt also sicherlich nicht passiv den Gesamtkörperkreislaufänderungen sondern wird über die Konstanthaltung von pO_{2bvj} reguliert. Nur nach Sorbit sieht man in der Initialphase, ungefähr bis zur 40. min nach der Infusion, einen deutlichen Anstieg von pO_{2bvj}; danach ist trotz aller anderen hämodynamischen und sonstigen Veränderungen – auf die ich noch kurz eingehen werde – eine Konstanz von pO_{2bvj} zu beobachten.

1000 ml Rheomacrodex bei Hirntumoren (N = 7)

Hirndurchblutung	O_2-Aufnahme	Quotient	arterio-venöse Differenz
vor 39,1	2,48	15,9	6,39
nach 82,2	3,36	24,5	4,22
500 ml Rheomacrodex + 100 g Sorbit *bei* Ödem (N = 6)			
vor 36,8	2,56	14,4	7,15
nach 96,8	3,88	25,0	4,18
500 ml Rheomacrodex + 100 g Sorbit *ohne* Ödem (N = 6)			
vor 38,0	2,89	13,2	7,76
nach 55,7	2,32	24,0	4,37

Abb. 9: Prozentuale Abweichung vom Ausgangswert entsprechend Abb. 8. I = 1000 ml Rheomacrodex, II = 500 ml Rheomacrodex-Sorbit, ohne Hirnödem, III = 500 ml Rheomacrodex-Sorbit mit Hirnödem.

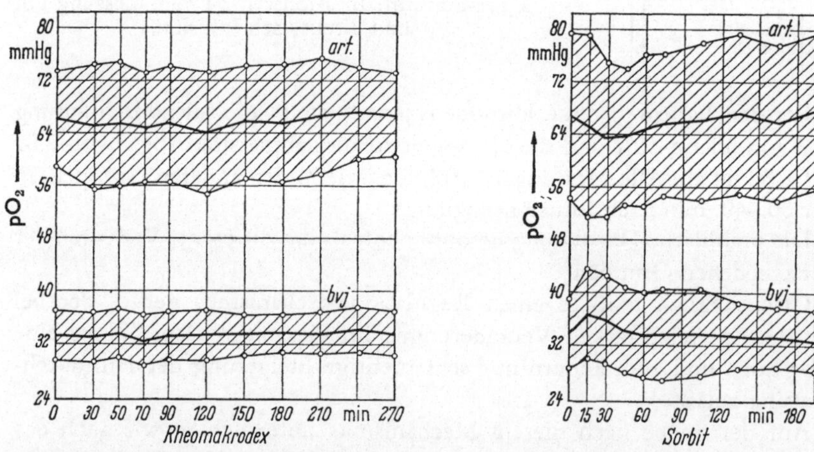

Abb. 10: Verhalten des Sauerstoffpartialdruckes pO_2 im arteriellen und im hirnvenösen (bvj) Blut vor und nach 250 ml Sorbit 40%ig in 15 min und nach 1000 ml Rheomacrodex 10%ig in 30 min. Ordinate: Torr Partialdruck; Abscisse: Zeit in Minuten = Mittelwerte und Standardabweichungen.

Dieses Verhalten von pO_{2bvj} bei Veränderungen der Hämodynamik, das sehr gut reproduzierbar ist, wie die Gleichmäßigkeit der Standardabweichung zeigt, läßt uns die Hirndurchblutungsverminderung bei Hirndruck und Hirnödem anders als bisher betrachten. Offensichtlich ist es beim Hirnödem, auch dann wenn geringere intrakranielle Drucksteigerungen beteiligt sind, so, daß nicht – wie man früher annahm – die Hirndurchblutung durch das Ödem und den Hirndruck gedrosselt, also als Folge der mechanischen Drosselung der Hirndurchblutung, eine Hypoxie hervorgerufen wird. Es scheint, umgekehrt beim Vorhandensein verlängerter Diffusionsstrecken beim Hirnödem – über dessen Entstehung ich mich jetzt nicht weiter auslassen möchte – der Sauerstoffpartialdruck in den capillarfernen Teilen möglicherweise so stark abzusinken, daß die Zellatmung vermindert wird. Dadurch wird weniger Sauerstoff dem Capillarblut entnommen; es kommt zum Anstieg von pO_2 endcapillär und reaktiv wird zur Aufrechterhaltung eines normalen pO_2 die Hirndurchblutung entsprechend der Verminderung der Sauerstoffaufnahme gedrosselt. Der Organismus reguliert beim Hirnödem offensichtlich die Hirndurchblutung in derselben Weise, wie wenn es sich um die Anpassung an physiologische, funktionelle Veränderungen des Sauerstoffbedarfes der Hirnzellen handelte. So ist es auch verständlich, daß wir bei dieser stark gedrosselten Hirndurchblutung und Hirnsauerstoffaufnahme normale arterio-venöse Sauerstoff-Druck- und Volumendifferenzen finden.

Wenn wir nun versuchen die Hirndurchblutung über die gesamte Hämodynamik zu steigern, so gelingt uns dies wohl nur in dem Maße, wie bei konstant erhaltenem pO_2 endcapillär die Sauerstoffaufnahme ansteigt. Bei der Osmotherapie können wir eine Steigerung der Hirnsauerstoffaufnahme durch Verkürzung der Diffusionsstrecken auf osmotischem Wege erreichen, wie es auch elektronenmikroskopisch von STRUCK und UMBACH gezeigt werden konnte. Gelingt es jedoch nicht die Sauerstoffaufnahme zu steigern, wie es bei den Fällen zu erwarten ist, bei denen durch Zellenuntergänge oder durch funktionelle Drosselung des Zellstoffwechsels kein höherer Bedarf an Sauerstoff besteht, so kann die Osmo-Onkotherapie weder eine Steigerung der Hirnsauerstoffaufnahme noch eine Steigerung der Hirndurchblutung über die wegen der Blutverdünnung und der Aufrechterhaltung eines konstanten pO_2 notwendige Mehrdurchströmung hinaus hervorrufen. Bei der Betrachtung der Osmo-Onkotherapiewirkung dürfen wir jedoch nicht nur die Sauerstoffversorgung im Auge haben, sondern auch die verbesserte Spülfunktion, die zu bisher noch wenig überschaubaren Milieuänderungen der atmenden Strukturen führen kann. Wie gering aber z. B. der Einfluß der Kohlensäurespannung auf die Hirndurchblutung und den pO_2 bei unsern Hirnödempatienten ist, soll Ihnen Abb. 11 zeigen.

Das Korrelationsdiagramm zwischen pO_{2bvj} und pCO_{2bvj} zeigt lediglich eine Punktwolke, aber keine korrelativen Beziehungen zwischen CO_2 und pO_2 im hirnvenösen Blut bei diesen Kontrollen vor Osmo-Onkotherapie.

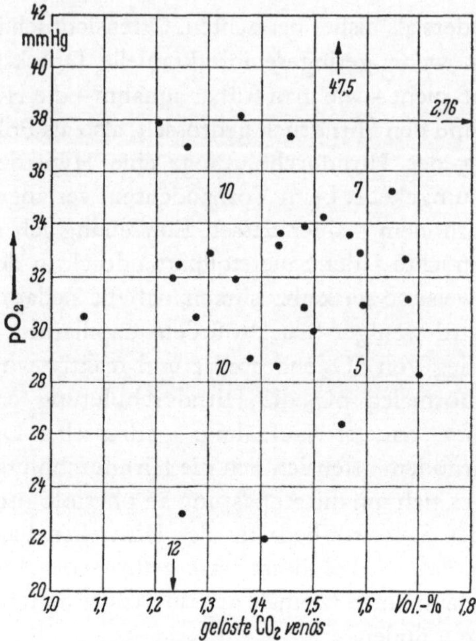

Abb. 11: Korrelation zwischen hirnvenösem Sauerstoffpartialdruck $(pO_{2\overrightarrow{bvj}})$ in Torr und hirnvenöser gelöster Kohlensäure in Volumenprozenten bei 32 Patienten mit Hirnödem.

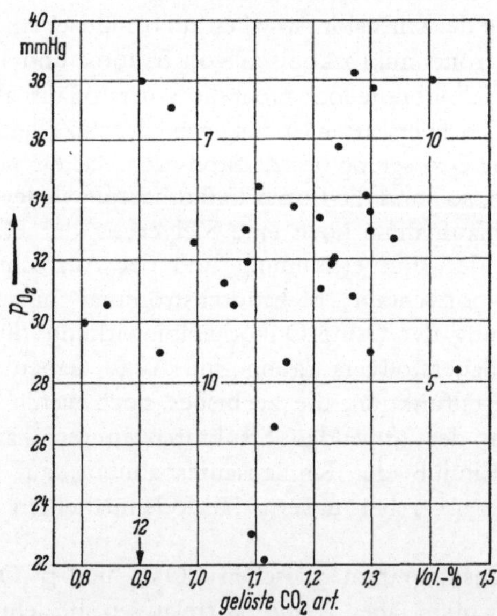

Abb. 12: Korrelation zwischen hirnvenösem Sauerstoffpartialdruck und arterieller gelöster Kohlensäure entsprechend Abb. 11.

Auch zwischen dem pCO_2 im arteriellen Blut und dem Sauerstoff-Partialdruck im bulbus venae jugularis ist keine sichere Korrelation sondern nur eine Punktwolke zu erkennen.

Eine angedeutete Korrelation scheint jedoch zwischen dem arteriellen Sauerstoffpartialdruck und dem hirnvenösen Sauerstoffpartialdruck in dem Sinn zu bestehen, daß unter der unteren Normgrenze von 60 Torr pO_2 arteriell liegende Werte häufiger mit unter der Normgrenze liegenden Werten von pO_{2bvj} zu korrelieren scheinen. Ich habe noch keine Korrelation

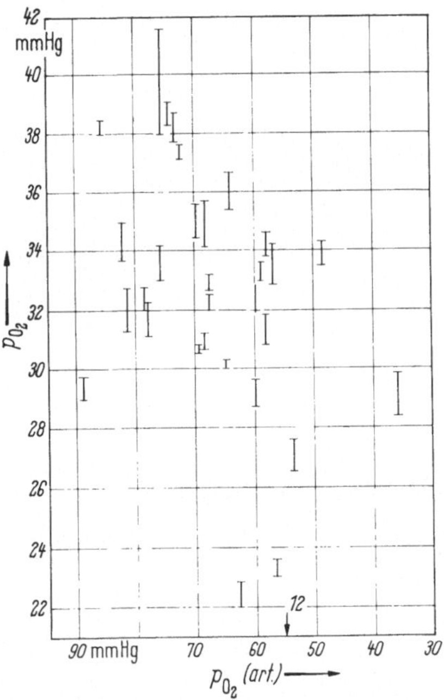

Abb. 13: Korrelation zwischen der Sauerstoffspannung im arteriellen und im hirnvenösen Blut unter gleichzeitiger Angabe der gelösten Kohlensäure (Säulen auf den Meßpunkten $pO_{2art\text{-}bvj}$) 1 mmHg entspricht bei den Säulen 1 Vol.-% CO_2.

gerechnet, weil die Anzahl von 32 untersuchten Patienten noch zu gering erscheint. Dieser Befund würde mit den Beobachtungen von FROWEIN bei den frischen Schädeltraumen übereinstimmen. Die Säulen geben gleichzeitig die Höhe der gelösten CO_2 an; auch bei dieser Doppelkorrelation ist kein Trend vorhanden; wir finden hohe und niedrige Werte von gelöster CO_2 in allen vier Feldern.

Aufschlußreicher scheint mir die Untersuchung des pH zu sein.

Sie stellt das Verhalten des arteriellen und des hirnvenösen pH nach 250 ml Sorbit 40%ig, darunter der gelösten CO_2 ebenfalls im bulbus venae jugularis und in der Arterie dar.

Nach Sorbit kommt es zu einer deutlichen metabolischen Acidose, das pH sinkt um 3/100 arteriell ab. Offensichtlich als Folge davon wird leicht hyperventiliert, die gelöste CO_2 sinkt sowohl im hirnvenösen als auch im arteriellen Blut ab. Die zeitliche Korrelation dieser Veränderungen läßt die Möglichkeit nicht ausgeschlossen erscheinen, daß die Acidose nach Sorbit – deren Ursache wir noch nicht genau kennen – als Erklärung für das

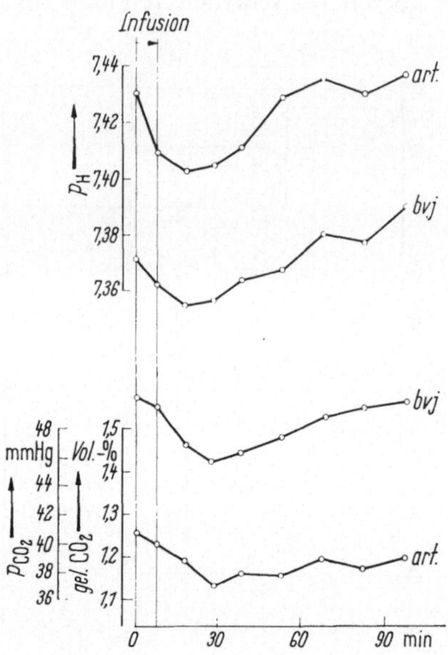

Abb. 14: Verhalten der Wasserstoffionenkonzentration (pH) und der gelösten Kohlensäure im arteriellen und im hirnvenösen Blut (bvj) vor und nach 250 ml Sorbit 40 %ig.

Ansteigen des pO_{2bvj} nach Sorbit anzusehen ist. Vielleicht können wir hierin einen Ansatzpunkt für die therapeutische Anhebung von pO_2 endcapillär bei Hirndruck und Hirnödem sehen. Neben der Verkürzung der Diffusionsstrecken wäre dies eine Möglichkeit, die Gewebs-Sauerstoffspannung beim Hirnödem zu erhöhen, allerdings ist an die Gefahr einer Vermehrung des Ödems durch Acidose zu denken.

Diese Abbildung zeigt Ihnen das Verhalten des pH nach Rheomacrodex. Wiederum ist die Parallele zum pO_{2bvj} auffällig. Wir finden nur eine geringe pH-Senkung bei sehr flachem Kurvenverlauf. Die gelöste CO_2 verändert sich praktisch nicht, und wir hatten ja gesehen, daß pO_{2bvj} sich ebenfalls nach Rheomacrodex nicht merklich verändert.

Zum Schluß möchte ich noch auf die Frage eingehen, ob nach Osmo- und Onkotherapie die Hämatokritsenkung wirklich die Plasmavolumenzunahme widerspiegelt, oder ob durch das Osmo- oder Onkotherapeutikum die Erythrocyten schrumpfen und dadurch eine Hämatokritsenkung entsteht, so daß die Plasmavolumenzunahme nur vorgetäuscht wäre.

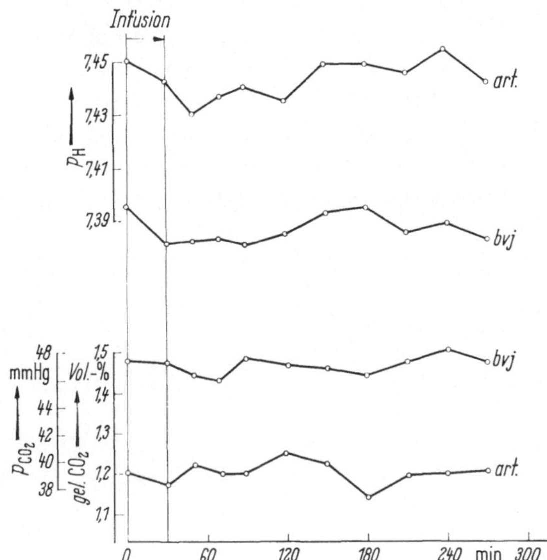

Abb. 15: Verhalten der Wasserstoffionenkonzentration (pH) und der gelösten Kohlensäure vor und nach 1000 ml Rheomacrodex 10 %ig entsprechend Abb. 14.

Wir haben das Verhalten des Hämatokrits, des Hämoglobingehaltes und der Erythrocytenzahl nach 250 ml Sorbit (die oberen drei Kurven) und nach 1000 ml Rheomacrodex über 6 Std kontrolliert. Sämtliche Blutproben wurden aus der Arteria femoralis entnommen.

Der Gleichlauf der Erythrocytenzahl-Verminderung, der Hämoglobinverminderung und der Hämatokritsenkung zeigt, daß es sich nicht um eine Erythrocytenschrumpfung handeln kann, da wir sonst ein Gleichbleiben der Erythrocytenzahl und des Hämoglobins und nur ein Absinken des Hämatokrites beobachten würden. Die geringfügige prozentuale Verminderung des Hämatokrites läßt eine leichte Erythrocytenschrumpfung als möglich erscheinen, wie sie durch die Änderung des Druckgefälles zu erwarten ist. Parallel dazu laufen nach unseren noch nicht abgeschlossenen Untersuchungen die Veränderung des Blutvolumens. Es kommt zur Zunahme der zirkulierenden Blutmenge, wenn man radiochrom-markierte Erythrocyten benutzt und arterielles Blut entnimmt.

Die Hämatokritverläufe nach Sorbit und nach Rheomacrodex sind aber noch aus einem anderen Grunde von Interesse: Die Senkung des Hämatokrits ist nach Rheomacrodex mehr als doppelt so stark wie nach Sorbit. Man sollte daraus auf eine wesentlich stärkere Steigerung des Herzzeitvolumens nach Rheomacrodex gegenüber Sorbit schließen. Die initiale Herzzeitvolumensteigerung ist jedoch nach 250 ml 40%iger Sorbitlösung annähernd gleich stark wie nach 1000 ml Rheomacrodex 10%ig. Das dürfte einmal seinen Grund in der Erhöhung der Plasmaviskosität nach Rheomacrodex haben, die der Viskositätssenkung durch Hämatokritsenkung entgegenläuft. Nach Sorbit ist diese Plasmaviskositätssteigerung wegen der geringen Molekülgröße nicht vorhanden, wie wir gemessen haben. Zum andern passiert das – gegenüber dem Rheomacrodex, wegen der Kleinheit der Moleküle (182/Sorbit zu 36800/Rheomacrodex) wesentlich mehr Wasser in die Blutbahn ziehende – Sorbit als erstes Capillargebiet den kleinen Kreislauf und erhöht dadurch sehr schnell das intrathorakale Blutvolumen, so daß

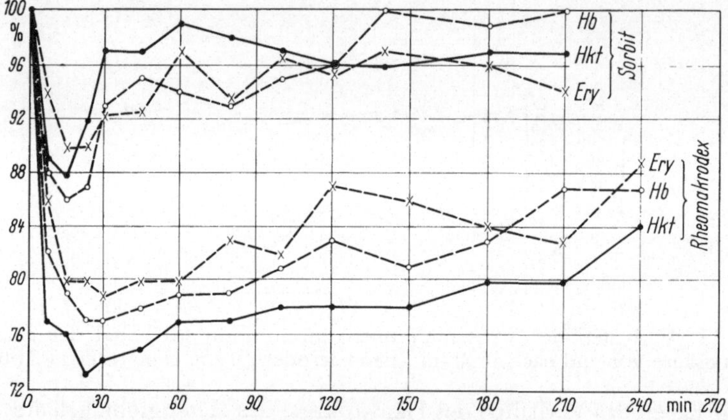

Abb. 16: Verhalten des Hämoglobingehaltes (Hb) der Erythrocytenzahl (Ery) und des Hämatokrit (Hkt) in Prozent vom Ausgangswert im arteriellen Blut nach 250 ml Sorbit 40%ig bzw. 1000 ml Rheomacrodex 10%ig i.v. (Infusionszeit 15 bzw. 30 min), Mittelwert-Kurven von 14 Patienten.

dem linken Herzen akut mehr Volumen angeboten wird. Die schlagvolumensteigernde Wirkung des erhöhten Angebotes an das linke Herz ist ja allgemein bekannt. Klinisch resultiert daraus eine überragende Wirkung der Osmotherapie mit schneller i.v. Injektion von 2–5 ml/kg Körpergewicht der 40%igen Lösung und Herzmassage beim Kreislaufstillstand nach akutem starkem Blutverlust. Wir kennen keine Maßnahme von gleichsicherer und -schneller Wirkung bei der Behandlung des volumenbedingten Kreislaufstillstandes.

Allerdings ist es unerläßlich den starken aber kurzen osmotischen Kreislaufeffekt durch Volumensubstitution zu überbrücken und baldmöglich durch Blutgabe zu sichern.

Abschließend möchte ich meine Ausführungen dahingehend zusammenfassen, daß trotz aller ihr anhaftenden Mängel, auf die ich zum Teil hingewiesen habe, die Osmo-Onkotherapie das Mittel der Wahl zur akuten Behandlung von Hirndruck und Hirnödem darstellt.

Indikationen der Osmotherapie in der Neurochirurgie

Von **A. Isfort**

Chir. Univ.-Klin. (Dir.: Prof. Dr. P. Sunder-Plassmann) Münster i. Westf.

In der Klinik kennen wir drei grundverschiedene Zustände, bei denen sich eine Indikation zur Osmotherapie ergibt, nämlich

1. ein chronisch komprimiertes Hirn mit vermindertem Flüssigkeitsgehalt, das sich wieder entfalten soll,
2. ein normales Hirn, bei dem eine temporäre Volumensverminderung erwünscht ist,
3. ein Hirn mit vermehrtem Flüssigkeitsgehalt zum Zwecke der Normalisierung.

Zu 1. Die Osmotherapie zur Entfaltung eines komprimierten Hirnes mit vermindertem Flüssigkeitsgehalt findet ihre Anwendung vorzugsweise bei den chronischen Subduralblutungen. Jedem Operateur sind etliche Fälle begegnet, bei denen sich das Hirn nach der Entleerung des Hämatoms nicht ausdehnte, so daß schließlich die Bildung einer Cyste resultierte. Bei diesen Patienten wurde schon früh die Anwendung hypotonischer Lösungen in Form von 0,5%igen Kochsalzinfusionen empfohlen. Es ist zweifellos schwer, den Effekt dieser Behandlung sicher zu objektivieren. Wir selbst haben seit 20 Jahren bei allen Kranken mit pachymeningitischen Hämatomen in den ersten 3–4 Tagen nach der Operation täglich 1–2mal 500 ml hypotonische Lösungen appliziert und glauben doch, gewisse Erfolge erzielt zu haben. Jedenfalls hat uns die intrathekale Auffüllung keine besseren Resultate erbracht, so daß wir diese Methode, die immerhin für den wachen Kranken unangenehm ist, nicht empfehlen können.

Eine weitere Indikation zur Osmotherapie mit hypotonischen Lösungen ergibt sich nach der Exstirpation größerer Arachnoidalcysten.

Zu 2. Die Osmotherapie zur temporären Volumensverminderung des normalen Hirns hat inzwischen bei zahlreichen operativen Eingriffen ihre Zweckmäßigkeit und Unentbehrlichkeit bewiesen. Mit ihrer Hilfe ist es möglich geworden, das Chiasma ohne Ventrikelpunktion übersichtlich darzustellen. Damit entfällt die zusätzliche Hirnschädigung durch die Punktion, die zwar meist gering bleibt, in Einzelfällen aber auch recht unliebsam sein kann. Wir selbst haben seit 1960 sämtliche Hypophysentumoren und sonstigen basalen Geschwülste sowie die Aneurysmen des

Circulus Willisi nur noch nach vorhergehender Infusion von Tutofusin S 40 in einer Dosierung von mindestens 1,5 g/kg Körpergewicht bzw. Harnstofflösung angegangen. Lediglich bei den Patienten mit Arachnitis opticochiasmatica, von denen wir über 40 operiert haben, war eine Dehydrierung zur Darstellung des Chiasma in keinem Falle erforderlich, da sämtliche Patienten bereits eine gewisse Hirnschrumpfung aufwiesen, obgleich die Mehrzahl noch keine 30 Jahre alt war.

Neben den Operationen in der vorderen und mittleren Schädelgrube lassen sich aber auch die Eingriffe in der hinteren Schädelgrube nach vorheriger Osmotherapie sehr viel leichter und schonender durchführen. Insbesondere ist die Kleinhirnbrückenbucht deutlich besser einzusehen, so daß die Resektion der Tumoren in diesem Bereich als auch z. B. die Dandysche Operation zur Behandlung der Trigeminusneuralgie wesentlich übersichtlicher und schonender vorgenommen werden können.

Zu 3. Zu der konservativen Therapie des Hirnödems jeglicher Genese stellt die Osmotherapie auch heute noch die Behandlungsmaßnahme mit dem überzeugendsten Effekt dar. Es sei hier erwähnt, daß wir selbst von Roßkastanienpräparaten trotz höchster Dosierung in vielen Erprobungen keinen sichtlichen Einfluß auf das Hirnödem beobachtet haben. Auch die seit langem geübte und heute noch vielfach durchgeführte Injektion hochprozentiger Glucoselösungen ist nur von kurzer Wirkungsdauer. Wir haben sie seit 1960 nicht mehr verwandt, sondern lediglich Sorbit- und Harnstofflösungen infundiert.

Auf das Wesen des Hirnödems, das noch immer zahlreiche Probleme in sich birgt, sei hier nicht eingegangen. Auch auf die sonstigen Behandlungsmaßnahmen (Stabilisierung von Kreislauf und Atmung, Sedierung von Krämpfen usw.) sei nur hingewiesen. Auf Grund unserer letztjährigen Erfahrungen vermögen wir aber sicher zu sagen, daß eine nicht geringe Anzahl von Patienten ihr Leben den osmotherapeutisch wirksamen Lösungen zu verdanken hat.

Eine sehr wichtige Indikation findet die Osmotherapie in der Bekämpfung des postoperativen Hirnödems, das sich erfahrungsgemäß besonders nach Tumorentfernung bei Patienten ohne Ödem einstellt. So erwähnt Merrem im Lehrbuch der Neurochirurgie 1960 noch, daß gerade die kleinen Meningeome wegen des konsekutiven Hirnödems so gefürchtet seien und bis zu ihrer Entfernung das Abwarten einer gewissen Größenzunahme zweckmäßig sein könne, um zusätzlichen Raum für das Ödem zu schaffen. Diese abwartende Einstellung ist heute nicht mehr angebracht. Jeder operable Tumor ist nach der Stellung der Diagnose umgehend zu exstirpieren, um eine weitere Hirnschädigung zu verhüten.

Bei Gliomen mit stärkerem Hirnödem ist eine Osmotherapie meist überflüssig, wenn die Ursache durch die Tumorentfernung beseitigt werden kann. Kommt es unter der Operation zu einem akuten Hirnödem, so ist die

Dura umgehend zu schließen und zu dehydrieren. In solchen Fällen halten wir die Harnstofflösung für angebracht.

Eine weitere Indikation zur Osmotherapie stellt die cerebrale Dekompensation bei Tumorträgern infolge akuter intrakranieller Drucksteigerung dar. Die Infusionsbehandlung ist von allen Ärzten durchzuführen, die nicht selbst umgehend operieren können, um den Patienten in einen transportfähigen Zustand zu bringen. Aber auch für den Operateur ergibt die Osmotherapie bisweilen die angenehme Situation, daß die Operation nicht am späten Abend vorgenommen werden muß, sondern bis zum nächsten Morgen aufgeschoben und der Patient optimal vorbereitet werden kann.

Der höchste Grad der cerebralen Dekompensation, die akute Kleinhirntonsilleneinklemmung mit Koma und zentraler Atemlähmung ergibt eine zwingende Indikation zur Osmotherapie. Patienten mit Einklemmung hat man früher trotz sofortiger künstlicher Beatmung und umgehender Operation praktisch sämtlich verloren. Wir operieren diese Kranken, bei denen es sich vorwiegend um Träger von Kleinhirn- und Hirnstammtumoren handelt, nur noch, wenn sich die vegetativen Funktionen unter Dehydrierung stabilisiert haben.

Neben den Tumorerkrankungen bringt auch die Hirntraumatologie nicht selten erfolgreiche Anwendungsmöglichkeiten der Osmotherapie. Steht doch das traumatische Hirnödem zahlenmäßig bei weitem an der Spitze der Todesursachen nach Schädelverletzungen. Wenn auch die Problematik des traumatischen Hirnödems noch immer nicht zufriedenstellend gelöst ist, so haben wir doch schon etliche Verletzte osmotherapeutisch retten können.

Das traumatische Hirnödem vermag umschrieben zu sein, einen Hirnlappen oder eine Hemisphäre zu betreffen sowie auch das Volumen des Gesamthirns zu vergrößern und zu einer Compressio cerebri zu führen. Nach mehreren eigenen Beobachtungen kann es bereits innerhalb der ersten Stunde recht massiv sein.

Als ein Beispiel möge ein 2jähriges Kind dienen, das eine Stunde nach dem Unfall mit kurzem Intervall tief komatös war und eine rechtsseitige (!) Pupillenerweiterung zeigte. Angiographisch (Abb. 1) fand sich lediglich eine leichte Verdrängung der A. cerebri anterior nach rechts sowie eine Zirkulationsverzögerung in der Serie infolge des linksseitigen Hirnödems. Durch intensive Osmotherapie konnte das Kind gerettet werden.

Auch nach Ausräumung eines traumatischen intrakraniellen Hämatoms stellt sich nicht selten ein konsekutives Ödem ein.

Abb. 2 zeigt ein Angiogramm eines 21jährigen Mannes, der während der ersten Straßenglätte des vergangenen Winters mit seinem Moped ausgerutscht und gestürzt war. Bei der Einlieferung nach einer Viertelstunde bot der komatöse Verletzte wiederholt Streckkrämpfe ohne Seitenbetonung. Nach dem klinischen Befunde mußte sicherlich eine Hirnstammkontusion vermutet werden. Wie bei allen ungeklärten Schädeltraumen führten wir auch bei diesem Verletzten sofort die angiographischen Untersuchungen durch, die ein temporobasales epidurales Hämatom ergaben. Der Bluterguß wurde sogleich entleert und die Quelle durch

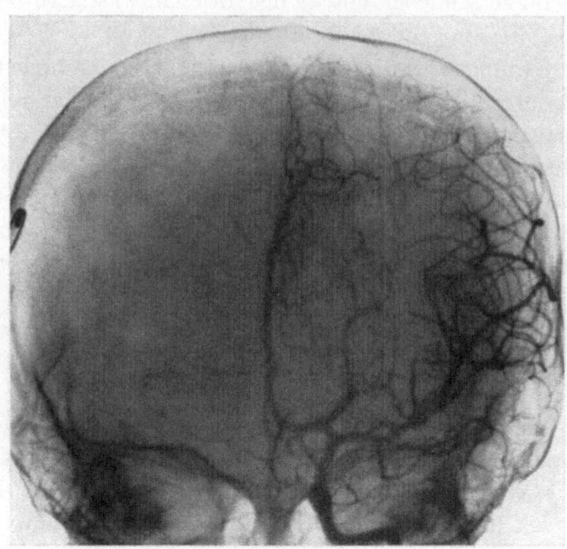

Abb. 1: Angiogramm eines 2jährigen Kindes mit akutem traumatischem Hirnödem, besonders der linken Hemisphäre. Dadurch ist die A. cerebri anterior leicht nach rechts verdrängt. Weitere Gefäßverlagerungen liegen nicht vor. In der Serie erfolgt die Zirkulation sichtlich verzögert. Heilung durch Osmotherapie.

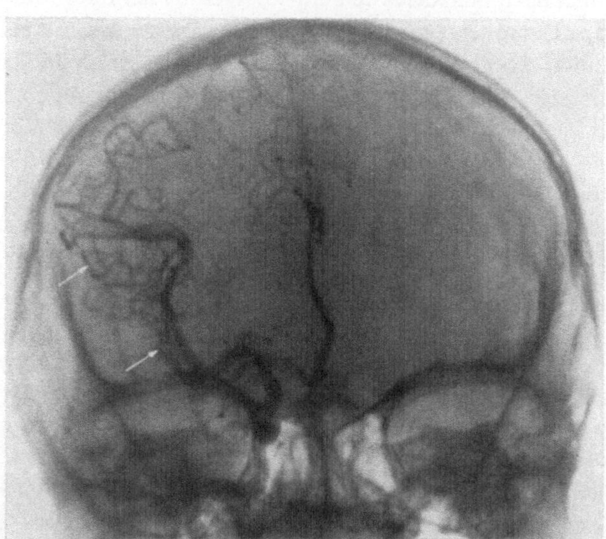

Abb. 2: Hochakutes epidurales Hämatom temporobasaler Lokalisation (↗↗) mit den klinischen Zeichen einer Hirnstammkontusion. Durch sofortige angiographische Klärung, Hämatomausräumung und Osmotherapie des konsekutiven Hirnödems konnte der Verletzte gerettet und seine Arbeitskraft voll erhalten bleiben.

Umstechung der A. meningea media gestillt. Innerhalb der nächsten 24 Std. mußten dem Verletzten drei Sorbitinfusionen verabreicht werden, da sich jeweils linksseitige Halbseitenzeichen mit rechtsseitiger Pupillenerweiterung infolge Hirnödems einstellten. Nach 4tägigem Koma besserte sich der Zustand kontinuierlich. Vier Wochen später war der Verletzte praktisch beschwerdefrei und arbeitet jetzt wieder ohne Einschränkung.

In den letzten Wintertagen wurde ein 6jähriger Junge eingeliefert, der eine halbe Stunde vorher vor ein fahrendes Auto gelaufen und sofort bewußtlos war. Auch dieser kleine Patient bot mehrfach Streckkrämpfe mit Betonung der linken Seite. Da die linke Pupille erweitert war, wurde trotz der gleichseitigen Halbseitensymptomatik die linksseitige Carotisangiographie durchgeführt, die ein

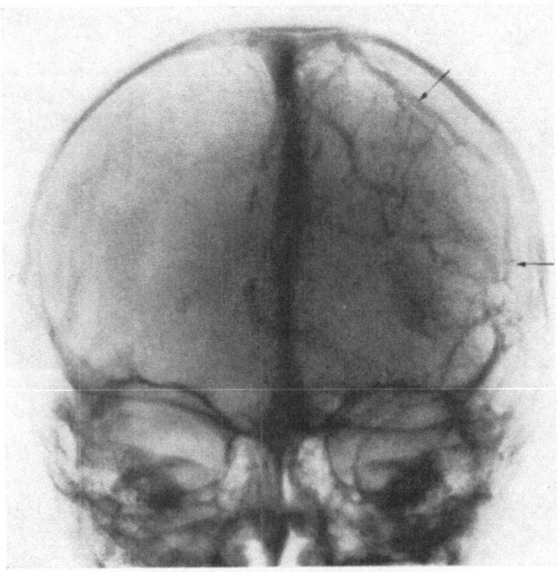

Abb. 3: Angiogramm eines 6jährigen Kindes mit hochakutem Subduralhämatom. In der arteriellen Phase war die vordere Hirnarterie um Daumenbreite zur Gegenseite verdrängt. In der venösen Phase sind die Gefäße über der gesamten Hemisphäre von der Kalotte abgedrängt (⇆). Heilung durch sofortige Operation und Osmotherapie.

subdurales Hämatom ergab (Abb. 3). Nach der Entleerung des Blutergusses traten bald linksseitige Jackson-Anfälle auf. Es wurde deshalb noch eine rechtsseitige Angiographie durchgeführt, die aber eine völlige Medianstellung der A. cerebri anterior ohne Gefäßverdrängungen ergab. Die Zirkulation erfolgte verzögert. Es handelte sich demnach jetzt um einen rechtsseitigen kontusionellen Schaden mit diffusem traumatischem Ödem. Erst nach mehrfachen Sorbitinfusionen besserte sich der Allgemeinzustand. Das Kind konnte nach drei Wochen beschwerdefrei entlassen werden.

Auch die durchaus nicht seltenen traumatischen Sinusthrombosen führen stets zu einem Hirnödem.

Als Beispiel sei ein 5jähriger Junge erwähnt, der nach einem Schädeltrauma mit 24stündigem Intervall wieder komatös wurde. Angiographisch (Abb. 4a) fehlte eine Füllung des vorderen Drittels des Sinus longitudinalis superior. Durch eine kleine Trepanation wurde die Sinusthrombose objektiviert. Nach 6tägiger Osmotherapie mit Sorbitinfusionen wurde der Junge wieder wach. Die Kontrollangiographie des beschwerdefreien Kindes nach 4 Wochen (Abb. 4b) zeigte eine Rekanalisation des Sinus.

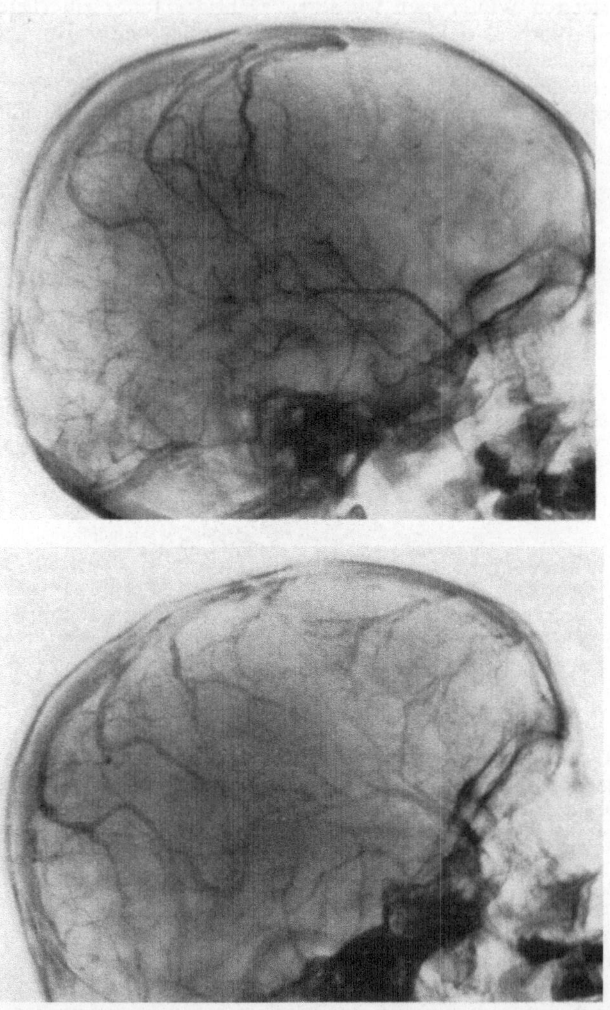

Abb. 4a und b: Thrombotischer Verschluß des Sinus sagittalis superior im frontalen Drittel (Abb. 4a) bei einem Kinde 24 Std. nach stumpfem Schädeltrauma. Bei regelrechter Gefäßfüllung in der arteriellen Phase fehlt eine Kontrastdarstellung des oberen Längsblutleiters im vorderen Drittel. Auch die zugehörigen Brückenvenen sind nur angedeutet gefüllt. Nach sechstägiger Osmotherapie mit Sorbitinfusionen erwacht der Junge aus dem Coma. Die Kontrollangiographie nach 3 Wochen (Abb. 4b) zeigt wieder eine normale Darstellung der venösen Hirnblutleiter als Ausdruck der Rekanalisation.

Es kann selbstverständlich nicht oft genug darauf hingewiesen werden, daß eine Osmotherapie nach Schädeltraumen nur dann erlaubt und sinnvoll ist, wenn ein raumforderndes Hämatom sicher ausgeschlossen ist, da sonst nur zusätzlicher Raum für eine weitere Blutung geschaffen würde.

Daneben sei hier erwähnt, daß wir die im Schrifttum mehrfach geäußerte erhöhte Blutungsneigung nach Harnstoffapplikationen nicht bestätigen können. Wir haben in einer Serie die Blutgerinnungswerte vor und nach der Infusion geprüft und keine signifikanten Unterschiede festzustellen vermocht. Diesbezügliche Vorbehalte sind also unbegründet. Die Untersuchungen wurden an Patienten mit inoperablen Hirntumoren durchgeführt, so daß eine Beeinflussung durch Operation und Trauma ausscheidet.

Zusammengefaßt ergibt sich also, daß es für die Osmotherapie in der Neurochirurgie bedingte und zwingende Indikationen gibt. Als bedingt erblicken wir die Indikation für hypotone Lösungen bei chronisch komprimierten Hirnen zum Zwecke der Entfaltung, für hypertone Lösungen bei leichteren Hirnödemen bis zur Ursachenbeseitigung sowie bei normalem Hirn, wenn es zur besseren Übersicht verkleinert werden soll. Zwingende Indikationen stellen alle akuten intrakraniellen Drucksteigerungen dar, die nicht auf Blutungen beruhen.

Wann soll nun Harnstoff und wann Sorbit infundiert werden? Eine Harnstoffapplikation ist stets dann indiziert, wenn eine rasche und massive Dehydrierung erwünscht ist. Eine Kontraindikation bildet lediglich die Niereninsuffizienz. Bei der überwiegenden Mehrzahl der Patienten ist die Infusion von Sorbitlösungen ausreichend. Daß dadurch dem Kranken gleichzeitig verwertbare Calorien zugeführt werden, bleibt als wertvolle Zugabe zu verzeichnen. Es bleibt zu vermerken, daß die osmotherapeutisch wirksamen hochprozentigen Lösungen gleichzeitig eine kräftige Diurese in Gang setzen, so daß einer Exsiccose unbedingt durch eine ausreichende Flüssigkeitszufuhr vorzubeugen ist.

Damit dürfte überzeugend dargelegt sein, daß die Osmotherapie bei sachgerechter Indikation unsere therapeutischen Möglichkeiten bereichert hat, um bei den entsprechenden Patienten einen zusätzlichen Schaden zu verhüten bzw. den tödlichen Ausgang zu verhindern.

Komplikationen beim Vena Cava-Katheter

Von **U. Henneberg** und **M. Schröder**

Aus der Anaesthesieabteilung (Leiter: Prof. Dr. E. Kolb)
der Medizinischen Fakultät der Freien Universität Berlin

Der Cava-Katheter hat neue Möglichkeiten in der langfristigen parenteralen Ernährung und Substitution wie auch in der Therapie des protrahierten Schocks eröffnet [3, 7, 8, 9, 10, 11]. Die ständig offene Verbindung ins Zentrum des Niederdrucksystems erlaubt die Infusion größerer Mengen hypertonischer Lösungen wie auch eine langsame, über 24 Std. gleichmäßig verteilte parenterale Zufuhr von Kohlehydraten, Eiweißen, Fetten und verschiedener Medikamente. Darüber hinaus sind beliebig häufige Blutentnahmen zur Kontrolle aller interessierender Werte und schließlich auch die fortlaufende Messung des in der Intensivtherapie so wichtigen zentral-venösen Druckes möglich geworden.

Diese Vorteile dürfen aber nicht dazu führen, einen Cava-Katheter ohne strenge Indikation anzulegen. Die drohenden Belastungen [1, 5, 6] für den Patienten müssen mit den Vorteilen zusammen berücksichtigt und miteinander aufgewogen werden [2].

Bei Besprechung der Komplikationen dürfen wir voraussetzen, daß das Katheterende absolut sicher in der Vena cava liegt. Mögliche Verirrungen des Katheters führen naturgemäß zu speziellen Komplikationen, die hier nicht weiter besprochen werden sollen. Im allgemeinen hat sich die Vena cava cranialis wegen des kürzeren Weges entweder von der Vena basilica oder von der Vena jugularis aus bewährt. Einen sicheren Sitz in der Vena cava cranialis dürfen wir annehmen, wenn das Ende des mit Kontrastmittel dargestellten Katheters in Höhe des Aortenbogens sichtbar wird (Abb. 1).

Die Komplikationsmöglichkeiten eines solchen Cava-Katheters ergeben sich aus seinem Verlauf. An der Durchtrittsstelle durch die Haut werden es vor allem die bakteriellen Infektionen sein, wogegen auf der langen Strecke der peripheren Vene Thrombophlebitiden vorherrschen werden. In den großen Venen und in der Cava selbst werden es dann Thrombosen mit oder ohne Keimbesiedlung sein. Die Anlage eines Cava-Katheters unter strengsten sterilen Kautelen darf ebenso vorausgesetzt werden wie die Verwendung eines gewebsfreundlichen Kunststoffmaterials wie Polyäthylen oder Dacron. Der Durchmesser des Kunststoffkatheters soll dem Lumen der peripheren Vene derart angepaßt sein, daß der Katheter die Größe der Vene zwar ausnutzt, doch völlig frei gleitend vorgeschoben werden kann.

Um die möglichen Belastungen durch einen Cava-Katheter genauer erfassen zu können, haben wir in zwei begrenzten Zeiträumen insgesamt 124 Cava-Katheter herausgegriffen und einer besonderen Kontrolle unterzogen. Aus der Aufstellung auf einzelne Operationsgruppen (Tab. 1) sehen

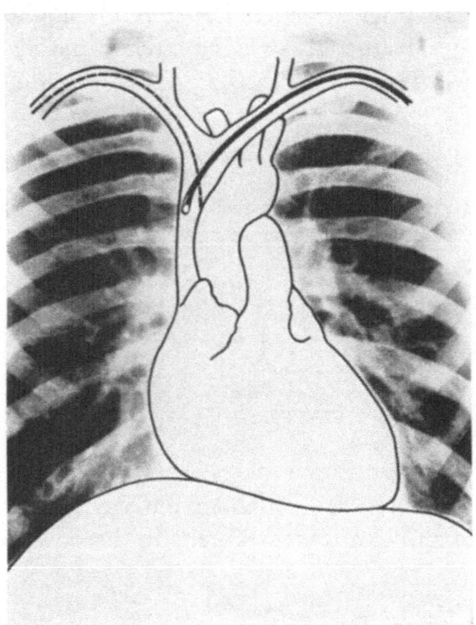

Abb. 1: Darstellung des Cava-Katheters im Röntgenbild.

Tab.: 1 *Vena-vaca-Katheter aufgeteilt auf einzelne Krankheitsgruppen*

Abdominelle Eingriffe, vor allem Ileus-Operationen	59
Thoraxoperationen	20
Gefäßoperationen	20
Porto-cavale Anastomosen	12
Schwere Unfälle mit cerebraler Schädigung	11
Akute Blutungen (Magen, Ösophagusvarizen)	2
	124

wir, daß vor allem nach großen Bauchoperationen die Indikation zum Cava-Katheter gestellt wird. Hier ist es vor allem die Notwendigkeit zur ausschließlich parenteralen Ernährung, wogegen es bei Thorax- und Gefäßoperationen wie bei akuten Blutungen vor allem die Volumensubstitution und Venendruckkontrolle sein werden. Der Allgemeinzustand sowie das Alter unserer Patienten zeigen bereits eine präoperative Belastung. Nur 20% aller Patienten sind unter 50 Jahre alt, fast die Hälfte liegen zwischen 50 und 60 Jahren. Der Allgemeinzustand wurde von uns nach den Graden des Narkoseprotokolls eingestuft und ergibt, daß sich über 60% auf die Grade 4–6 und 95% auf die Grade 3–6 verteilen (Tab. 2).

Wir werden also bei allen Komplikationsmöglichkeiten die reduzierte Ausgangssituation mit stets schwerem Krankheitsbild und erhöhtem Lebensalter berücksichtigen müssen. Unter den Komplikationen, die meist zur Entfernung des Katheters zwingen, stehen die Thrombophlebitiden nach wie vor an erster Stelle (Tab. 3). Es folgen die Infiltrationen am

Tab.: 2 *Verteilung der untersuchten Patienten auf den geschätzten Allgemeinzustand*

geschätzter AZ	Patientenzahl		
1–2	0		
2–3	7		
3–4	42		95,1 %
4–5	44	60,5 %	
5–6	31		
	124		

Durchtritt des Katheters durch die Haut. An dritter Stelle stehen die Schmerzäußerungen durch den Patienten, die ebenso wie eine Verstopfung der Katheterspitze zum Entfernen führen. In dieser Tabelle sind *sämtliche*

Tab.: 3 *Erfaßte Komplikationen bei insgesamt 124 Cava-Kathetern*

Thrombophlebitis	20
Infiltration und phlegmonöse Entzündung	15
Schmerzen im Bereich des Katheters	9
Thrombose im Katheter	9
Schüttelfrost	3
Soorsepsis	1
Thrombose in der Subclavia	1
Vorhofruptur	1

Komplikationen aufgezählt, wobei auch mehrere Komplikationen auf einen Patienten fallen können. Die Thrombophlebitiden sind in den allermeisten Fällen abakteriell und stellen die Antwort der Venenintima auf den Fremdkörperreiz dar. Bei 22 der zuletzt kontrollierten Cava-Katheter haben wir nach Entfernung der Katheterspitze abgeimpft und bakteriologisch untersuchen lassen. Davon waren 17 steril und 5 der sonst komplikationslos liegenden Katheter hatten ein positives Ergebnis. Es wurden gefunden: Staphylococcus aureus, Soorpilz, Enterococcen, Proteus, Coli und Hefen. Nahezu alle Patienten erhielten hohe Dosen Antibiotika zur Abschirmung möglicher Infektionen der eröffneten Höhlen. Das erklärt sicher die auffallende Pilzinfektion wie auch die vorhin gezeigte Soorsepsis. Ein Cava-Katheter allein benötigt wohl nach den ersten drei Tagen keinen antibiotischen Schutz mehr. Inwieweit die abakteriellen Thrombophlebitiden durch Veränderung oder Verbesserung des Kathetermaterials reduziert werden können, werden weitere Untersuchungen zeigen.

Die Gefahr einer entzündlichen Infiltration an der Durchtrittsstelle durch die Haut ist hier ebenso groß wie bei anderen Fremdkörpern. Jeder Chirurg wird ein Drain oder eine Lasche nach wenigen Tagen zu entfernen suchen. Die Methode der Anlage ist u. E. von sekundärer Bedeutung. Lediglich ein ausreichender Granulationswall um den Katheter kann die durchbrochene Hautdecke nach außen abschirmen. Die Granulation wird weder von der Venae sectio gehemmt, noch von der perkutanen Punktion einer gestauten Vene gefördert, sondern hängt vor allem von der Abwehrkraft des Organismus ab. Wir weisen deshalb erneut auf den reduzierten Allgemeinzustand unserer Patienten hin. Gerade hier stellt sich aber die Indikation zur Cava-Katheter-Anlage, nicht aber bei jeder Magenresektion oder Rectumamputation „aus prophylaktischen Gründen".

Eine Thrombose in der Katheterspitze läßt sich dann leicht vermeiden, wenn ein pausenloser Flüssigkeitsstrom im Katheter gewährleistet wird. Vor allem nach Blutentnahmen muß darauf geachtet werden, daß das darin enthaltene Blut nicht erst gerinnen kann, sondern durch Laevulose oder andere wässerige Lösungen ersetzt wird. Daß eine Endokarditis ebenso wie eine Vorhofruptur bei schlecht kontrollierter Position der Katheterspitze auftreten kann, sei der Vollständigkeit halber erwähnt. Es muß die Notwendigkeit unterstrichen werden, die Positionskontrolle des Katheters äußerst gewissenhaft vorzunehmen und ihn gegebenenfalls soweit zurückzuziehen, daß das Katheterende, wie vorhin erwähnt, in Höhe des Aortenbogens liegt.

Die Komplikationshäufigkeit und die Gesamtliegedauer werden in engem Zusammenhang stehen. Weit über die Hälfte der Katheter blieben weniger als eine Woche, ein Viertel etwa 1–2 Wochen liegen (Tab. 4). Doch dabei ist

Tab.: 4 *Gesamtliegedauer der untersuchten Cava-Katheter*

<1 Woche	74
1–2 Wochen	32
2–3 Wochen	6
>3 Wochen	12

als Grund zur Entfernung nicht immer eine bereits manifeste Komplikation nachzuweisen. Von unseren 90 Kathetern des ersten Zeitraumes mußten noch 40 = 44% wegen irgendwelcher Störungen gezogen werden, bei den letzten 34 des zweiten Zeitraumes waren es nur noch 7 = 20%. Die übrigen wurden ohne vorliegende Komplikation entfernt. Mit zunehmender Erfahrung läßt sich die Komplikationsrate sicher senken. Außerdem hat es sich bewährt, die Zeitdauer eines Cava-Katheters nicht einen Tag länger als notwendig auszudehnen.

In einer früheren Untersuchung hatten wir in zwei Serien die unterschiedlichen Ergebnisse bei einer Anlage des Cava-Katheters entweder von der Vena basilica der Arme oder der Jugularisvenen aus gesondert beobachtet. Dabei konnten wir feststellen, daß die Komplikationen bei einem Armvenen-Katheter zwar wesentlich früher sichtbar sind und zum Ziehen des Katheters führen, daß demgegenüber die Katheter von der Jugularis her scheinbar länger liegen können, aber mit ernsteren und z. T. irreversiblen Schäden verbunden sind.

Art der Infusion, ihre Geschwindigkeit, Konzentration (bis zum 8fachen der Isotonie), pH-Wert (von 5,0–9,0) scheinen nach unseren Beobachtungen ohne Einfluß auf Art und Zeitpunkt der Komplikationen zu sein.

Die Gefahr der Luftembolie [4] tritt vor allem dann auf, wenn ein vorher leerer Katheter durchgespritzt wird. Da in den meisten Fällen der zentrale Venendruck leicht über Null liegt, ist die Gefahr einer Luftembolie bei Diskonnektion vom Infusionssystem relativ gering, doch nie außer acht zu lassen.

Daß Teile oder gar der ganze Katheter sich an der Durchtrittsstelle lösen und im Venensystem verschleppt werden, oder daß der Katheter nach der Kontrolle noch weiter zentralwärts in den rechten Vorhof oder Ventrikel rutscht, soll gelegentlich vorkommen. Diese Komplikationsmöglichkeit läßt sich umgehen, wenn der Katheter grundsätzlich an der peripheren Durchtrittsstelle an der Vene und an der Hautnaht fixiert wird. Dadurch wird auch das unbeabsichtigte Entfernen bei Patientenbewegungen vermieden.

Als Komplikation beim Anlegen eines Cava-Katheters kann es, vor allem im Halsbereich, zu nicht unerheblichen Blutungen kommen, wenn gestaute Halsvenen beim Präparieren einreißen. Eine abartig verlaufende Arterie sollte schon vor Eröffnung als solche erkennt werden. Auch Nervenpräparationen und -unterbindungen sind bei schlechten Venenverhältnissen möglich.

Über Komplikationen beim Entfernen des Cava-Katheters können wir wenig berichten. Eine nennenswerte Blutung kann nur an der Jugularisvene auftreten. Hier empfiehlt sich die Unterbindung mittels frischem Venaesectio-Besteck.

Die Behandlung der erwähnten Komplikationen ergibt sich in den meisten Fällen aus der Genese. Bei manifesten Thrombophlebitiden muß der Katheter sofort gezogen werden. Gerade die Lokaltherapie der peripheren Thrombophlebitis ist ja relativ dankbar. Damit verschwinden in relativ kurzer Zeit die subjektiven Beschwerden der Patienten ebenso wie die Entzündung im Venenverlauf. Eine Antikoagulantintherapie ist lediglich bei Thrombosen mit Stauungen peripherer Gebiete erforderlich.

Wir möchten auch hier wieder in einzelnen Punkten unsere Erfahrungen zusammenfassen:

1. Der Cava-Katheter über die Vena basilica des rechten oder auch linken Armes zeigt leichtere und früher faßbare Komplikationen, so daß wir die Venae jugulares erst dann benutzen, wenn dies vom Arm her nicht mehr möglich ist.

2. Die Anlage über eine Venae sectio mit geringstem Hautschnitt, die genaue Anpassung des Katheters an das Venenlumen und das Einbinden des Venenkatheters hat sich uns als vorteilhaft erwiesen. Auf ein freies Gleiten des Katheters bei Ausnutzung des peripheren Venenvolumens legen wir großen Wert.

3. Die Indikation zur Anlage eines Vena-Cava-Katheters sollte nach wie vor streng gestellt werden. Dazu gehören die Nowendigkeit zur mehrtägigen ausschließlich parenteralen Ernährung ebenso wie zur Substitution. Vor allem in der Bauch- und in der Neurochirurgie werden wir auf diese Indikationsstellung stoßen. In der Thorax-, Gefäß- und Unfallchirurgie wird ein stets offener Venenzugang zur eventullen Volumensubstitution die Indikation darstellen. Schließlich kann bei allen diesen Fällen eine genaue Kontrolle des zentralen Venendrucks einen Cava-Katheter erforderlich machen.

4. Die Liegedauer sollte auf die unbedingt notwendige Zeit begrenzt werden. Viele Komplikationen lassen sich damit am besten vermeiden.

5. Ein Cava-Katheter sollte nur noch in der oberen Hohlvene angelegt, die untere lediglich in Notfällen dazu benutzt werden.

6. Die Indikationsstellung ebenso wie die Anlage, die Kontrolle und schließlich auch die Entfernung eines Cava-Katheters sollten möglichst in einer Hand bleiben, da nur so die Komplikationen auf ein Minimum gesenkt und die Vorteile des Cava-Katheters voll ausgenutzt werden können.

Zusammenfassung

Der Cava-Katheter als stets offene Verbindung zum Niederdrucksystem hat neue diagnostische (Messung des zentralen Venendrucks und Blutentnahme) und therapeutische (parenterale Ernährung und Substitution) Möglichkeiten eröffnet. Die Vorteile müssen jedoch gegen die möglichen Belastungen für den Patienten abgeschätzt werden. Die nicht immer vermeidbaren Komplikationen zwingen zu strenger Indikationsstellung bei der Anlage eines Cava-Katheters. Die Komplikationen werden auf Grund von 124 in zwei getrennten Zeiträumen kontrollierten Cava-Kathetern besprochen und die Erfahrungen in sechs Punkten zusammengefaßt.

Literatur

[1] Bansmer, G., D. Keith, and H. Tesluk: J. Amer. med. Ass. **167**, 1606 (1956).
[2] Henneberg, U. und M. Schröder: Chirurg **36**, 180 (1965).
[3] Hentschel, M.: Langenbecks Arch. klin. Chir. **308**, 467 (1964).
[4] Indar, R.: Lancet **1959** I, 284.
[5] Jones, P. F.: Lancet **1954** II, 970.
[6] McNair, T. J. and H. A. F. Dudley: Lancet **1959** II, 365.
[7] Nordlund, S. and L. Thoren: Acta Chir. Scand. **127**, 39 (1964).
[8] Opderbecke, H. W. und E. Bordachzi: Dtsch. med. Wschr. **86**, 203 (1961).
[9] Reichelt, A., F. Fischer und H. Dietz: Acta Neurochir., im Druck.
[10] Stöberl, R.: Wien. klin. Wschr. **68**, 639 (1956).
[11] Zimmermann, B.: Science **101**, 567 (1945).

Klinische Erfahrungen mit dem Vena Cava-Katheter

Von **F. Fischer, H. Dietz** und **M. Halmágyi**

Aus der Neurochirurgischen Klinik (Dir.: Prof. Dr. K. Schürmann) und dem Institut für Anaesthesiologie (Dir.: Prof. Dr. R. Frey) der Johannes Gutenberg-Universität Mainz

Eine intravenöse Ernährung über längere Zeit ist außerordentlich erschwert durch die nach Tagen, ja sogar nach Stunden auftretenden Venenthrombosen und Phlebitiden, die durch die venenwandschädigende Wirkung hochprozentiger Lösungen ausgelöst werden. Wir sehen in der Anwendung des Vena cava-Katheters eine Lösung dieses Problems, weil die intravenös zugeführten Lösungen im größeren und schnelleren Blutstrom nicht direkt mit der Venenwand in Berührung kommen.

Wir haben in den letzten drei Jahren bei 166 neurochirurgischen Patienten insgesamt 195 Katheter durch die Vena basilica in die Vena cava cranialis gelegt.

Dieses Referat hat die Aufgabe, über unsere klinischen Erfahrungen hinsichtlich der Methodik und der Komplikationen bei Anwendung des Vena cava-Katheters zu berichten.

Bevor wir auf unsere Ergebnisse näher eingehen, möchten wir darauf hinweisen, daß eine intravenöse Ernährung über längere Zeit bei neurochirurgischen Patienten wegen Bewußtlosigkeit, Schlucklähmung, Ausfalls der Atemschluckreflexe oder Auftretens von Motilitätsstörungen des Magen-Darm-Traktes erforderlich ist.

Methodik

Der Katheter wird durch die Vena basilica in die Vena cava cranialis eingeführt. Die Freilegung des Gefäßes erfolgt unmittelbar oberhalb der Ellenbeuge. Durch eine maximale Abduktion und leichte Außenrotation des Armes im Schultergelenk werden die Venen gestreckt und in einer für die Einführung des Katheters günstigen Lage fixiert. In dieser Position wird der Polyvinyl-Katheter (Außendurchmesser 1,5–2,5 mm) in die Vena cava vorgeschoben, und seine Lage nach Eingabe von Kontrastmittel durch eine Röntgenaufnahme kontrolliert. Die Katheterspitze soll 1 cm vor dem Vorhofschatten liegen. Selbstverständlich wird die erforderliche intravasale Länge des Katheters noch vor der Einführung an dem Patienten abgeschätzt und markiert. Wir halten jedoch eine Röntgenkontrolle nach der Einführung und nach jeder Lagekorrektur für unbedingt erforderlich, da eine Aberration z. B. in die Vena jugularis interna, eine Abknickung oder Schlingenbildung zustande gekommen sein kann. Jede falsche Lage der Katheterspitze wird aber zu Komplikationen führen.

Die Einführung des Katheters ist durch die anatomischen Gegebenheiten von links her in der Regel leichter möglich als von rechts. Ebenfalls stellt die rechtwinklige Einmündung der Vena cephalica in die Vena axillaris häufig ein schwer überwindbares Hindernis dar. Bei der Einführung über die Vena basilica gelang es uns in 16 Fällen nicht, den Katheter bis in die Vena cava vorzuschieben.

Tab.: 1 *Dauer und Ausgang der intravenösen Ernährung durch Cava-Katheter*

Dauer (Tage)	Anzahl der Patienten	intravenöse Ernährung beendet durch		Anzahl der Katheter
		orale bzw. Sonden Ernährung	Ableben	
1– 7	75	21	54	95
8–14	36	17	19	42
15–21	28	18	10	34
22–95	27	11	16	24
Summen	166	67	99	195

In der Tab. 1 sind unsere Fälle zusammengefaßt. Die relativ hohe Zahl der Katheter mit einer Liegezeit von weniger als sieben Tagen ist einerseits durch die Schwere des Krankheitsbildes zu erklären, worauf die hohe Mortalität hinweist, andererseits dadurch, daß wir bei schweren Schädel-Hirn-Verletzungen bereits im Anschluß an die Operation einen Cava-Katheter gelegt haben.

In 26 Fällen wurden mehr als ein Katheter gelegt; somit ist die Zahl der Katheter höher als die der Patienten.

Komplikationen

Während der Liegezeit der Katheter konnten wir folgende, auf Tab. 2 dargestellten, Komplikationen beobachten:

In 18 Fällen traten entzündliche Reaktionen im Bereich des Oberarmes bzw. der Kathetereingangsstelle in der Ellenbeuge auf, die uns zur sofortigen Entfernung des Katheters veranlaßten. Die klinischen Erscheinungen bildeten sich jeweils unter antiphlogistischer Behandlung in kurzer Zeit zurück. Lebensbedrohliche Komplikationen, wie sie von anderer Seite beschrieben wurden, wie Sepsis, Lungenembolie, Blutung aus dem frei gewordenen Katheter, Luftembolie oder Gefäßruptur haben wir nicht beobachtet. Auch war bei keinem der 99 Verstorbenen der Cava-Katheter die alleinige oder wesentlich mitbestimmende Ursache des tödlichen Ausgangs. Ferner konnten wir keine Störungen registrieren, die den infundierten Lösungen zur Last zu legen wären.

Weitere 28 Komplikationen betrafen das Infusionssystem:

15mal trat eine Verstopfung des Katheters auf durch Abknicken des Infusionsschlauches oder durch vorübergehendes Abklemmen des freien Katheterendes bei Blutentnahme sowie nach unbeobachtetem Leerlaufen von Infusionsflaschen; 13mal wurde der Katheter durch Bewegungen des Patienten bzw. durch Unachtsamkeit bei pflegerischen Maßnahmen vorzeitig herausgezogen.

Tab.: 2 *Komplikationen bei Anwendung des Cava-Katheters*

Verweildauer des Katheters (Tage)	Anzahl der Katheter	Art der Komplikationen			Gesamtzahl der Komplikationen
		Verstopfung	Unbeabsichtigte Entfernung	Reaktion des Patienten	
1– 7	95	8	5	8	21
8–14	42	4	5	2	11
15–21	34	2	1	6	9
22–95	24	1	2	2	5
Summen	195	15	13	18	46

Durch Manipulationen beim täglichen Verbandwechsel oder durch Unruhe des Patienten besteht immer die Gefahr, daß der Katheter trotz guter Fixation durch Naht und Pflaster schubweise aus der Vena cava zurückgezogen wird, weshalb wir wöchentlich mindestens einmal eine Röntgenkontrolle mit Kontrastdarstellung des Katheters durchführen.

Diskussion

In der Beurteilung möglicher Komplikationen ist zu berücksichtigen, daß der Cava-Katheter so viele Vorteile technischer Art bei einer intravenösen Ernährung über längere Zeit bietet, daß demgegenüber Zahl und Ausmaß der klinisch registrierten Komplikationen in ihrer Bedeutung zurücktreten. Wie die Erfahrung lehrt, kann bei bewußtseinsgestörten Patienten auch bei noch so vorsichtiger Sondenernährung eine Aspiration von Mageninhalt nicht sicher vermieden werden. Die dadurch entstehenden Komplikationen sind unseres Erachtens schwerwiegender als jene bei richtiger Anwendung des Cava-Katheters.

Nicht zuletzt haben die in den letzten Jahren an allen neurochirurgischen Kliniken gemachten Erfahrungen in der Behandlung des frühkindlichen

Hydrocephalus mit der SPITZ-HOLTER bzw. PUDENZ-HEYER-Ventiloperation wesentliche Vorurteile gegen die Einbringung eines Katheters in die Vena cava abbauen helfen. Bei diesen Kindern wird auf Lebenszeit durch die ventrikulo-cavale Shunt-Operation ein Kunststoffkatheter von der Vena jugularis interna her in die Vena cava eingelegt. Auch hierbei stehen die registrierten mehr oder minder schweren Komplikationen in keinem Verhältnis zu dem echten Fortschritt, den diese Verfahren in der Behandlung des Hydrocephalus gebracht haben.

Die Tab. 3 soll zeigen, daß wir nur in einem Teil der in den letzten drei Jahren intravenös ernährten Patienten den Cava-Katheter angewandt haben, diese Methode jedoch in allen über drei Wochen hinausgehenden Fällen benutzten.

Tab. 3: *Intravenös ernährte Patienten der Neurochirurgischen Univ.-Klinik Mainz 1963–1965 (1. 1. 1963 – 1. 10. 1965)*

Dauer (Tage)	Schädel-Hirn-Verletzungen	Gehirntumoren, Gefäßmißbildungen	Gesamtzahl	Davon über V. cava-Katheter
1– 7	102	272	374	75
8–14	25	43	68	36
15–21	12	21	33	28
22–95	15	12	27	27
Summen	154	348	502	166

Überzeugt von der Leistungsfähigkeit dieser Methode wenden wir den Cava-Katheter unter strenger Indikationsstellung in solchen Fällen an, die wegen der Schwere des Zustandsbildes eine große Pflegebedürftigkeit auf längere Zeit erwarten lassen.

Literatur

BANSMER, G., D. KEITH, and H. TESLUK: Complications following use of indwelling catheters of inferior vena cava. J. Amer. med. Ass. **167**, 1606–1611 (1958).

BOLTON CARTER, J. F.: Reduction of thrombophlebitis by limiting duration of intravenous infusions. Lancet II, 20–21 (1951).

—, E. H. MILNE, and T. D. WHITTET: Further investigation into causes of thrombophlebitis following intravenous infusions. Lancet II, 660–661 (1952).

BONNER, C. D.: Experience with plastic tubing in prolonges intravenous therapy. New England J. Med. **245**, 97–98 (1951).

CHALMERS, J. A., and H. T. FAWNS: Prolonges anuria treated by infusion into the vena cava. Lancet I, 79 (1955).

CHAMBERS, J. W., and G. SMITH: The use of caval catheterization in cases of severe oliguria and anuria. Brit. J. Surg. **45**, 160 (1957).

DUFFY, B. J.: The clinical use of polyethylene tubing for intravenous therapy. Ann. Surg. **130**, 929–936 (1949).

FINLEY, R. K.: Vena cava infusion. Med. Times **89**, 373 (1961).

GRITSCH, H. J., and C. M. BALLINGER: Value of indwelling catheters in intravenous therapy. J. Amer. med. Ass. **171**, 281–286 (1959).

HASSALL, J. E., and P. M. ROUNTREE: Staphylococcal septicaemia. Lancet I, 213–217 (1959).

HENTSCHEL, M.: Vena cava-Katheter via Vena jugularis externa bei schweren Erkrankungen zur i.v. Substitution und Blutdiagnostik. Langenbecks Arch. klin. Chir. **308**, 487–492 (1964).

IMPALLOMENI, G.: The alteration and regeneration of the endothelium invenous thrombosis. Angiology **7**, 268–278 (1956).

JONES, P. F.: Thrombophlebitis following intravenous infusions. Lancet II, 970 (1954).

KOCH, H.: Kurzer technischer Hinweis auf eine verbesserte und vereinfachte percutane Dauerkathetermethode für Vene und Arterie. Anaesthesist **12**, 120–122 (1963).

KVISSELGAARD, N., and J. K. JENSEN: Infusionsthromboflebitter ved perkutant indlagte éngangskatetre. Nordisk Medicin **71**, 594–597 (1964).

LINDENBERG, J., S.GJØRUP, and P. AAGAARD: Parenteral fluid administration through a catheter inserted into inferior vena cava. Acta Chir. Scand. **117**, 342–345 (1959).

MCNAIR, T. J., and H. A. F. DUDLEY: The local complications of intravenous therapy. Lancet II, 365–368 (1959).

MONCRIEF, J. A.: Fermoralcatheters. Ann. Surg. **147**, 166–172 (1958).

NORDLUND, S., and L. THORÉN: Catheter in the superior vena cava for parenteral feeding. Acta Chir. Scand. **127**, 39–45 (1964).

OPDERBECKE, H. W., und E. BARDACHZI: Die Verwendung eines „Kava-Katheters“ bei langdauernder Infusionsbehandlung. Dtsch. med. Wschr. **86**, 203–206 (1961).

ROSS, J. K.: Vena caval infusions. Postgrad. Med. J. **33**, 623–626 (1957).

SCHWEIKERT, C. H., und H. H. GRUENAGEL: Doppelseitiger Pleuraerguß bei Infusionstherapie am Hals. Thoraxchirurgie **11**, 421–427 (1964).

STEELE, D. E.: Tubing materials. Lancet I, 419 (1959).

STÖBERL, R.: Der sogenannte Cavakatheter. Wien. klin. Wschr. **68**, 639–641 (1956).

ZIMMERMANN, B.: Intravenous tubing for parenteral therapy. Science **101**, 567–568 (1945).

Erfahrungen mit der Anwendung eines Vena Cava-Katheters zur langfristigen Infusionstherapie bei 800 Kranken

Von **H. W. Opderbecke**

Aus der Anaesthesie-Abteilung (Vorstand: Dr. med. H. W. Opderbecke)
der Städt. Krankenanstalten Nürnberg

Seitdem Duffy 1949 zum ersten Mal vorschlug, einen Kunststoffkatheter von einer peripheren Vene aus bis zur Vena cava vorzuschieben, um hierdurch eine langfristige i.v. Infusionsbehandlung zu ermöglichen, ist die Diskussion um das Für und Wider dieser Maßnahme bis heute nicht abgeklungen. Zahlreiche Autoren berichteten seitdem über gute Erfahrungen mit dem Cava-Katheter, der nach ihrer Meinung eine ungestörte Infusionstherapie über mehrere Wochen gestattet. Andere Autoren dagegen sahen Komplikationen, teilweise sogar sehr ernster Natur, und warnen eindringlich vor der Anwendung dieser Methode. Diese Diskrepanz der Meinungen hat uns veranlaßt, durch sorgfältige Sichtung der Literatur und eigene klinische Erfahrungen zu versuchen, die Faktoren zu bestimmen, die komplikationsfördernd wirken und diese durch Modifikation der Technik nach Möglichkeit zu eliminieren. 1961 konnten wir daraufhin über die Anwendung eines Cava-Katheters bei 150 Fällen berichten, unter denen sich nur zweimal eine ernstliche Komplikation ergab. Inzwischen überblicken wir 855 Fälle mit einer durchschnittlichen Liegedauer des Katheters von 11,5 Tagen. Die längsten komplikationslosen Infusionszeiten betrugen 89, 112 und 142 Tage. 7mal waren ernstliche, der Methode zur Last zu legende Komplikationen zu verzeichnen, 117 Katheter wurden zur Vermeidung solcher Komplikationen wegen beginnender entzündlicher Reizung vorzeitig entfernt.

Welches sind nun die Faktoren, die die Komplikationsrate am ehesten beeinflussen, und welche Konsequenzen ergeben sich hieraus für die Technik? Wir möchten drei Punkte herausstellen:

1. Von der Eintrittsstelle des Katheters ausgehende Infektion, die zur Thrombophlebitis führt und sehr rasch die großen zentralen Gefäße erreichen kann, wobei der liegende Katheter als Gleitschiene für die Infektion wirkt.

2. Thromboseneigung des benutzten Gefäßes infolge Behinderung des venösen Blutstroms durch den Katheter.

3. Chemisch-physikalischer Fremdkörperreiz in Abhängigkeit vom verwendeten Kunststoffmaterial.

Aus zeitlichen Gründen kann ich hier nur auf den ersten Punkt näher eingehen:

Tab.: 1 *Technik und Komplikationsrate bei der Anwendung von Cava-Kathetern*

Autor	vorwiegend angewandte Technik	Zahl der Fälle	Zahl ernsthafter Komplikationen
Duffy (1949)	Punktion der V. femoralis	72	16
Bonner (1951)	Punktion der V. femoralis	41	9
Ladd und Schreiner (1951)	Punktion der V. cubitalis	150	12
Stöberl (1956)	Venae sectio d. V. saphena	87	4
Taylor (1957)	Venae sectio d. V. saphena	9	3
Ross (1957)	Venae sectio d. V. cubitalis	36	—
Bansmer u. Mitarb.* (1958)	Punktion der V. femoralis	24	11
Moncrief (1958)	Punktion der V. femoralis	91	20
Hasall und Rountree (1959)	—	—	12
Indar (1959)	Venae sectio d. V. saphena	15	11
McNair und Dudley (1959)	Venae sectio	130	11
Lindenberg u. Mitarb. (1959)	Venae sectio d. V. saphena	36	3
Opderbecke und Bardachzi (1961)	Punktion der V. cubitalis	150	2
Baden (1964)	Punktion der V. subclavia	52	8
Brøckner (1964)	Punktion der V. cubitalis	60	—
Hentschel (1964)	Venae sectio d. V. jugularis	75	2
Nordlund und Thorén (1964)	Venae sectio d. V. jugularis	172	7

* Die Autoren berichten außerdem über 6 weitere, aus anderen Hospitälern stammende Fälle mit Komplikationen.

Um die Infektionsgefahr der Eintrittsstelle des Katheters zu reduzieren, sollte man tunlichst eine Venae sectio vermeiden und den Katheter vermittels einer großkalibrigen Punktionskanüle plazieren. Es liegt auf der Hand, daß eine Venae-sectio-Wunde durch den ständigen Fremdkörperreiz des überdies nicht ganz ruhig liegenden Katheters niemals ganz primär heilen kann. Eine einfache Stichstelle dagegen ist weniger infektionsgefährdet. Die Eintrittsstelle sollte täglich steril verbunden und sorgfältig beobachtet werden. Bei einer sich allmählich auf die unmittelbare Umgebung ausdehnenden Rötung und Schwellung des Wundgebietes ist der Katheter sofort zu entfernen.

Tab. 2: *Liegedauer des Katheters*

Liegedauer	Gesamtzahl	davon vorzeitig entfernt	Obduziert
4– 7 Tage*	375	59	64
8–14 Tage	309	41	38
15–21 Tage	96	10	11
über 3 Wochen	75	7	10
insgesamt	855	117	123

* Katheter mit einer Liegedauer unter 4 Tage blieben unberücksichtigt.

Tab. 3: *Komplikationen*

	Alter	Grundleiden	Liegedauer d. Katheters in Tagen	Komplikation	Mitwirkende Todesursache
1.	79 J.	Zustand nach totaler Colektomie; profuse intestinale Blutung	9	abszedierende Thrombophlebitis	∅
2.	69 J.	Peritonitis	3	abszedierende Thrombophlebitis	∅
3.	61 J.	Peritonitis	5	wandständiger Thrombus in der Vena cava	∅
4.	56 J.	Peritonitis	5	Phlebothrombose	∅
5.	40 J.	Peritonealcarcinose	22	Phlebothrombose	∅
6.	70 J.	Peritonitis	6	Phlebothrombose + Lungenembolie	+
7.	57 J.	toxische Enterocolitis nach totaler Gastrektomie	20	Phlebothrombose + Lungenembolie	+

Zur Anlage eines Cava-Katheters verwenden wir grundsätzlich nur Venen der oberen Extremität, und zwar die Vena basilica bzw. die zur Vena basilica ziehende Vena mediana cubiti. Diese Vene läßt sich in ihrem Verlauf leicht kontrollieren, so daß auch die kleinste thrombophlebitische Reizung schon in ihrem Beginn sofort registriert werden kann. Das Auftreten einer solchen Reizung veranlaßt uns in jedem Fall, den Katheter sofort zu entfernen. – Die Freilegung der Vena saphena magna für die Zwecke eines

Cava-Katheters lehnen wir kategorisch ab, da eine beginnende thrombophlebitische Reizung dieses ziemlich tief im Unterhautfettgewebe liegenden Gefäßes leicht übersehen werden kann und dann sofort zentrale Gefäßstämme erreicht. – Auch die Verwendung der Vena jugularis halten wir nicht für ideal, da sie – jedenfalls für diesen Zweck – nur per Venae sectio zugänglich ist, bei ihrer Freilegung die Gefahr der Luftembolie besteht, und der Katheter wegen ihrer Dünnwandigkeit leicht perforieren kann.

Das konsequente Vermeiden einer Venae sectio und die ausschließliche Benutzung der Vena basilica setzt allerdings voraus, daß nicht erst an die Anlage eines Cava-Katheters gedacht wird, wenn nach mehr oder weniger langer Infusionstherapie in üblicher Technik schließlich alle oberflächlichen Venen entzündlich beeinträchtigt oder verödet sind. Die Verwendung des Cava-Katheters als ultima ratio unter solchen ungünstigen Umständen muß seine Komplikationsrate erhöhen und ist geeignet, das Verfahren zu diskreditieren. Wir legen bei allen Patienten, bei denen wir annehmen, daß eine länger als 3- oder 4tägige Infusionstherapie nötig sein wird, von vornherein einen Cava-Katheter, möglichst noch bevor auch nur eine einzige Vene alteriert wurde. Damit halten wir uns auch die Möglichkeit offen, kontralateral einen zweiten Katheter zu plazieren, falls der erste vorzeitig entfernt werden muß. Bei der Anlage gewöhnlicher Infusionen schonen wir aus dem gleichen Grund die Vena basilica, wo immer es möglich ist.

Als weiteren, sehr wichtigen Punkt möchten wir eindringlich auf die große Bedeutung einer röntgenologischen Lagekontrolle des Katheters unmittelbar nach seiner Plazierung hinweisen. Wir haben in allen unseren Fällen eine solche Lagekontrolle durchgeführt und mußten feststellen, daß der Katheter nicht selten eine falsche Position eingenommen hatte. Daß ein solcher etwa in die Vena jugularis oder kontralaterale Vena anonyma gelangter Katheter zu Komplikationen disponiert, ist ohne weiteres verständlich und entspricht unseren klinischen Erfahrungen. Wir versuchen in solchen Fällen, seine Lage durch Zurückziehen und erneutes Vorschieben zu korrigieren. Gelingt dies nicht in befriedigender Weise, muß der Katheter entfernt werden. – Nur am Rande sei erwähnt, daß auch ein von der Vena jugularis, ja selbst von der Vena saphena aus vorgeschobener Katheter eine ungünstige Position einnehmen kann und daher ebenfalls röntgenologisch kontrolliert werden muß.

Meine Damen und Herren, ich möchte zusammenfassend feststellen, daß wir unsere eingangs erwähnte niedrige Komplikationsrate von 0,8% bei der Anwendung eines Cava-Katheters in 855 Fällen auf folgende, von uns strikt beachtete Vorsichtsmaßnahmen zurückführen:

1. Wo immer möglich, Vermeiden einer Venae sectio und Einführen des Katheters vermittels einer großkalibrigen Punktionskanüle.
2. Ausschließliche Verwendung von Venen der oberen Extremität, notfalls der Vena jugularis, nie dagegen der Vena saphena.

3. Röntgenologische Lagekontrolle des Katheters unmittelbar nach seiner Plazierung, falls erforderlich Lagekorrektur oder Entfernung.

4. Sorgfältige Überwachung der Eintrittsstelle und des Venenverlaufes. Sofortige Entfernung des Katheters bei der geringsten entzündlichen Reizung ohne Rücksicht auf die Dringlichkeit weiterer Infusionstherapie.

Literatur

Baden, H.: Nord. med. **71**, 590 (1964).
Bansmer, G., D. Keith, and H. Tesluk: J. Amer. Med. Ass. **167**, 1606 (1958).
Bonner, C. D.: New Engl. J. Med. **245**, 97 (1951).
Brøckner, J.: Acta Chir. Scand. **128**, 362 (1964).
Duffy, B. J. jr.: Ann. Surg. **130**, 929 (1949).
Hassall, J. E. and P. M. Rountree: Lancet **1959** I, 213.
Hentschel, M.: Langenbecks Arch. klin. Chir. **308**, 486 (1964).
Indar, R.: Lancet **1959** I. 284,
Ladd, M. and G. E. Schreiner: J. Amer. Med. Ass. **145**, 642 (1951).
Lindenberg, J., S. Gjørup, and P. Aagaard: Acta chir. Scand. **117**, 342 (1959).
Moncrief, J. A.: Ann. Surg. **147**, 166 (1958).
McNair, T. J. and H. A. F. Dudley: Lancet **1959** II, 365.
Nordlund, St. and L. Thorén: Acta Chir. Scand. **127**, 39 (1964).
Opderbecke, H. W. und E. Bardachzi: Dtsch. med. Wschr. **86**, 203 (1961).
Ross, J. K.: Postgrad. Med. J. **33**, 623 (1957).
Stöberl, R.: Wien. klin. Wschr. **68**, 639 (1956).
Taylor, W. H.: Lancet **1957** II, 703.

Pathomorphologische Beobachtungen nach Anwendung des sogenannten Vena Cava-Katheters

Von **A. Reichelt**

Aus dem Pathologischen Institut (Dir.: Prof. Dr. H. Bredt)
der Johannes Gutenberg-Universität Mainz

Der Anwendungsbereich des sog. Vena cava-Katheters, der seit 20 Jahren als therapeutisches Hilfsmittel bei verschiedenen Krankheitszuständen benutzt wird, ist trotz zahlreicher Berichte über klinische und auch pathologisch-anatomische Komplikationen eher ausgedehnt als verkleinert worden. Seine Vorteile für Arzt und Patient bei langdauernder intravenöser Therapie und Ernährung wurden wiederholt gewürdigt, auf seine Gefahren aber gleichzeitig hingewiesen, weswegen stets eine strenge Indikationsstellung bei der Verwendung des Katheters gefordert wurde.

Um einen Einblick in die Gefahren des Katheters für den Patienten zu gewinnen, scheinen pathomorphologische Untersuchungen an einem größeren Beobachtungsgut von besonderer Wichtigkeit.

Wir hatten Gelegenheit, seit Sommer 1962 30 Verstorbene, die wegen einer vorwiegend neurochirurgischen Grundkrankheit parenteral ernährt werden mußten, mit liegendem Cava-Katheter zu obduzieren. Ausgewertet wurden 25 Fälle, bei denen der Zugang zum Hohlvenensystem über die Vena basilica gewählt wurde. Von diesen waren 17 männlichen und 8 weiblichen Geschlechts. Der älteste Patient war 69, der jüngste 12 Jahre alt; das Durchschnittsalter betrug 42,8 Jahre. Diesen 25 Kranken wurden insgesamt 26 Katheter gelegt. 20 Katheter lagen bis zu 6 Tagen, davon 6 nur einen Tag. 5 weitere Katheter lagen jeweils 14, 24, 26, 39 bzw. 86 Tage.

20mal wurden die den Katheter enthaltenden Venen bis zum rechten Herzen freipräpariert, eröffnet und die makroskopisch veränderten Abschnitte in 13 Fällen nach Formalinfixierung histologisch untersucht. Bei den restlichen 6 Fällen wurden die peripheren Venengebiete außer acht gelassen.

Folgende Befunde wurden erhoben:

17mal lag die Katheterspitze regelrecht in den zentralen Venenpartien (Abb. 1), dagegen viermal im rechten Vorhof, dreimal in der Vena subclavia und je einmal in der Vena axillaris und der kontralateralen Vena jugularis. Zu Abknickungen des Katheters oder Perforationen der Venenwand war es nicht gekommen. Lediglich einmal wurde eine lokalisierte

Wandausbuchtung durch die Katheterspitze beobachtet. Sechs Katheter mit einer Liegezeit bis zu einem Tag hatten bereits viermal zu Thrombosierungen geführt. Die fünf Katheter, die zwei und drei Tage lagen, zeigten alle Gerinnselbildungen. In jedem Fall war es bei den anderen neun Kathetern,

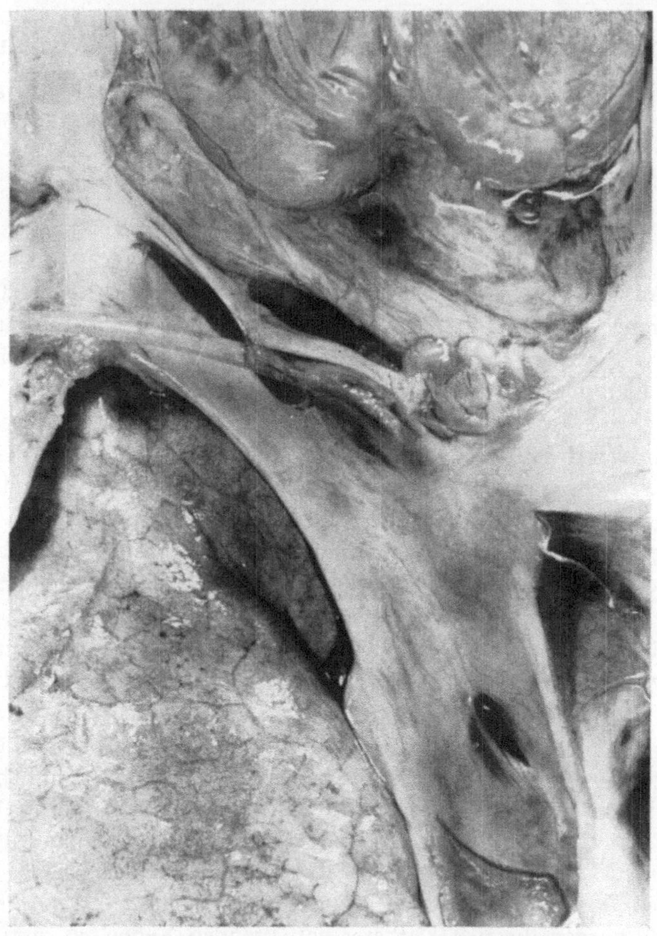

Abb. 1: Regelrechte Lage der durch einen Parietalthrombus fixierten Katheterspitze in der V. brachiocephalica dextra. Liegezeit des Katheters 6 Tage (SN 575/64).

die 4–6 Tage lagen, zu Thrombosen gekommen. Von den 20 Kathetern mit einer Liegezeit bis zu sechs Tagen waren also nur zweimal keine makroskopischen Veränderungen nachweisbar. Es fanden sich somit 24mal entlang den Kathetern mehr oder weniger ausgedehnte Thrombosen in einem oder mehreren Gefäßabschnitten (Tab. 1, Abb. 2). Mehrfach waren nur

Abscheidungen von thrombotischem Material um den Katheter aufgetreten, bei anderen wechselten solche Abscheidungsthromben mit wandständigen Blutgerinnseln ab. Nur wenige Male war das Gefäßlumen vorwiegend peripherer Venenabschnitte thrombotisch verschlossen. Im Bereich der

Tabelle 1

Verweildauer der Katheter in Tagen	Zahl der Katheter	Häufigkeit von Thrombosen
1	6	4
2–3	5	5
4–6	9	9
7–13	1	1
14–86	5	5
Gesamt:	26	24

Venenklappen (Abb. 3), die bis zum Beginn der Vena brachiocephalica vorhanden sind, war es nicht gehäuft zu Gerinnselbildungen gekommen.

Folgende drei Fälle sollen wegen ihrer Problematik gesondert besprochen werden:

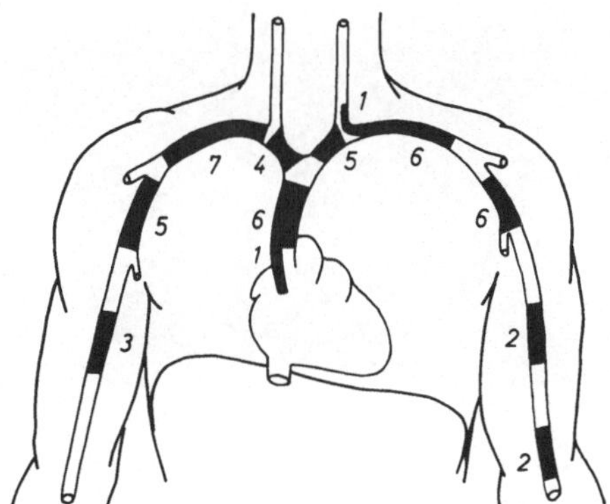

Abb. 2: Häufigkeit und Verteilung der Thrombosen bei 24 Cava-Kathetern (je 12 in der rechten und linken V. basilica).

1. Bei einer 57jährigen Frau, die postoperativ vier Tage parenteral ernährt worden war, hatte sich eine von der oberen Hohlvene bis zum rechten Vorhof reichende Parietalthrombose entwickelt. Ob diese oder die gleichzeitig vorhandene Thrombose des Plexus uterovaginalis die Ursache multipler Thromboembolien in die Endäste der A. pulmonalis war, bleibt unentschieden.

Auch bei den nächsten beiden Fällen kann die ursächliche Bedeutung der lokalen Venenveränderungen für den tödlichen Ausgang nicht gesichert werden.

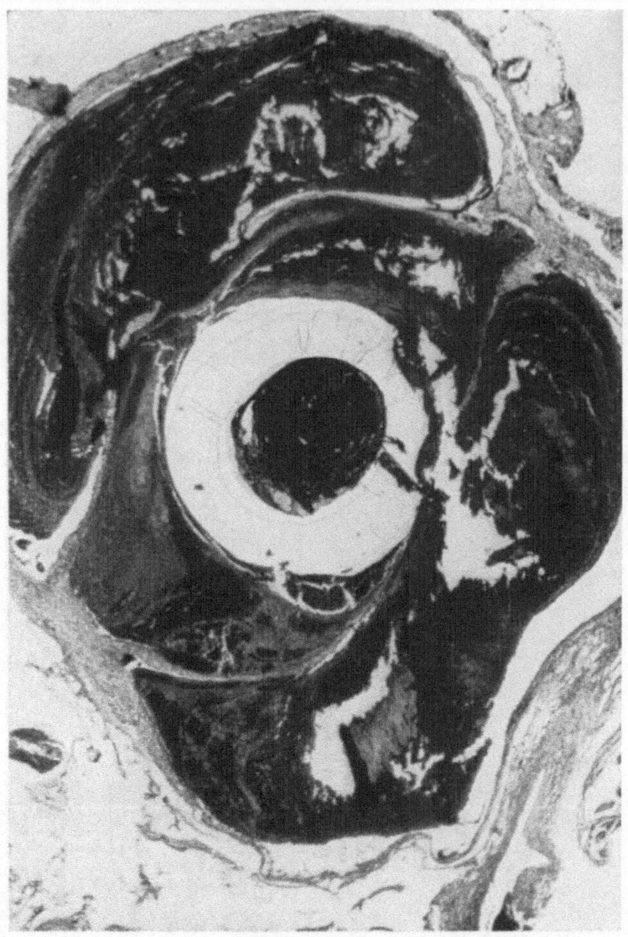

Abb. 3: Querschnitt durch den peripheren Anteil der thrombotisch verschlossenen V. subclavia mit Venenklappen und liegendem Katheter. Formalinfixierung, HE, Lupenvergrößerung. Liegezeit des Katheters 6 Tage (SN 573/64).

2. Bei einer 61jährigen Frau kam es nach Entfernung eines Astrocytoms zur Sekundärheilung mit Fisteleiterung und Knochendeckelosteomyelitis. Der Tod trat an zentralen Regulationsstörungen ein. Um den Katheter, der 24 Tage lag, hatte sich eine ältere, in Organisation begriffene Parietalthrombose in mehreren Venenabschnitten entwickelt. In einem Thrombus

der oberen Hohlvene fanden sich zahlreiche Bakterienhaufen und in unmittelbarer Nachbarschaft derselben eine bakteriell-eitrige Endophlebitis. Die Untersuchung der anderen Organe ergab eine abszedierende Myokarditis, multiple kleinfleckige Leber- und Nierenabszesse sowie eine Bronchopneumonie.

3. Ein 51jähriger Mann wurde nach Entfernung eines chromophoben Hypophysenadenoms mit hypophysär-hypothalamischer Insuffizienz und anschließender Corticoidsubstitutionstherapie 26 Tage durch einen Cava-Katheter ernährt. Es fanden sich blande Parietalthromben in der Vena brachiocephalica und im rechten Vorhof. Die Sektion der übrigen Organe zeigte eine pseudomembranös-nekrotisierende Epiglottitis und Tracheitis, eine Bronchopneumonie, eine abszedierende Myokarditis des linken Ventrikels, eine abszedierende Orchitis sowie eine pseudomembranös-nekrotisierende Colitis.

Alle Gerinnselbildungen zeigten lichtmikroskopisch den typischen Bau von Gerinnungs- und Abscheidungsthromben. Die Beurteilung der Veneninnenwand hinsichtlich mechanischer Verletzungen ist schwierig, da das Gefäßendothel am Fuße eines Thrombus nach STAMPFL auch ohne diese rasch schwindet. Einmal fand sich nach einer Liegezeit des Katheters von einem Tag eine umschriebene Schädigung der Media mit Abbruch der Kollagenfasern und frischer Thrombosierung des Defektes. In keinem Fall war es zu einer adventitiellen oder periadventitiellen entzündlichen Reaktion im Bereich der untersuchten Thrombose gekommen. Ihr sekundärer Umbau in Form von Endothelialisierung der Oberfläche, Einsprossen von kollagenem Bindegewebe, Revaskularisierung oder Hämosiderinablagerung war entsprechend der Liegezeit der Katheter fortgeschritten. Mit zunehmender Organisation schrumpfen die an ihrer Unterlage fest verankerten Thromben immer mehr zu flachen Narben, die auch hämodynamisch keine Auswirkungen haben dürften.

In dem dargelegten Beobachtungsgut fällt die große Zahl von lokalen Thrombosen im Bereich des Katheters auf, wie sie bisher von keinem Autor angegeben wurde. Diese Häufung der Venenwandveränderungen wird unter Berücksichtigung der durch das Einführen des Katheters möglichen Gefäßwandschädigungen sowie der präfinalen Verschlechterung der Kreislaufverhältnisse verständlich. Letztere spielt sicher eine wesentliche Rolle, zeigten doch von elf Kathetern, die bis zu drei Tage ante exitum eingelegt worden waren, neun Thrombosen, während die Beurteilung der mechanischen Läsion der Venenwand bei Fehlen grober Schäden aus den schon erwähnten Gründen schwierig ist.

Nach IRNIGER wird jede Thrombose nach etwa zehn Tagen bindegewebig organisiert. Daher bedeutet vom morphologischen Standpunkt aus die erste Dekade das kritische Stadium, weswegen es ratsam zu sein scheint, den Cava-Katheter wegen der erhöhten Gefahr des Auftretens einer

Thromboembolie nicht vor Ablauf dieser Frist zu entfernen, sofern nicht andere klinische Erscheinungen dazu zwingen.

Zusammenfassend kann gesagt werden, daß bei Anwendung des Cava-Katheters bei einem vorwiegend neurochirurgischen Krankengut um so öfter mit pathomorphologischen Veränderungen in Form von Thrombosen zu rechnen ist, je strenger die Indikation gestellt wird, d. h. je schlechter das Allgemeinbefinden und damit auch die Kreislaufverhältnisse bei Beginn der parenteralen Therapie sind. Das ergibt sich aus der großen Zahl von Thrombosen bei den Kathetern, deren Träger ein bis drei Tage nach Einführung derselben verstarben. Demgegenüber scheint es möglich zu sein, bei Beachtung aller klinischen Kautelen weitere schwerwiegende morphische Veränderungen zu vermeiden. Um die Gefahr einer möglichen und beschriebenen Thromboembolie zu reduzieren, möchten wir empfehlen, den Katheter wenigstens zehn Tage liegen zu lassen, da zu diesem Zeitpunkt die Organisation der Thromben im allgemeinen genügend weit fortgeschritten ist.

Literatur

Irniger, W.: Histologische Altersbestimmung von Thromben und Embolien. Virchows Arch. path. Anat. **336**, 220–237, (1963).

Reichelt, A., F. Fischer und H. Dietz: Über die Anwendung des Vena-cava-Katheters aus klinischer und pathologisch-anatomischer Sicht. Acta neurochir. **13**, 556–571, (1965).

Stampfl, B.: Die Endothelialisierung von Gefäßwandauflagerungen. Verh. Dtsch. Ges. Pat. **46**, 272–276, (1962).

Venographische Untersuchungen bei Patienten mit Vena Cava-Katheter

Von **H. Dietz** und **K. H. van de Weyer**

Aus der Neurochirurgischen Universitäts-Klinik (Dir.: Prof. Dr. K. Schürmann) und dem Institut für Klinische Strahlenkunde (Dir.: Prof. Dr. L. Diethelm) der Johannes Gutenberg-Universität Mainz

Im Rahmen der Intensivpflege auf der neurochirurgischen Wachstation führen wir relativ häufig eine parenterale Ernährung mittels eines in die Vena cava superior von der Vena basilica her eingelegten Katheters durch. Über die Erfahrungen mit dieser Art der parenteralen Nahrungszufuhr haben wir soeben berichtet (vgl. Fischer, Dietz und Halmágyi). An Hand pathologisch-anatomischer Untersuchungen konnten Reichelt, Fischer und Dietz zeigen, daß der von der Ellenbeuge her in die Vena cava cranialis eingelegte Katheter bei 20 von 21 obduzierten Fällen unabhängig von der Länge der Katheterliegezeit mehr oder minder starke thrombotische Veränderungen hervorgerufen hatte. Angesichts dieser Befunde haben wir versucht, auf dem Wege der venographischen Darstellung Häufigkeit, Art und Ausmaß der durch den Vena cava-Katheter hervorgerufenen röntgenologisch faßbaren Veränderungen sowohl während der Liegezeit des Katheters als auch nach dessen Entfernung zu objektivieren.

Die Ergebnisse dieser Untersuchungen an 25 Fällen sollen im folgenden dargestellt werden.

Ähnliche Untersuchungen, die nur zum Zwecke des Nachweises thrombotischer Veränderungen im Bereich der oberen Hohlvene und ihrem Zustromgebiet durchgeführt wurden, konnten wir in der uns zugänglichen Literatur nicht finden. Darstellungen des Einstromgebietes der oberen Hohlvene vom Arm her wurden entweder im Rahmen angiocardiographischer Untersuchungen oder im Zusammenhang des sogenannten oberen Cava-Syndroms durchgeführt, wenn eine meist erhebliche Einflußstauung bereits klinisch den Verdacht auf eine Obstruktion der Vena cava cranialis nahelegte. Die weitaus häufigsten Ursachen für das obere Cava-Syndrom sind maligne Tumoren des Mediastinum (Deterling und Bhonslay, Hanlon und Danis, Roswit, Kaplan und Jacobson, Schechter und Ziskind sowie Kunze), in größerem Abstand folgen dann die gutartigen Tumoren der Lunge und des Mediastinum, ferner Tuberkulose, Lues, Pericarditis, Aortenaneurysmen u. a. mehr (Klassen, Andrews und Curtis, Effler und Groves, McIntire und Sykes). Durch lokale Entzündungsprozesse der Vene selbst (Endophlebitis) oder durch von der Peripherie her fortschreitende Thrombose verursachte Verschlußsyndrome sind dagegen relativ selten beschrieben (Bauer, Blasingame, Buzzard, Cleland, Stühlinger und Bartsch). In der großen Übersicht von McIntire und Sykes von 1949 sind unter 502 Fällen Thrombosen der Vena cava cranialis infolge lokaler Phlebitis mit 4,5% und Verschlüsse durch von der Peripherie fortgeleitete Thrombosen mit 2,8% beteiligt. In einer alten Übersicht von Lubarsch beträgt bei Auszählung von 786 Thrombosen der Anteil der Thrombosen der Vena cava superior unter 1%, ist also offenbar sehr gering.

Demgegenüber kommen nach unseren Beobachtungen thrombotische Veränderungen im Einflußgebiet der oberen Hohlvene durch das Einlegen eines Katheters häufig vor. Wir müssen aus den erwähnten Untersuchungen von Reichelt, Fischer und Dietz schließen, daß sich solche Gefäßveränderungen bei allen Patienten, denen ein Vena cava-Katheter eingelegt worden ist, entwickeln, – also auch bei jenen, die bei Nachuntersuchungen klinisch keine Zeichen eines Strombahnhindernisses im ehemaligen Liegebereich des Cava-Katheters bieten.

Auch Stühlinger und Bartsch fanden 1941 bei der Autopsie einen vollständigen Verschluß der oberen Hohlvene bei einem sonst gesunden Manne, der durch Erfrierung starb und zu Lebzeiten keinerlei klinische Erscheinungen dieses thrombotischen Geschehens gezeigt hatte.

Zur Abklärung der Frage, wieweit durch einen von der Vena basilica her in die Vena cava cranialis eingelegten Katheter thrombotische Veränderungen, die das Gefäßlumen einengen bzw. den Blutrückstrom zum Herzen behindern röntgenologisch objektiviert werden können, führten wir in 25 Fällen serienangiographische Kontrastmitteldarstellungen der Venen des Oberarm-, Schulter- und oberen Thoraxbereiches aus. Und zwar einmal während der Katheter noch lag, also unter der stationären Beobachtung, und zum anderen nach Abschluß der stationären Behandlung anläßlich einer ambulanten Nachuntersuchung.

Unser technisches Vorgehen war dabei folgendes:

In den noch liegenden Katheter, oder, bei Nachuntersuchungen, durch Punktion einer erreichbaren Vene der Ellenbeuge oder des Unterarmes wurden jeweils 50 ml 76%iges Urografin manuell injiziert und dabei mit dem Elema-Schönander-Blattfilmwechsler 10–11 Serienaufnahmen belichtet mit einer zeitlichen Abfolge von 1,5 Bildern pro sec, das sind 6–7 sec pro Serie.

Die gewonnenen Röntgenaufnahmen wurden nach folgenden Gesichtspunkten ausgewertet:

1. Lassen sich aus der Art der Kontrastmittelanreicherung Aussagen über Form, Art und Ausmaß möglicher Gefäßlumenveränderungen machen?

2. Haben sich bei stärkerer Gefäßlumeneinengung funktionell wirksame Umgehungswege ausgebildet?

3. Lassen sich Aussagen machen über eine Behinderung des venösen Abflusses bzw. des Blutrückstroms zum Herzen?

4. Stehen die erhobenen Befunde in Beziehung zur Länge der Katheterliegezeit einerseits und zum klinischen Bild andererseits?

Tab.: 1 *Anzahl der pathologischen Befunde im Venogramm bei Cava-Katheter*

Liegezeit des Katheters (Tage)	1–7	8–14	15–21	22–28	29–42	48 bzw. 61	Gesamtzahl
Zahl der Venographie-Fälle	2	4	10	3	4	2	25
Anzahl der Fälle mit patholog. Befund	1	4	9	2	3	2	21

Die Tab. 1 gibt einen Überblick über die Zahl der pathologischen Befunde in Relation zur Länge der Katheterliegezeit.

Es zeigt sich, daß bei 21 von den untersuchten 25 Fällen ein pathologischer Befund erhoben werden konnte, daß aber offenbar keine Abhängigkeit zur Liegedauer des Katheters besteht.

Tab.: 2 *Venographische Befunde im Verhältnis zur Katheterliegezeit*

Liegezeit (Tage)	Fallzahl	Abfluß-behinderung	Gefäßwand-prozesse	Katheter-umscheidungs-thromben	Kollateralen
1– 7	2	1	1	1	1
8–14	4	1	4	3	—
15–21	10	8	8	7	3
22–28	3	2	2	1	2
29–42	4	1	3	2	—
48 bzw. 61	2	1	2	1	—
Summen	25	14	20	15	6

In der Tab. 2 sind nach der Länge der Katheterliegezeit die von uns festgestellten pathologischen Befunde aufgeschlüsselt, die wir in die Gruppen Abflußbehinderung, Gefäßwandprozesse (Parietalthromben), Katheterumscheidungsthromben und kollaterale Umgehungswege unterteilt haben. Aus den Zahlen ist ersichtlich: Abflußbehinderungen bestehen in über der Hälfte der Fälle; thrombotische Prozesse sind sehr häufig sowohl an der Gefäßwand (in 20 Fällen) als auch um den Katheter (in 15 Fällen) in Form von Umscheidungsthromben. In sechs Fällen hatten sich durch die entstandene Abflußbehinderung Kollateralen zur Umgehung einer Lumeneinengung ausgebildet. Die Dauer der Katheterliegezeit hatte auf Häufigkeit und Schweregrad der Befunde keinen sicheren Einfluß.

Wir sind uns darüber klar, daß bei unseren Untersuchungen aus der Art und der Geschwindigkeit des Kontrastmittelabflusses nicht unmittelbar auf den Blutdurchfluß geschlossen werden kann. Wir können bisher an Hand unserer Serienangiogramme nur qualitative Aussagen machen. Zur genauen Bestimmung z. B. der Durchflußzeit sind unsere Untersuchungen nach Anlage und Durchführung nicht geeignet. Es lassen sich jedoch in Relation zur Konstanz der verwandten Kontrastmittelmenge einerseits und der Konstanz des zeitlichen Ablaufs der Bildserien von 6–7 sec andererseits vier Formen des Kontrastmitteldurchflusses unterscheiden:

1. ein normaler, d. h. ungestörter Abfluß.
2. ein erkennbar verlangsamter, verzögerter Abfluß,
3. ein deutlich gestörter, behinderter Abfluß und
4. ein blockierter Abfluß im Hauptstrombereich der Vena axillaris-subclavia-brachiocephalica-cava. Eine völlige Blockierung infolge totaler Occlusion des Abstromweges ist in unseren Fällen bisher nicht vorgekommen. Auch in dem Falle mit der längsten Katheterliegezeit, bei dem wir am 61. Tag der Katheterlage die Venographie durchführten, waren nur mäßiggradige Hinweise auf eine bestehende Abflußverzögerung vorhanden.

Hinsichtlich der Art des abflußbehindernden Prozesses lassen sich nach dem Venogramm zwei Formen thrombotischer Prozesse unterscheiden:

1. wandständige, der Gefäßwand an- bzw. aufliegende, das Venenlumen einengende Prozesse (Parietalthromben) und
2. die Katheteraußenfläche umkleidende thrombotische Prozesse, sog. Umscheidungsthromben.

Diese Unterscheidung in Parietalthromben und Katheterumscheidungsthromben ergab sich auch aus den erwähnten pathologisch-anatomischen Untersuchungen von Reichelt, Fischer und Dietz.

Die Parietalthromben stellen sich im Venogramm entweder als isolierte mehr oder minder umschriebene, randständige Kontrastmittelaussparungen dar, die auf bestimmte Gefäßabschnitte (z. B. Vena axillaris oder Vena subclavia) beschränkt oder aber über längere Gefäßgebiete ausgedehnte Gefäßwandunregelmäßigkeiten mit mehr oder minder starker Einengung des Gefäßlumens sein können. Es fällt auf, daß von allen Gefäßabschnitten die Vena subclavia am häufigsten von Parietalthromben betroffen war (in 14 von 20 Fällen).

Die Abb. 1 zeigt eine Darstellung bei einem Patienten, dem der Katheter in der 2. Woche entfernt und während der Entfernung eine Venographie durchgeführt wurde, und zwar nach Zurückziehen des Katheterendes in die distale Vena subclavia. Man erkennt unregelmäßige Kontrastmittelaussparungen besonders im Bereich der Vena subclavia als Ausdruck bestehender Parietalthromben ohne Behinderung des Kontrastmittelabflusses.

Wir sind uns bewußt, nicht in allen Fällen den genauen Schweregrad evtl. bestehender thrombotischer Veränderungen erschließen zu können. In der Regel läßt sich nur das Vorhandensein von Gefäßinnenwandprozessen überhaupt feststellen, während das Ausmaß dieser Prozesse nur in jenen Fällen einigermaßen sicher beurteilbar ist, in welchen schwere Lumeneinengungen zur Darstellung kommen, wie z. B. in der Abb. 2: eine Venographie am 23. Tag der Katheterlage; es besteht eine deutliche Lumen-

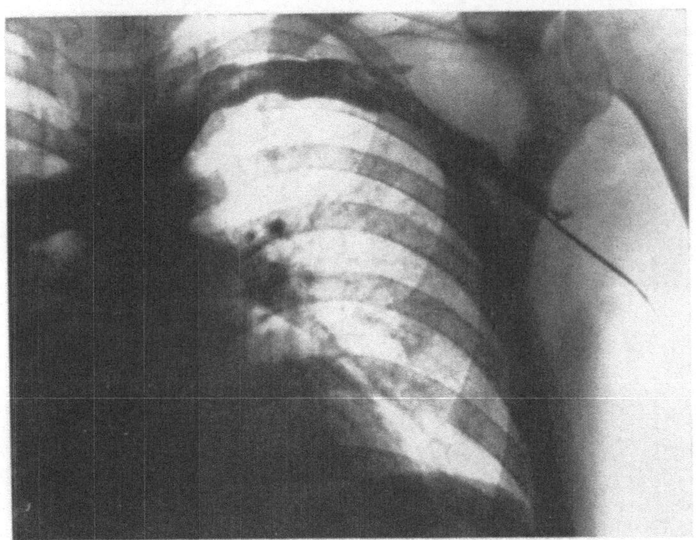

Abb. 1

einengung in der Vena subclavia und der Abfluß ist hier (wie besonders aus den Serienaufnahmen hervorgeht) verzögert. Man erkennt auf dieser Aufnahme ferner einen von der Vena basilica bis in die Vena subclavia verfolgbaren Umscheidungsthrombus als Doppelkontur um den Katheter.

Diese Katheterumscheidungsthromben stellen ein besonders interessantes Problem dar. Sie imponieren in der Kontrastmitteldarstellung als ein selbständiges dünnes Rohr innerhalb des größeren Gefäßlumens. Solche Umscheidungsthromben können entweder als Negativ, d. h. als Aussparung in der umgebenden KM-Auffüllung des Gefäßes abgebildet sein oder in positiver Form zur Darstellung kommen. Diese positive Wiedergabe läßt sich dadurch erreichen, daß der Katheter vor der Injektion gegenüber seiner früheren Lage vorsichtig in die Peripherie zurückgezogen und dadanach das ganze Innenlumen des Umscheidungsthrombus mit Kontrastmittel aufgefüllt wird.

Die Abb. 3 und 4 geben einen solchen Umscheidungsthrombus wieder. In Abb. 3 ist eine Venographie anläßlich der Entfernung des Katheters am

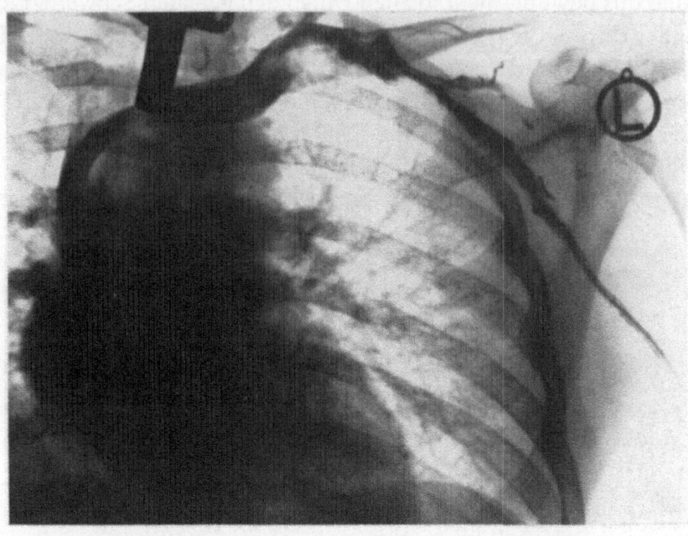

Abb. 2

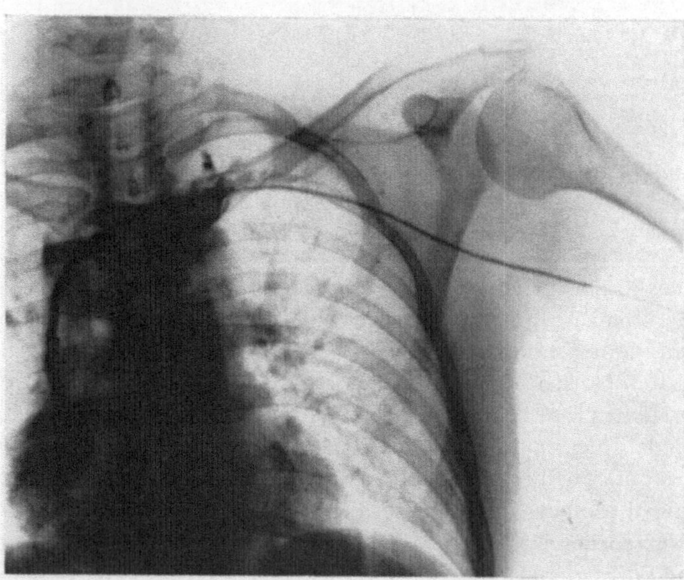

Abb. 3

16. Tag dargestellt, nachdem das Katheterende bis in die Vena subclavia zurückgezogen wurde: Hier stellt sich der Katheterumscheidungsthrombus

als selbständiger, isolierter Kanal von Katheterende bis tief in die Vena cava hinein dar.

In Abb. 4 ist bei demselben Patienten der Katheter weiter bis in die Vena basilica zurückgezogen worden und nach nochmaliger Kontrastmittelinjektion erkennt man, daß der Umscheidungsthrombus wie ein Rohr bereits von der Vena basilica her im größeren Lumen des Gefäßes liegt, welches durch einige undichte Stellen dieses Umscheidungsthrombuskanals im Bereich der Vena axillaris streckenweise zur Darstellung kommt.

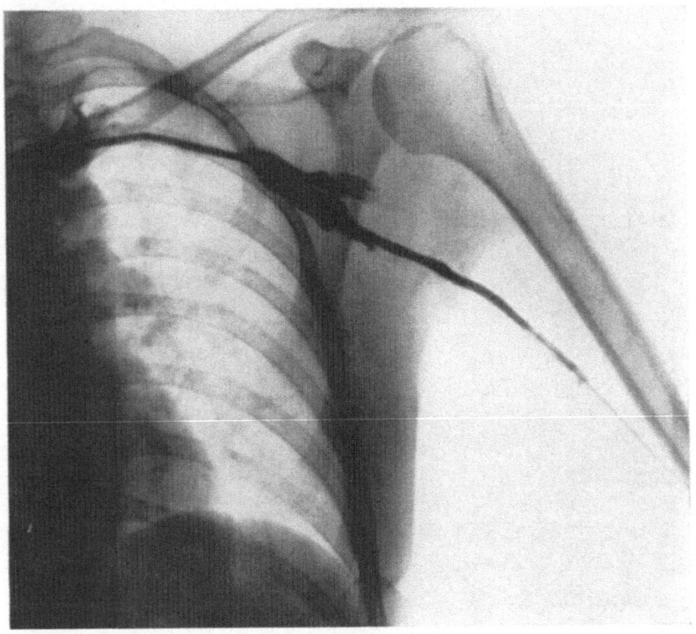

Abb. 4

Die Abb. 5 zeigt eine Venographie anläßlich einer Nachuntersuchung einer Patientin am 244. Tag, also 8 Monate nach Entfernung eines damals 15 Tage gelegenen Cava-Katheters. Das Kontrastmittel gelangt von der anpunktierten radialen Unterarmvene her einmal über die tiefe Vena brachialis in die Vena axillaris und zum anderen über die Vena cephalica in die Vena subclavia. Von der Vena axillaris bis in die Vena brachiocephalica finden sich deutliche Wandunregelmäßigkeiten. Selbst nach so langer Zeit ist der Umscheidungsthrombus im Lumen der Vena axillaris, der Vena subclavia und der Vena brachiocephalica als Aussparung noch angedeutet erkennbar.

Weder parietale noch Umscheidungsthromben kommen selbständig, d. h- unabhängig voneinander vor. Es sind wahrscheinlich immer beide Formen thrombotischer Abscheidung vorhanden, die miteinander in Verbindung stehen und auf diese Weise auch gelegentlich besonders schwere Lumeneinengungen zustande bringen. Besonders ausgeprägt sind solche Thromben an einigen Prädilektionsstellen des Gefäßverlaufs, an denen der Katheter infolge der Kurvatur des aufsteigenden Axillaris- und des absteigenden Brachiocephalicabogens direkt der Gefäßwand anliegt. Wie bereits erwähnt, ist in unseren Fällen die Vena subclavia besonders häufig von lumeneinengenden Prozessen betroffen und in ihrem Verlauf wiederum besonders die Stelle unmittelbar vor der Einmündung der Vena jugularis interna.

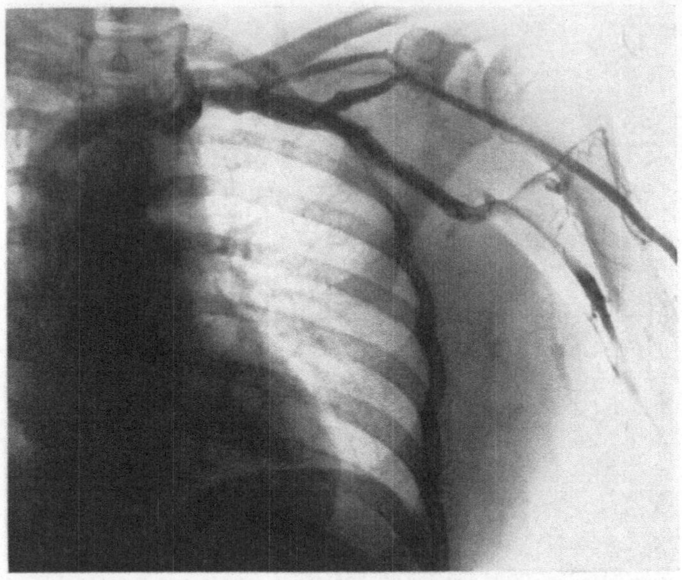

Abb. 5

Wenn wir auch in unseren Fällen keine völlige Blockierung des Abflusses zur Vena cava gefunden haben, so stellen sich doch einige Engstellen dar, welche den Abstrom offenbar so stark behindern, daß sie durch kollaterale Venenbrücken umgangen werden. Inwieweit dabei jeweils eine funktionell voll wirksame Umgehung besteht oder sich der Kollateralweg nur als Strömungshilfe auswirkt, läßt sich aus unseren Serienuntersuchungen nicht sicher ableiten.

Es ist noch zu erwähnen, daß bei keinem der 25 untersuchten bzw. nachuntersuchten Fälle klinische Erscheinungen im Sinne eines sogenannten oberen Cava-Syndroms vorhanden waren. Zeichen einer Einflußstauung, einer vermehrten Venenzeichnung in der Schulterregion bzw. in der betreffenden Extremität oder eine Schwellung bzw. Umfangvermehrung des betroffenen Armes gegenüber der anderen Extremität waren nicht vorhanden.

Zusammenfassung

1. Bei 21 von 25 untersuchten Patienten hat der Vena cava-Katheter objektivierbare thrombotische Veränderungen verursacht. Auch in jenen Fällen, die keinen pathologischen Befund bei der Kontrastmitteldarstellung boten, ist nach den übrigen Erfahrungen das Vorhandensein thrombotischer Veränderungen wahrscheinlich. Ein negativer Röntgenbefund besagt also nicht unbedingt, daß keine Veränderungen bestehen, ebenso wie ein positiver Befund nicht das wirkliche Ausmaß des bestehenden Prozesses wiederzugeben braucht.

2. Zwischen dem Schweregrad der erfaßten Gefäßveränderungen und der Länge der Katheterliegezeit konnten wir keine sicheren Beziehungen sehen. Es ließen sich relativ starke Veränderungen bereits nach einer kurzen Katheterliegezeit und relativ geringfügige Veränderungen bei langer Liegezeit (61 Tage) nachweisen und schließlich waren in einem Falle mit 15 Tage liegendem Katheter noch 8 Monate nach dessen Entfernung eindrucksvolle Veränderungen zu registrieren.

3. Alle nachgewiesenen Veränderungen haben sich in keiner Weise im klinischen Bild manifestiert, d. h., in keinem Falle bestanden bei äußerer Untersuchung Zeichen einer Störung des Blutabstroms aus dem betroffenen Arm.

Gerade dieser letztere Gesichtspunkt spricht trotz aller nachgewiesenen Veränderungen unseres Erachtens für den Vena cava-Katheter, den wir besonders für unsere schweren neurochirurgischen Fälle, nach Abwägung aller Komplikationsmöglichkeiten, bei einer länger dauernden parenteralen Ernährungsnotwendigkeit im Vergleich zu anderen Applikationsweisen für das geringere Übel ansehen.

Literatur

Bauer, H.: Ein Fall von Thrombose der Cava superior. (Bemerkungen zur medikamentösen Behandlung großer Thrombosen.) Münch. med. Wschr. **88**, 704 (1941).

Blasingame, F. J. L.: Thrombotic occlusion of superior vena cava and its tributaries, associated with etablished collateral circulation. Arch. Path. (Chicago) **25**, 361 (1938).

Buzzard, E. M.: Thrombosis of superior vena cava. Brit. J. Tuberc. **34**, 39 (1940).

Cleland, W. P.: Thrombosis of superior vena cava and pulmonary veins. Brit. J. Tuberc. **35**, 141 (1941).

Deterling, R. A. and S. B. Bhonslay: Use of vessel grafts and plastic prostheses for relief of superior vena cava obstruction. Surgery **38**, 1008 (1955).

Effler, D. B. and L. K. Groves: Superior vena caval obstruction. J. Thor. Cardiov. Surg. **43**, 574 (1962).

Fischer, F., H. Dietz und M. Halmagyi: Klinische Erfahrungen mit dem Vena cava-Katheter. Symposion für Infusionstherapie, Mainz 29.–30. Oktober 1965.

Hanlon, C. R. and R. K. Danis: Superior vena caval obstruction. Indications for diagnostic thoracotomy. Ann. Surg. **161**, 771 (1965).

Klassen, K. P., N. C. Andrews, and G. M. Curtis: Diagnosis and treatment of superior-vena-cava obstruction. Arch. Surg. **63**, 311 (1951).

Kunze, H.: Die obere Einflußstauung in radiologischer Sicht. Med. Klin. **58**, 933 (1963).

Lubarsch, O.: In: Henke-Lubarsch, Handbuch d. spez. path. Anatomie und Histologie, 1924, Bd. 2, 787.

McIntire, F. T. and E. M. Sykes: Obstruction of the superior vena cava: a review of the literature and report of two personal cases. Ann. Int. Med. **30**, 925 (1949).

Reichelt, A., F. Fischer und H. Dietz: Über die Anwendung des Vena cava-Katheters aus klinischer und pathologisch-anatomischer Sicht. Acta neurochir. (Wien) **13**, 556 (1965).

Roswit, B., G. Kaplan, and H. G. Jacobson: The superior vena cava obstruction syndrome in bronchogenic carcinoma; pathologic physiology and therapeutic management. Radiology **61**, 722 (1953).

Schechter, M. M. and M. M. Ziskind: The superior vena cava syndrome. Therapeutic considerations. Amer. J. Med. **18**, 561 (1955).

Stühlinger, H. und G. H. Bartsch: Verschluß der Vena cava superior. Mitteilung von zwei Beobachtungen. Z. Kreislaufforschung **33**, 28 (1941).

Die Feinstruktur der Oberfläche von Kunststoffkathetern

Von **R. Bäßler** und **A. Reichelt**

Aus dem Pathologischen Institut (Dir.: Prof. Dr. H. Bredt)
der Johannes Gutenberg-Universität Mainz

Die Anwendung von Kunststoff-Kathetern zur parenteralen Ernährung wirft auch angesichts der Bewährung dieser Methode noch heute theoretische Fragen auf, wobei aus der Sicht der allgemeinen Pathologie das Verhalten der Gefäßwand nach Einführen und Lage des Katheters im Vordergrund der Erörterungen steht. Die bisherigen Beobachtungen über die Ausbildung von Thromben entlang der Katheter in den großen Extremitätenvenen, in der Hohlvene und in der Pfortader nach Austauschtransfusionen von Neugeborenen (Ruckes, Bopp und Toussaint, 1965) haben verschiedene Reaktionsformen der Vene auf den Fremdkörperreiz des Katheters aufgezeigt, worüber zusammenfassend von Reichelt, Fischer und Dietz (1965) berichtet wurde. Dagegen ist der Katheter selbst unter dem Gesichtspunkt des Fremdkörpers im Gefäßsystem nicht näher morphologisch untersucht worden, vor allem liegen keine Angaben vor, die sich mit der Frage seiner Oberflächenstruktur als möglichem Faktor bei der Entstehung von Thromben befassen.

Die vorliegenden Studien haben das Ziel, die Feinstruktur der nativen Katheteroberfläche mit den Veränderungen nach intravenöser Lage vergleichend darzustellen, wobei wir uns einer besonderen Präparationstechnik* für das Elektronenmikroskop bedienten. Die Untersuchungen wurden an sechs Polyäthylen-Kathetern vorgenommen, von denen zwei mehrere Tage intravenös gelegen hatten.

Zur Abbildung dieser Oberflächen nach dem Kollodium-Matrizen-Abdruckverfahren wurden mehrere Segmente der Katheter mit einer 0,6%igen Kollodium-Amylacetat-Lösung bestrichen, wobei die überschüssige Lösung durch Filterpapier aufgenommen wird. Nach Eintrocknung des Kollodiumfilmes ist dieser mit einer Papierklebefolie überklebt und im angetrockneten Zustand von der Probe abgezogen worden (Abb. 1). Danach erfolgte die zweizeitige Bedampfung des Präparates einmal im

* Herrn Priv.-Doz. Dr. Fischer, Physikalisch-chemisches Institut der Universität Mainz, danken wir für sachkundige Beratung und für die Oberflächenpräparation der Katheter.

Winkel von 25° durch Platin-Kohle 3 sec und im Winkel von 90° durch Kohle 21 sec lang (Abb. 2). Dem Kupfernetz des Präparathalters für das Elektronenmikroskop entsprechend wurden netzgroße Stücke in Wasser von 50–60° C von den Klebestreifen abgelöst und die Präparate schließlich von der Kollodiumschicht in einem Aceton-Dampfbad über 3 Std getrennt. – Die Proben sind im Siemens Elmiskop I bei 60 KV Strahlspannung und einer Vergrößerung von 8000–20000 untersucht und 1–2mal im Fokomaten II c von Leitz nachvergrößert worden.

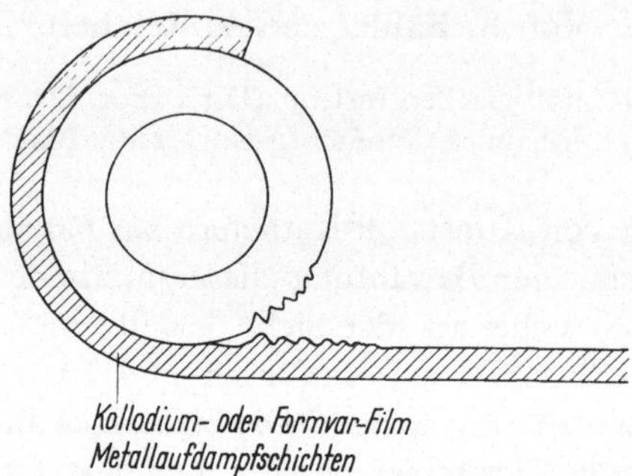

Abb. 1: Schematische Darstellung des Abdruckverfahrens von Oberflächen.

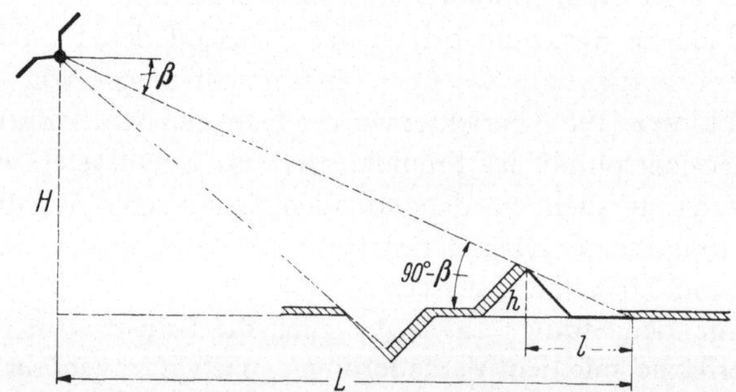

Abb. 2: Schematische Darstellung der Schrägbedampfung mit Angaben zur Ermittlung der Objekthöhe aus dem Schattenwurf nach Reimer.

Für die Abbildungen von Oberflächen bedient man sich des von Mahl entwickelten Abdruckverfahrens, das auf Herstellung einer durchstrahlbaren Matrize und nicht auf dem Prinzip der direkten Abbildung beruht. Das Oberflächengebirge wird dadurch in der aufgedampften Platin-Kohlehaut eingeprägt, die durchstrahlbar ist. Die das Objekt überziehende und aus Kohle bestehende Matrize hat nach Haefer (1960) eine mittlere Dicke von 100–150 Å, die Schrägbedampfungsschicht aus Platin mißt etwa 10–30 Å. Infolge der Schrägbedampfung durch Platin-Kohle erhalten die Bilder eine außerordentliche Plastik und aus der Schattenlänge der in schrägem Winkel bedampften Erhabenheiten eines so gewonnenen Reliefs sind Höhenmessungen von Protuberanzen nach der von MÜLLER (1942) angegebenen Formel (1) möglich (vgl. Abb. 2).

$$h = \frac{H}{L}\, l = l \operatorname{tg}\,(90^\circ - \beta) \tag{1}$$

Die *native Katheteroberfläche* zeigt übereinstimmend an allen untersuchten Stellen bei einer mittleren Vergrößerung von 20000 im Elektronenmikroskop ein feines, z. T. welliges, flach-hügeliges oder netziges Relief, das fast gleichmäßig ausgebildet ist. Gröbere Verwerfungen, auffällige Höhendifferenzen konnten nicht gesehen werden; im Mittel betrugen die Unterschiede 14 mμ. – In Abb. 3a und b sind native Katheteroberflächen abgebildet, wobei die gleichmäßig feingranulierte Schicht der Aufdampfungsfolie aus Kohle und Platin entspricht.

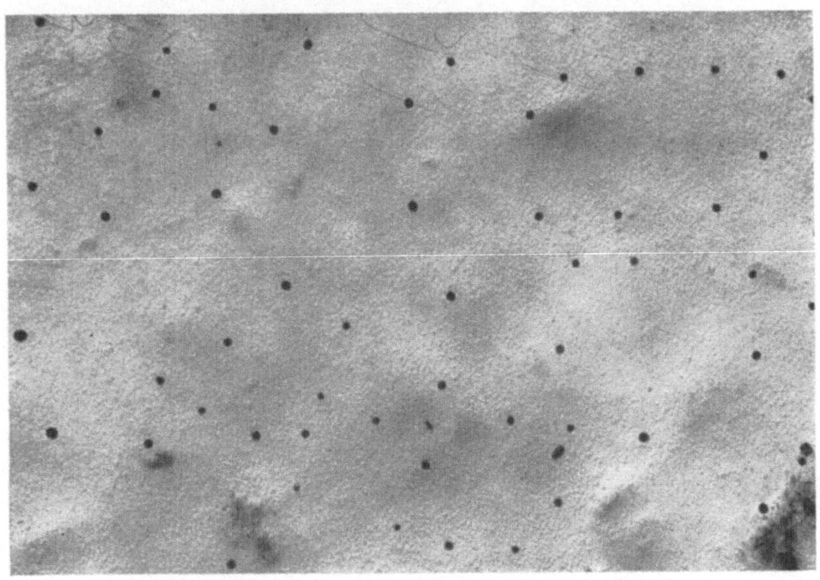

Abb. 3a: Oberfläche eines nativen Polyäthylenkatheters. Die gleichmäßig verteilten schwarzen Punkte sind Artefakte, die feingranuläre Struktur Folge der Pt-C-Bedampfung. Arch.-Nr. 506/65; Vergr. 52000

Nach intravenöser Lage des Katheters werden die beschriebenen Oberflächenstrukturen des Polyäthylens von ungleichmäßigen und unregelmäßig verteilten Auflagerungen bedeckt (Abb. 4a und b). Neben scholligen fein- und grobgranulären Niederschlägen finden sich auch polypöse oder riffartige Gebilde, andererseits auch Formen, die an die Oberfläche einer Reibe erinnern. Aus Messungen der Schattenlänge der Protuberanzen von verschiedenen Katheterstellen der elektronenmikroskopischen Präparate und Berechnung der Höhe konnte im Hinblick auf die Verhältnisse am nativen Katheter folgendes festgestellt werden: Unter dem Einfluß des Blutstromes ändert sich die Katheteroberfläche und weist offenbar zu einem Blutplasmafilm gehörige Protuberanzen auf, die etwa zehnmal höher sind als die feinen Unebenheiten der nativen Katheteroberfläche. Wir möchten dabei auch an die Möglichkeit denken, daß trotz vorsichtiger Entnahme der Katheter aus der Vene und behutsamer Präparationstechnik größere Auflagerungen abgelöst worden sind. – Das Fehlen elektronenoptisch bekannter Strukturen von Blutbestandteilen, insonderheit von Erythrocyten, Thrombocyten und Fibrin, macht wahrscheinlich, daß die

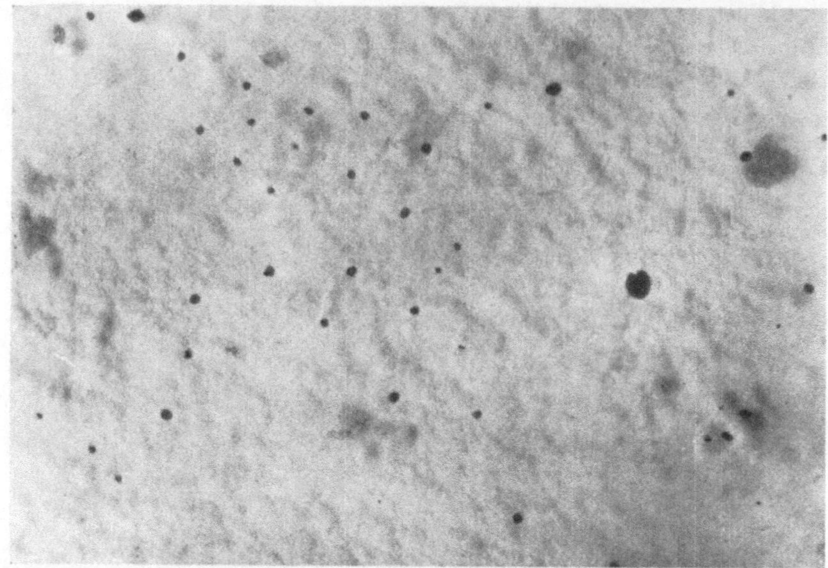

Abb. 3b: Oberfläche eines nativen Polyäthylenkatheters mit gleichmäßigen Unebenheiten. Arch.-Nr. 503/65; Vergr. 40000

neugewonnene Oberflächenschicht nur aus dem Blutplasma entsteht und eine mittlere Schichtdicke von 155 mμ besitzt (100 Messungen an fünf verschiedenen Katheterstellen mit Minimalwerten von $h = 62$ mμ und Maximalwerten von $h = 314$ mμ; nativer Katheter $h = 14$ mμ (vgl. Formel 1). Diese Dimensionen lassen sich dadurch veranschaulichen, daß man den etwa 2 mm betragenden Durchmesser der Polyäthylen-Katheter auf 2 m gedanklich erweitert. Dann würde dem Blutplasmafilm eine mittlere Schichtdicke von 0,155 mm entsprechen. Diese Meßwerte betreffen nur diejenigen Katheterabschnitte, die bei der Entnahme aus der Vene makroskopisch ohne Auflagerungen erscheinen. Im Bereiche eines Thrombus liegen andere Oberflächenstrukturen und größere Schichtdicken vor.

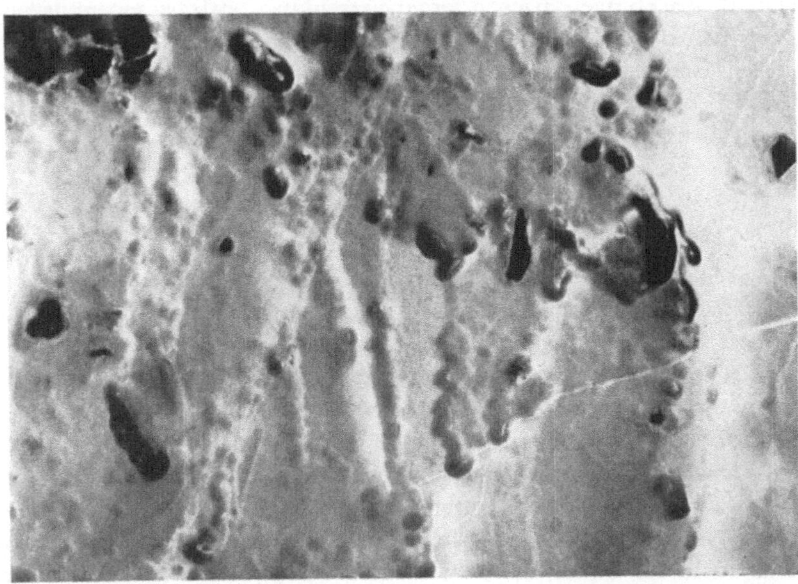

Abb. 4a: Katheteroberfläche nach intravenöser Lage. Zahlreiche polypös gestaltete Protuberanzen bis zu 233 mμ Objekthöhe. Die dunkle Seite der Auflagerungen ist schräg bedampft, dem sog. Schattenwurf entsprechen die weißen Felder. Arch.-Nr. 573/65; Vergr. 30000

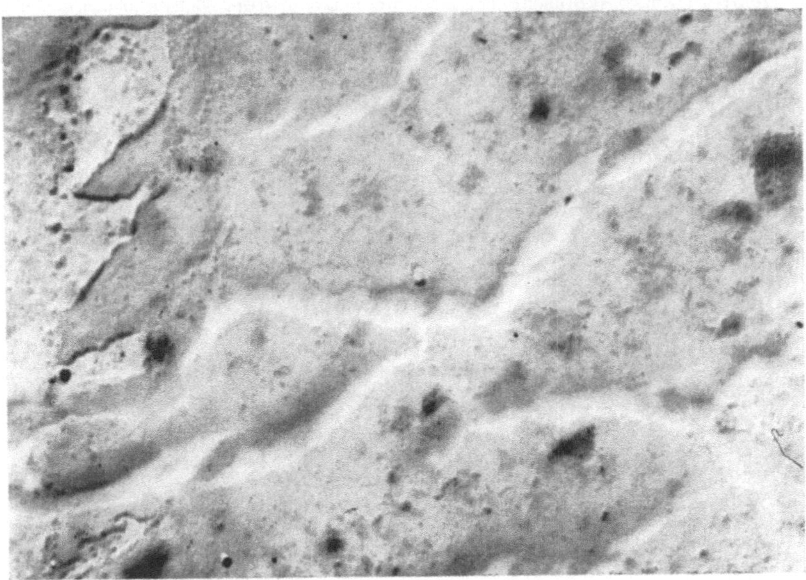

Abb. 4b: Katheteroberfläche nach intravenöser Lage mit riffartigen und feinhöckerigen Auflagerungen. Arch.-Nr. 578/65; Vergr. 20000.

Die Beobachtungen machen ferner verständlich, daß bei einem flächenhaften Kontakt des Katheters mit der Gefäßwand der Blutplasmafilm zuerst mit dem Endothel in Berührung kommt und nach einer Wandschädigung im Gefäßrohr und Freisetzung von Thrombokinin die Blutgerinnung zur Folge haben kann.

Zusammenfassung

Im Gegensatz zu zahlreichen Studien über Veränderungen der Gefäßwand bei intravenösen Kathetern zur parenteralen Ernährung ist der Katheter selbst nicht näher untersucht worden. Da der Katheteroberfläche eine Bedeutung bei der Entstehung intravenöser Thromben zugemessen werden könnte, wurden elektronenoptisch im Kollodium-Matrizen-Abdruckverfahren Katheteroberflächen vor und nach intravenöser Lage untersucht. Die Beobachtungen zeigen, daß der Katheter im Blutstrom von einem wahrscheinlich aus Blutplasma bestehenden Film mit unregelmäßigen Protuberanzen von 155 mμ mittlerer Höhe überzogen wird. Geformte Bestandteile des Blutes konnten in dieser Oberflächenschicht nicht festgestellt werden.

Literatur

Haefer, R. A.: Optische Dickenmessung von Aufdampfschichten für die elektronenmikroskopische Präparation. Prov. Europ. Regional Conf. Delft, 1960, Bd. 1, 591.

Reichelt, A., F. Fischer und H. Dietz: Über die Anwendung des Vena-cava-Katheters aus klinischer und pathologisch-anatomischer Sicht. Acta neurochir. **13**, 556 (1965).

Reimer, L.: Elektronenmikroskopische Präparations- und Untersuchungsmethoden. Springer, Berlin-Göttingen-Heidelberg, 1958.

Ruckes, J., G. Bopp und W. Toussaint: Histomorphologie der Nabelvene, der Pfortader und des Ductus venosus arantii des Früh- und Neugeborenen nach Einführung von Kunststoffkathetern. Mschr. Kinderheilhk. (im Druck).

Müller, H. O.: Die Ausmessung der Tiefe übermikroskopischer Objekte. Kolloid-Z. **99**, 6 (1942).

Französische Studien zur Infusionstechnik

Von **J. Lassner**

Im Zuge von Studien über die Blutzirkulation in den Capillaren hat der französische Arzt Poiseuille im Jahre 1840 das für die Dynamik von Flüssigkeiten so wichtige Gesetz gefunden, demzufolge das Fließvolumen dem Druck und der vierten Potenz der lichten Weite des Gefäßes direkt und der Viskosität umgekehrt proportional ist. Die entscheidende Bedeutung des Durchmessers der Nadel, die meist die engste Stelle im Infusionssystem darstellt für das Quantum von Flüssigkeit, das pro Zeiteinheit infundiert werden kann, geht daraus klar hervor. Damit, daß eine weitbohrige Nadel in eine Vene eingelegt worden ist, sind aber noch nicht notwendigerweise die Bedingungen geschaffen, die ein schnelles Infundieren gestatten. Tatsächlich kann nämlich die Kontraktion der Vene einen solchen Widerstand gegen die einfließende Flüssigkeit darstellen, daß die Infusion erheblich verzögert wird. Es ist daher wertlos, eine verhältnismäßig dicke Nadel in ein enges Gefäß einzuzwängen, d. h. eine momentane Erweiterung der Venen herbeizuführen.

Das Einlegen weitbohriger Kanülen ist erforderlich, wenn man mit einem erheblichen Blutverlust während einer Operation rechnen muß oder falls es gilt, einem ausgebluteten Patienten Blut oder Blutersatzstoffe schnell zuzuführen. Die Venenpunktion erfolgt in den beiden angegebenen Fällen unter sehr verschiedenen Umständen. Einmal hat man dazu ausreichend Zeit, wenn es sich um eine prophylaktische Punktion handelt, und kann den günstigsten Moment dazu wählen, so etwa den Zeitpunkt knapp nach Beginn der Anaesthesie, wo die Venen meist weitgestellt sind und wo die Punktion schmerzfrei erfolgen kann. Beim Patienten im Schock ist die Punktion peripherer Venen erfahrungsgemäß oft äußerst schwierig. Bei den Versuchen, solche kollabierten Gefäße anzustechen, kommt es oft zur unnützen Beschädigung der Gefäße, was für die spätere Versorgung der Patienten nachteilig ist. Derartige Versuche sollten deshalb unterlassen werden.

Besteht ein gut fühlbarer Puls in der Arteria femoralis, so ist meist auch bei dem Patienten im Schock die Punktion der Vena femoralis durchführbar. Ist dies nicht mit Sicherheit anzunehmen, so sollte sofort die von Robert Aubanic schon vor mehr als zehn Jahren angegebene Punktion der Vena subclavia durchgeführt werden. Dieses Gefäß ist so von Fascien und Bindegewebe fixiert, daß es auch beim Patienten im Schockzustand weit offen bleibt. Der Zugang ist anatomisch klar definiert und die eingeführte Nadel wird durch das dichte Gewebe zwischen der Clavicula und der ersten Rippe so fixiert, daß die Verlagerung kaum zu befürchten ist. Die Infusion in die Vena subclavia oder beim entsprechenden Vorschieben einer Plastiknadel in die Vena anonyma hat den Vorteil eines minimalen Widerstandes gegen das Einfließen der Transfusionslösung. Es besteht jedoch die Gefahr, daß bei unsachgemäßer Anlegung der Infusion die Flüssigkeit in den Thoraxraum gerät. Man kann es vielleicht auch als einen, wenn auch nur geringen, Nachteil der Methode ansehen, daß es einer Spritze bedarf, um die Nadel oder die Kanüle sachgerecht einzulegen, da Blut nur dann an der Nadelöffnung erscheint, wenn es durch die Spritze angesaugt wird. Bekanntlich ist ja der Druck in der Vena subclavia Null oder es besteht dort sogar ein Unterdruck. Die Gefahr einer Gasembolie durch eine in der Subclavia angelegten Nadel ist doch äußerst gering. Die Punktion ist leicht erlernbar und hat in einer sehr großen Anzahl von Fällen ausgezeichnete Dienste geleistet. Unseres Erachtens darf aber die Gefahr, einen Hämatothorax herbeizuführen, nicht außer acht gelassen werden. Unter weniger kritischen Umständen ist daher die Punktion der Vena femoralis vorzuziehen. Schließlich sei noch erwähnt, daß bei Patienten, bei denen der Schock zur Herzinsuffizienz geführt hat und bei denen die intraarterielle Transfusion lebensrettend wirken kann, diese rasch durch die Punktion der Aorta bewerkstelligt werden soll und nicht durch ein langwieriges Freipräparieren einer peripheren Arterie. Die Aortenpunktion geschieht am besten, wie sie von den Röntgenologen zur Aortographie praktiziert wird, links der Wirbelsäule, knapp unterhalb der letzten Rippe.

Die schnelle Zufuhr großer Flüssigkeitsmengen und die intravenöse Dauerinfusion über viele Stunden oder Tage sind zwei grundverschiedene Aufgaben. Es ist wahrscheinlich unmöglich, die beiden auf einen gemeinsamen Nenner zu bringen, das heißt, es ist ungünstig zu versuchen, dieselbe Infusionstechnik für beide zur Anwendung zu bringen. Dabei sollte noch unterschieden werden zwischen Infusionen, die für einige Tage notwendig sind, wie dies nach vielen größeren Operationen der Fall ist und jenen, deren Dauer eine Woche übersteigen, oft sogar ein oder zwei Monate erreichen. Wofern der Patient, und das heißt auch seine Venen, von Anfang an entsprechend geschont worden ist und das will meinen, daß man allen Personen, die die Venen des Patienten zu punktieren berufen sein können, mit größter Dringlichkeit eingeschärft hat, daß derartige Punktionen mit aller Vorsicht und anfangs an den am wenigsten leicht zugänglichen Gefäßen durchgeführt werden müssen, dann ergibt sich für die Dauerinfusion von etwa einer Woche kaum je eine ernsthafte Schwierigkeit. Diese Infusionen sollten an den oberen Extremitäten angelegt werden und an jeder Punktionsstelle höchstens 48 Std verbleiben. Lucien Leger und seine Mitarbeiter haben neuerlich wieder auf die erhöhte Thrombosenfrequenz nach Infusionen in die unteren Extremitäten hingewiesen.

Von den beiden Hauptursachen für Obliteration der Venen, die chemische Reizung und die Infektion, ist letztere im wesentlichen nur nach einer Verweildauer der Kanüle von mehr als 48 Std häufig beobachtet worden. Was die chemische Reizung anbelangt, so kann sie sowohl durch die Kanüle als auch durch die Infusionsflüssigkeit bewerkstelligt werden. GERMAIN hat der Meinung Ausdruck gegeben, daß die Osmolarität der Infusionsflüssigkeit die zweifache oder höchstens dreifache Osmolarität des Plasmas nicht übersteigen sollte. Auch die Wasserstoffionenkonzentration sollte der des Blutes möglichst nahe liegen. Ähnliches gilt für die Temperatur der Infusionsflüssigkeit.

Die klinische Erfahrung, daß nach Punktion der intakten Vene die Infusion länger störungsfrei verbleibt als nach Venaesectio, ist durch Tierversuche von JEAN LOYGUE und ETIENNE LEVY erhärtet worden, die zeigen konnten, daß die Infusion von infizierten Lösungen in ein Gefäß, das unterbunden war, bei allen Tieren zur Infektion der Vene nach 24 Std Infusionsdauer geführt hatte, während dies bei erhaltener Blutzirkulation in der Vene nur bei 25% der Tiere der Fall war. Dieselben Autoren haben festzustellen versucht, unter welchen Umständen eine intravenöse Infusion so lange wie möglich störungsfrei bleibt. Dabei stellten sie fest, daß für die Flüssigkeitsmenge, die pro Zeiteinheit infundiert wird, und die in der Vene fließenden Blutmenge ein Verhältnis von 1:3 nicht überschritten werden sollte. Will man diese Regel befolgen, so sollte in eine Cubitalvene nicht mehr als fünf Kubikzentimeter pro Minute, in eine Vena cephalica oder basilica nicht mehr als acht Kubikzentimeter pro Minute bei einem Erwachsenen infundiert werden.

Die Länge des in die Vene eingeführten Segmentes sollte 15 mm nicht überschreiten und die Nadel oder Kanüle äußerst fein sein. Die vorgeschlagene Kanüle ist ein Instrument aus einer Platinverbindung, die über ein spitzes Stilett eingeführt wird und an die die Infusionslösung über einen endständigen Metallfilter angeschlossen wird, um das Eindringen auch feinster Aggregate in die Nadel und die Vene zu verhindern. Die angegebene Einrichtung erfordert eine ungewöhnlich große Fallhöhe der Infusionsflüssigkeit, 2,5 m den Angaben der Autoren entsprechend.

Die Verwendung eines Cava-Katheters wird als eine Notlösung angesehen, da die damit verbundenen Gefahren, insbesondere die der Thrombose oder der infektiösen Thrombophlebitis, als erheblich gelten. Zur Anlegung wird die transcutane Punktion empfohlen, sei es über eine Armvene, die Vena subclavia oder die Vena jugularis. Gleicherart wird der Cava-Katheter von der Vena femoralis aus eingeführt. Die Infusion in die untere Hohlvene wird weiterhin verwendet, da eine sichere Verminderung der thromboembolischen Komplikationen durch Verwendung der cranialen Hohlvene nicht überzeugend dargestellt worden ist.

Physikalische und chemische Eigenschaften von Plasmaexpandern

Von **K. H. Ebert**

Aus dem Institut für Technische Chemie der Technischen Hochschule München

Die Eigenschaften, die ein guter Plasmaexpander haben sollte, wird man zweckmäßig in physikalische Eigenschaften wie Dichte, Viscosität und osmotischer Druck und chemischen Eigenschaften, die in erster Linie von der Frage der Toxizität und der Verweilzeit im Organismus gesehen werden müssen, einteilen. Die physikalischen Eigenschaften eines Plasmaexpanders sollten möglichst ähnlich denen des Blutes selbst sein, in chemischer Hinsicht sollte ein Plasmaexpander womöglich indifferent sein. Die Aufgabe eines Plasmaexpanders ist eine bestimmte Zeit lang eine gewisse Menge an Blutvolumen zu ersetzen, ohne aber andere wichtige Funktionen des Blutes – z. B. den Sauerstofftransport – zu übernehmen; daher sollte man in diesem Fall nicht von einem Blutersatz sprechen.

Bei der Diskussion der physikalischen Eigenschaften von Plasmaexpandern haben wir also eine absolute Vergleichsmöglichkeit, nämlich die des Blutes selbst. Das spezifische Gewicht des Blutes liegt bei einem Wert von 1,03 g/cm³, es ist also sehr ähnlich dem des Lösungsmittels Wasser, das auch als Lösungsmittel jedes Plasmaexpanders vorgegeben ist. Es wird im allgemeinen wenig Schwierigkeiten bereiten, diesen Wert einzuhalten, wenn man nicht allzu konzentrierte wäßrige Lösungen verwendet. Die Konzentration der Feststoffe ist aber auch durch die Forderungen der anderen physikalischen Eigenschaften bestimmt.

Die Viscosität des Blutes ist mit einem Wert von 3,5–5,0 mal der des Wassers relativ hoch; Zusätze von niedermolekularen Stoffen wie Salze oder Glucose erhöhen die Viscosität des Wassers nur wenig, selbst wenn sie in größeren Konzentrationen vorliegen. Hochmolekulare Stoffe* in Lösung dagegen verändern die Viscosität oft schon bei sehr kleinen Konzentrationen sehr erheblich. Die quantitative Beziehung, die STAUDINGER und KUHN [1] dafür aufgestellt haben und die als Grenzgesetz für kleine Konzentrationen gilt, heißt:

$$\eta_{spez.} = c \cdot K \cdot M^{\alpha} \qquad (1)$$

* Darunter versteht man gewöhnlich Stoffe, die ein Molekulargewicht > 1000 besitzen.

wobei M das Molekulargewicht des gelösten Stoffes und c die Konzentration ist. K und α sind Stoffkonstante; α ist von der Gestalt des hochmolekularen Stoffes in der Lösung abhängig; ist das Molekül ideal knäuelförmig, so nähert sich α dem Wert 0,5; hat man es dagegen mit einem stäbchenförmigen Molekül zu tun, so wird α gleich 1. Dextrane haben einen Wert für α von 0,675; daraus kann man schließen, daß die Moleküle eine ziemlich flexible und knäuelartige Gestalt haben. Gl. (1) wird sehr häufig zur Molekulargewichtsbestimmung für hochmolekulare Stoffe, deren K und α bekannt sind, herangezogen. Dabei muß aber beachtet werden, daß dieses Gesetz nur für verdünnte Lösungen gilt, und daß deren Viscosität häufig auch von der äußeren Beanspruchung abhängig ist. So erhält man verschiedene Werte für die Viscosität der Lösung und damit auch für das Molekulargewicht des gelösten Stoffes, wenn man die Lösung mit verschiedenen äußeren Drucken durch ein Capillarviscosimeter fließen läßt. Bei manchen Polymeren wird die Viscosität ihrer Lösung bei höherer Fließgeschwindigkeit größer, bei anderen wird sie kleiner. Diese Erscheinung nennt man Strukturviscosität, sie bestimmt in hohem Maße die Fließeigenschaften von Polymerlösungen in dünnen Capillaren und hat daher auch eine große Bedeutung für die Transporterscheinungen in Geweben. Über die Ursachen der Strukturviscosität und ihren Zusammenhang mit der Struktur des Polymeren sind nur wenige allgemeine Vorstellungen entwickelt worden.

Der osmotische Druck von Blut erreicht mit im Mittel 6,6 Atm einen relativ hohen Wert; man bestimmt ihn in einem Osmometer [2], in dessen Zelle sich die zu messende Lösung und außerhalb Wasser befindet und deren beide Flüssigkeiten begrenzende Membran ausschließlich für Wasser durchlässig ist. Ist dagegen die Membran auch für die niedermolekularen gelösten Stoffe wie Salzionen, Glucosemoleküle usw. glatt durchgängig, nicht aber für die hochmolekularen Stoffe, so stellt sich der sogenannte kolloidosmotische – oder onkotische – Druck der Lösung ein, der Anteil des osmotischen Drucks, der auf die hochmolekularen Stoffe in der Lösung zurückzuführen ist. Der kolloidosmotische Druck des Blutes ist etwa 1/200stel des gesamtosmotischen Drucks, also um 25 Torr. Die absoluten Größen des osmotischen und kolloidosmotischen Drucks des Blutes sind von ganz besonderer Bedeutung, so wird der Wassergehalt der Zellen und damit auch das Gesamtvolumen des Blutes geregelt. Änderungen des osmotischen Drucks haben Veränderungen des Gesamtblutvolumens zur Folge und können auf die Funktionen des Blutes und damit auf wichtige Lebensprozesse einen Einfluß haben. Es soll hier auf die komplizierten Zusammenhänge zwischen dem osmotischen und dem kolloidosmotischen Druck des Blutes und deren Einflüsse auf die Zellen im Blut und die Permeation durch die Blutgefäßwände nur hingewiesen werden.

Der osmotische Druck ist eine kolligative Eigenschaft, d. h. er ist proportional der Zahl der in der Lösung vorhandenen Moleküle, gleichgültig wie groß diese sind. Gibt man die Konzentration des gelösten Stoffes in Gewichtskonzentrationen c an, so heißt die van't Hoffsche Gleichung:

$$\pi = \frac{c \cdot R \cdot T}{M}$$

d. h. der osmotische Druck π ist umgekehrt proportional dem Molekulargewicht M des gelösten Stoffes, aber proportional der Konzentration c und der Temperatur T. (R ist eine thermodynamische Konstante.) Danach haben also die niedermolekularen Stoffe eine weitaus größere Wirkung auf den osmotischen Druck als hochmolekulare und das erklärt auch, warum im Blut der Anteil des kolloidosmotischen Drucks relativ gering ist, obwohl gewichtsmäßig größere Mengen hochmolekularer Stoffe darin enthalten sind als niedermolekulare Stoffe.

Sollte man auf Grund der physikalischen Eigenschaften des Blutes einen Plasmaexpander herstellen, so wird man dabei zunächst folgende Grundbedingungen voranstellen: 1. Als Lösungsmittel kommt nur Wasser in Frage. 2. Darin müssen niedermolekulare Stoffe (Salze oder niedermolekulare Zucker wie Glucose) in einer Menge, die dem geforderten osmotischen Druck entspricht, gelöst sein und 3. es muß ein hochmolekularer Stoff enthalten sein, dessen Menge und Molekulargewicht so bemessen ist, daß der geforderte kolloidosmotische Druck erreicht wird, der Viscositätswert des Blutes aber nicht überschritten wird. Man wird womöglich die Viscosität des Plasmaexpanders etwas geringer als die des Blutes halten, um die Infusion zu erleichtern.

Auf die Punkte 1 und 2 braucht hier nicht weiter eingegangen zu werden. Problematisch ist lediglich der hochmolekulare Stoff. Hochmolekulare Stoffe unterscheiden sich nämlich von niedermolekularen u. a. auch darin, daß ihre Moleküle nicht alle das gleiche Molekulargewicht besitzen, wenn sie synthetisch nach den üblichen Reaktionsmechanismen [3] aufgebaut werden*, oder auch wenn sie mittels Hydrolysereaktionen von höhermolekularen Einheiten gewonnen werden. Solche hochmolekularen Stoffe haben dann eine Molekulargewichtsverteilung und man nennt sie polymolekulare Substanzen. Bei gewissen Aufbaumechanismen kann man unter bestimmten Annahmen die Molekulargewichtsverteilung berechnen, i. a. muß man sie experimentell bestimmen und stellt sie dann graphisch dar, z. B. in Form von differentiellen Verteilungsfunktionen, wie sie in Abb. 1 für zwei Substanzen dargestellt sind. Auf der Abszisse ist das Molekular-

* Die Natur kann in einem uns noch nicht im einzelnen bekannten Mechanismus hochmolekulare Stoffe mit völlig einheitlicher Molekülgröße aufbauen wie z. B. die meisten Eiweißkörper und bestimmte Kohlenhydrate.

gewicht aufgetragen, auf der Ordinate die relative Menge (dN/N) der Moleküle mit dem entsprechenden Molekulargewicht. (Man gibt die Substanzmenge gewöhnlich in Gewichtskonzentrationen an, N ist dann die Gesamtsubstanzmenge.) In einem solchen Diagramm ist der Gewichtsanteil der Moleküle mit einem Molekulargewicht von größer als einem bestimmten Wert (80000 in Abb. 1) durch die Größe der entsprechenden Fläche unter der Kurve gegeben (in Abb. 1 schraffiert = 17% der Gesamtfläche).

Man kann die Breite von Molekulargewichtsverteilungskurven durch bestimmte Angaben charakterisieren, die experimentell leichter zugänglich sind als die Verteilungsfunktionen selbst. Dazu verwendet man bestimmte Mittelwerte der Molekulargewichte* der Substanz [4]. Bei

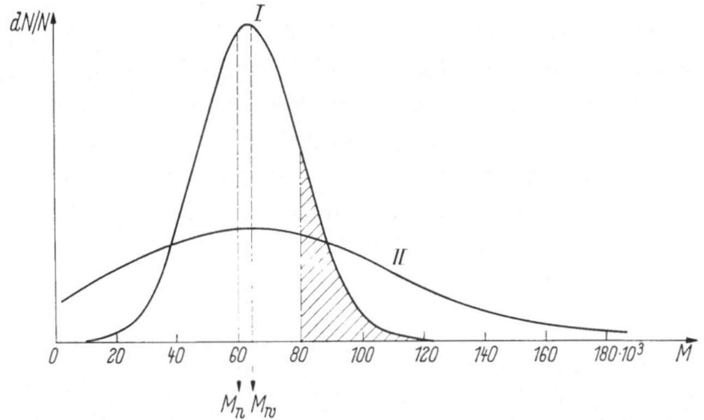

Abb. 1: *Differentielle Molekulargewichtsverteilungen von polymeren Substanzen.* I hat eine Uneinheitlichkeit von 0,07, II eine von etwa 0,5 (die Kurven sind auf gleiche Gesamtmengen normiert). Die Angabe des M_w gilt für I und II, die von M_n nur für I. Der schraffierte Teil entspricht dem Anteil von Molekülen mit einem Molekulargewicht über 80000 und ist 17% der Gesamtfläche.

einer polymolekularen Substanz erhält man einmal einen Mittelwert des Molekulargewichtes, wenn man die Gewichtsanteile der einzelnen Molekulargewichte summiert und durch die Gesamtzahl der Moleküle

* Der exakte Ausdruck für das Zahlenmittel des Molekulargewichtes ist:

$$M_n = \frac{\sum n_i M_i}{\sum n_i}$$

der für das Gewichtsmittel:

$$M_w = \frac{\sum n_i M_i^2}{\sum n_i M_i}$$

Dabei bedeutet n_i die Anzahl der Polymermoleküle, die i Monomereinheiten besitzen, M_i ist das entsprechende Molekulargewicht, summiert wird stets über alle Moleküle, also von O–N.

dividiert; diesen Mittelwert nennt man das Zahlenmittel des Molekulargewichtes M_n. Man kann aber auch bei der Mittelwertsbildung jede Fraktion entsprechend ihres Molekulargewichtes werten, den größeren Molekulargewichten sozusagen auch ein größeres „Gewicht" beimessen, und man erhält dann den sog. Gewichtsmittelwert M_w. Nun ist der zahlenmäßige Unterschied dieser beiden Mittelwerte (der Gewichtsmittelwert ist stets größer als der Zahlenmittelwert, bei einer polymereinheitlichen Substanz sind beide Mittelwerte gleich) ein qualitatives Maß für die Breite der Verteilungsfunktion und man bezeichnet den Ausdruck $(M_w/M_n) - 1$ als die *Uneinheitlichkeit* einer polymolekularen Substanz. Je größer dieser Wert ist, um so breiter ist die Molekulargewichtsverteilung. Solche Vergleiche sind aber nur dann statthaft, wenn die Form der Verteilungskurven ähnlich ist, wenn also z. B. beide Verteilungskurven nach der Gaussschen Formel verlaufen wie die Kurve I in Abb. 1. In Abb. 1 hat die Substanz mit der Verteilung I eine Uneinheitlichkeit von 0,07, die mit der Verteilung II eine von 0,5. Daraus ersieht man, daß selbst Substanzen mit kleinen Uneinheitlichkeiten doch relativ breit verteilt sind. Uneinheitlichkeiten von kleiner als 0,1 sind selten realisiert. Den gleichen Wert für das Gewichtsmittel wie den der Kurve I in Abb. 1 kann man auch erreichen, wenn man zwei Fraktionen (III und IV oder V und VI in Abb. 2) unterschiedlichen Molekulargewichts in einem bestimmten Verhältnis mischt. In diesen beiden Fällen

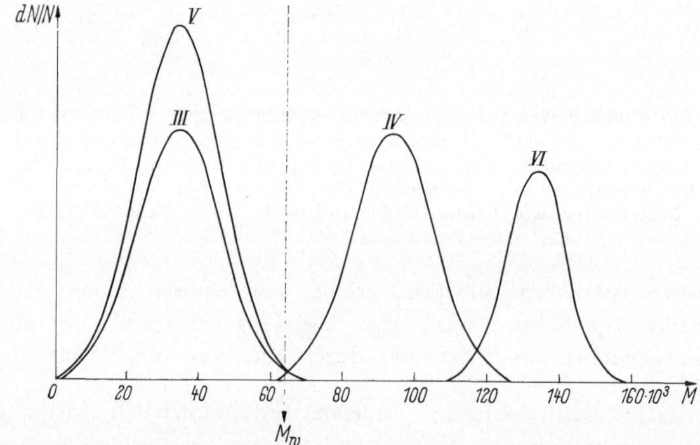

Abb. 2: *Differentielle Molekulargewichtsverteilung von bestimmten Polymerfraktionen.* Eine Mischung von III und IV oder V und VI ergibt den gleichen M_w-Wert, er entspricht dem der Substanzen der Abb. 1.

sind fast keine Anteile mit einem Molekulargewicht der Größe, die dem Gewichtsmittelwert entspricht, enthalten sondern nur größere und kleinere. Nun kann eine Substanz mit der Verteilung I und eine entsprechende Mischung aus III und IV bzw. V und VI sehr verschiedene Eigenschaften besitzen. Dies gilt vor allem für Fließvorgänge in Capillaren auf Grund unterschiedlicher Strukturviscosität, der Durchgängigkeit durch Membranen, Adsorptionserscheinungen, die sehr spezifischer Art sein können und schließlich für Assoziatbildungen hochpolymerer Moleküle untereinander. Aus diesem Grund sollte man eigentlich immer statt Molekulargewichtsmittelwerten Molekulargewichtsverteilungen angeben, denn nur diese liefern ein wirklich reales Bild der Molekulargewichte von polymolekularen Substanzen.

Die chemischen Eigenschaften von Plasmaexpandern betreffen in erster Linie die darin enthaltenen hochmolekularen Substanzen Dabei wird man sein Hauptaugenmerk auf die Verträglichkeit und die Verweilzeit im Organismus wenden. Auf allgemeine Unverträglichkeiten, z. B. Antikörperwirkung, Auftreten von allergischen Erscheinungen soll hier nicht eingegangen werden, Substanzen, die solche Wirkungen zeigen, scheiden von vorneherein als Plasmaexpander aus.

Aus den Forderungen der physikalischen Eigenschaften für Plasmaexpander folgt, daß man stets eine relativ große Menge der hochmolekularen Substanz (i. a. 10–50 g) anwenden muß. Man kann nicht so wie bei der Dosierung der meisten anderen Therapeutika eine „Optimalmenge“ bestimmen; weniger als 500 ml und mehr als 1000 ml Plasmaexpanderlösungen wird man selten infundieren. Die Absolutmenge der hochmolekularen Substanz ist also in Grenzen festgelegt. Die relativ großen Mengen, die appliziert werden, geben einem andererseits aber die Möglichkeit, das Schicksal der hochmolekularen Substanz im Organismus experimentell besser zu verfolgen. Welche Anforderungen stellt man nun in dieser Hinsicht an einen Plasmaexpander? Einmal muß er eine bestimmte Zeit im Organismus verbleiben; er soll möglichst in dem Maße ausgeschieden werden, in dem die natürliche Nachbildung des Blutplasmas erfolgt. Die Ausscheidung kann auf verschiedene Weise erfolgen, falls die Substanz „nierengängig“ ist wird sie durch den Urin entfernt, andererseits kann sie in einem bestimmten Organ zunächst abgebaut werden, wobei die Bruchstücke entweder ausgeschieden werden oder sie gehen in den normalen Stoffwechsel über. In jedem Fall muß besonderer Wert darauf gelegt werden, daß die Ausscheidung quantitativ erfolgt, Abscheidungen in bestimmten Organen sind stets bedenklich. Die Nierengängigkeit von hochpolymeren Stoffen hängt sehr wesentlich von deren Größe also vom Molekulargewicht und der Gestalt der Moleküle in der Lösung ab, wobei der Verzweigungsgrad eine gewisse Rolle spielt. Bei Dextranen liegt der Grenzwert der Nierengängigkeit in der Nähe des Molekulargewichtes von 40000; solche Moleküle erfüllen noch die Forderung, die die Viscosität und der kolloidosmotische Druck verlangen, da sie aber stets in einer bestimmten Molekulargewichtsverteilung vorliegen, ist die Nierengängigkeit solcher Präparate auch von der Breite der Molekulargewichtsverteilung abhängig.

Ein Abbau in einem bestimmten Organ (Leber) wurde ebenfalls bei Dextranen gefunden, und zwar scheint es, daß das Molekül von einem Ende her Schritt für Schritt abgebaut wird, wobei Glucose entsteht. (Dextran ist bekanntlich eine Polyglucose.) Für solche Abbaureaktionen sind spezielle Enzyme verantwortlich, die in dem entsprechenden Organ enthalten sind und im allgemeinen eine hohe Reaktionsspezifität besitzen. So kann es sein, daß ein Dextranmolekül nur dann von einem bestimmten Enzym abgebaut wird, wenn es als geradlinige Kette vorliegt. Erreicht das Enzym eine Verzweigungsstelle, so wird der weitere Abbau gestoppt. Dextrane besitzen eine bestimmte Anzahl von Verzweigungen, bisher war es nicht möglich, völlig unverzweigte Dextrane herzustellen. Möglicherweise aber ist die Zahl der Verzweigungen so gering, daß der Rumpf des abgebauten Moleküls so klein geworden ist, und die Nierenschwelle mit Sicherheit unterschritten wurde. Damit wird wieder eine vollständige Ausscheidung der Substanz erreicht.

Es kann hier nicht im einzelnen auf die chemischen Eigenschaften und Wirkungen der üblichen Plasmaexpander eingegangen werden, darüber sind einige zusammenfassende Referate [5] in letzter Zeit erschienen. Wenn im Text öfters Dextrane als Beispiel angeführt wurden, so geschah dies auch deshalb, weil diese in jeder Beziehung am besten untersucht sind [6].

Mit modernen Methoden ist es heute in vielen Fällen möglich, das Schicksal und die Reaktionen von hochmolekularen Substanzen im Organismus mit hoher Empfindlichkeit zu untersuchen und zu verfolgen, insbesondere seitdem man solche hochmolekularen Stoffe mit Radiokohlenstoff oder Tritium markieren kann. Es wäre so bei entsprechend guter Zusammenarbeit von Wissenschaftlern verschiedener Arbeitsrichtungen (Polymerchemiker, Biochemiker und Mediziner) sicher möglich, bei Ausschöpfung aller experimentellen Möglichkeiten mehr über die chemischen Eigenschaften und Wirkungen von Plasmaexpandern zu erfahren als wir bisher wissen. In dieser Richtung wären bei der Bedeutung der Plasmaexpander in der Medizin weitere Anstrengungen sicher lohnend.

Literatur

[1] Siehe z. B. H. H. Stuart: Das Makromolekül in Lösung. Springer Verlag 1953, S. 301ff.

[2] Siehe: Lehrbücher der physikalischen Chemie.

[3] Küchler, L.: Polymerisationskinetik. Springer 1951; Ebert, K. H.: Naturwiss. **53**, 32 (1966).

[4] (1) S. 355ff.

[5] Z. B. Ahnefeld, F. W., M. Halmagyi und K. Überla: Anaesthesist **14**, 137 (1965).

[6] Übersicht: Kjellman, H.: Farmacevtisk Revy **64**, 86 (1965).

Tierexperimentelle Untersuchungen über morphologische Veränderungen durch Plasmaexpander

Von **W. Griem** und **G. Czok**

Aus dem Physiologisch-Chemischen Institut (Dir.: Prof. Dr. Dr. K. Lang) der Johannes Gutenberg-Universität Mainz

In den letzten Jahren haben wir uns mit der Verträglichkeit von Gelatineplasmaexpandern beschäftigt (Griem, Czok und Lang). Zur Untersuchung kamen die Plasmaexpander Gelifundol, Haemaccel und Plasmagel. Um vergleichbare Ergebnisse zu erzielen, wurden die Tierversuche an Ratten durchgeführt.

Anordnung der Tierversuche

Für die pathologisch-anatomischen Untersuchungen bekamen die Ratten in der 1. Versuchstierserie die Plasmaexpander intraperitoneal injiziert. Bei den Blutersatzmitteln Gelifundol und Plasmagel erhielten die Tiere je 5 und 8 Injektionen, während beim Haemaccel die Ratten 5, 7, 9 und 11 Injektionen in einem Abstand von 24 Std erhielten.

In einer 2. Versuchstierserie wurden die Plasmaexpander intravenös verabreicht. Die Dosierung betrug bei allen Präparaten 2,7 ml/100 g Körpergewicht, und die Tiere erhielten die Injektionen dreimal in einem Abstand von je 24 Std. Bei diesen beiden Versuchstierserien wurde je ein Tier nach 1, 2, 7, 14, 28 und 56 Tagen getötet.

Bei der 3. Versuchstierserie bekamen die Tiere 3 intravenöse Injektionen der Plasmaexpander Haemaccel und Plasmagel in einem Abstand von je 24 Std. Die Dosis betrug 2,5 ml/100 g Körpergewicht. Die Ratten wurden 2, 7 und 14 Tage nach der letzten Injektion getötet und elektronenmikroskopisch untersucht*.

In einer 4. Versuchstierserie erhielten die Ratten für physiologische Untersuchungen eine einmalige Dosis von 3,1–3,3 ml/100 g Körpergewicht als intravenöse Injektion. Vor der Injektion der Plasmaexpander sowie 1, 2 und 6 Tage nach der Gabe wurde der Phenolsulfonphthalein-Test (PSP-Test) zur Überprüfung der Nierenfunktion durchgeführt (Czok).

---

* Für die elektronenmikroskopischen Untersuchungen danken wir Herrn Priv.-Doz. Dr. R. Bässler vom Pathologischen Institut der Johannes Gutenberg-Universität zu Mainz.

Untersuchungstechnik

Für die histologische Untersuchung wurden die Nieren, die Lebern, die Milzen und die Herzen in 5%igem Formalin und in dem Gemisch nach Helly fixiert. Von den Organen haben wir sowohl Gefrier- als auch Paraffinschnitte angefertigt. Sämtliche histologischen Präparate sind mit Hämatoxylin-Eosin, mit Scharlachrot-Hämalaun und nach der Methode von Mallory (1900) angefärbt worden.

Bei den Ratten der Versuchstierserie 4 wurde der Phenolsulfonphthalein-Test (PSP-Test) nach der von Czok angegebenen Weise durchgeführt, um festzustellen, ob eine Beeinflussung der Nierenfunktion durch die Plasmaexpander erfolgt.

Untersuchungsergebnisse

Bei den histologischen Untersuchungen der Lebern, der Milzen und der Herzen können bei keinem Tier degenerative oder entzündliche Organveränderungen nachgewiesen werden.

In den Nieren sind bei allen Tieren, die Plasmaexpander verabfolgt bekamen, die Veränderungen fast einheitlich. An den Glomerula sind lichtmikroskopisch keine morphischen Veränderungen nachweisbar. Die Capillarschlingen sind fein und zart und die Zellen der Bowmanschen Kapsel langgestreckt und schmal. Der freie Raum der Kapsel ist bei den Versuchstieren gegenüber den Kontrolltieren nicht vergrößert.

In den Zellen der Tub. cont. I finden sich bei den Ratten, die kurze Zeit nach der letzten Injektion getötet worden waren, zahlreiche Vakuolen. Ihre Größe richtet sich nach der Anzahl der verabreichten Injektionen und nach der Infusionslösung. So sind die Vakuolen bei den Tieren, die Haemaccel erhielten, am größten. Bei den Tieren, die Gelifundol verabfolgt bekamen, weisen die Vakuolen eine mittlere Größe auf, und nach der Verabreichung von Plasmagel sind die Vakuolen in den Zellen der Tub. cont. I gegenüber den anderen Präparaten am kleinsten. Jedoch nehmen die durchschnittlichen Vakuolendurchmesser bei allen 3 Präparaten nach 3 intravenösen Injektionen schnell an Größe ab und erreichen zwischen dem 7.–14. Tag eine physiologische Größe (Abb. 1). Kurze Zeit nach der Verabreichung der Plasmaexpander färbt sich der Vakuoleninhalt nicht an. Nach etwa 2 Tagen erscheint in ihnen eine Granula, die sich bei der Mallory-Färbung in der Regel dunkelviolett anfärbt. Später ist der Vakuoleninhalt häufig homogen orange gefärbt. Bei stark vakuolärer Umwandlung der Zellen der Tub. cont. I verlieren die Zellkerne ihre kreisrunde Form, da sie wie ein schlecht aufgeblasener Ball von den einzelnen Vakuolen zusammengedrückt werden. So erhalten sie im histologischen Präparat ein polymorphes Aussehen (Abb. 2). Sobald sich jedoch die Vakuolen zurückbilden, nehmen die Zellkerne ihre ursprüngliche, kreisrunde Form wieder

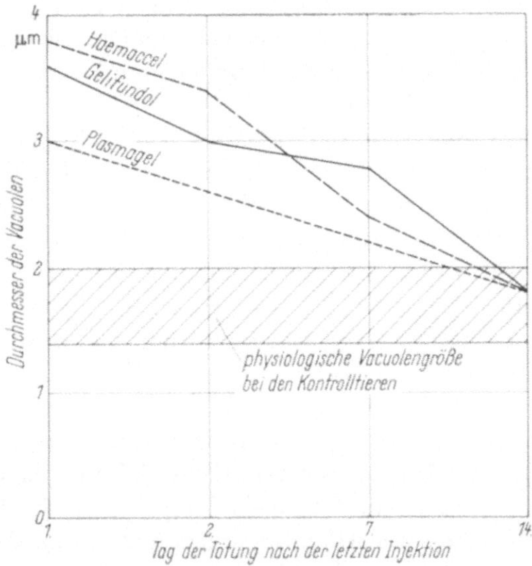

Abb. 1: Die durchschnittlichen Werte der Vacuolendurchmesser in μ der in den Zellen der Tubuli contorti I nach i.v. Verabreichung von Plasmaexpandern auftretenden Vacuolen.
Die Ratten erhielten 3 intravenöse Gaben der Plasmaexpander in einem Abstand von je 24 Stunden. Die Dosierung betrug 2,7 ml/100 g Körpergewicht.

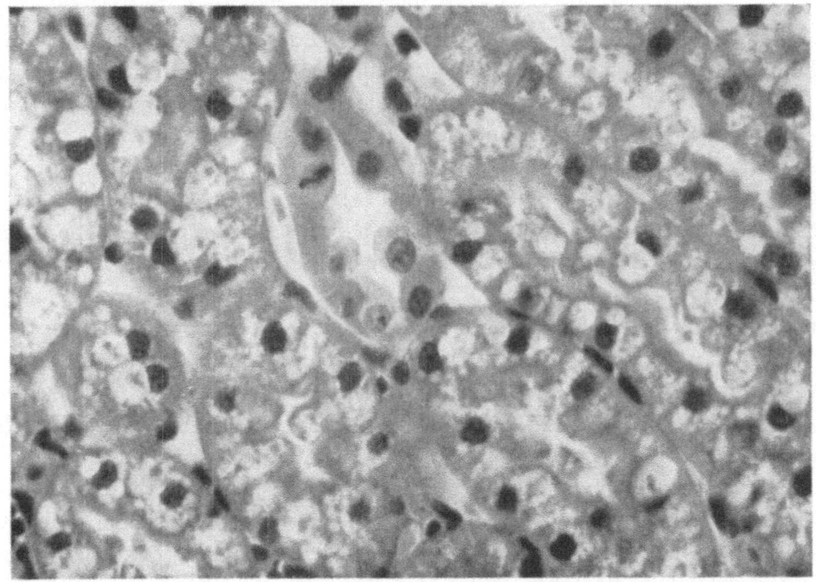

Abb. 2: Vacuoläre Zellveränderungen an den Tub. cont. I nach mehreren intraperitonealen Gaben eines Plasmaexpanders. Die Zellkerne werden durch die Vacuolen zusammengedrückt und erhalten dadurch ein polymorphes Aussehen.

an. Auch ist bei den stark vakuolig veränderten Harnkanälchen der Bürstensaum der Zellen deutlich aufgelockert und läßt sich nur verwaschen darstellen. Er färbt sich aber, sowie die vakuolären Veränderungen zurückgehen, wieder gleichmäßig an.

An den Zellen der Tub. recti I haben wir nach Verabreichung des Plasmaexpanders Plasmagel keine Veränderungen nachgewiesen, während das Cytoplasma nach Haemaccel- und Gelifundolgaben kurze Zeit nach der letzten Injektion etwas aufgelockert erscheint. Diese geringgradige Schwellung der Harnkanälchenabschnitte bildet sich jedoch innerhalb von 7–14 Tagen zurück.

Nach der Verabreichung von Haemaccel findet man in den Zellen der Tub. recti I große, zum Teil fast den ganzen Zelleib ausfüllende Körper, die wir auf Grund ihrer histochemischen Eigenschaften als Paraproteinkörperchen bezeichnen. Sie zeigen folgende Farbreaktionen: Hämatoxylin-Eosin: dunkelviolett; Scharlachrot-Hämalaun-Färbung: blaßblau; Färbung nach Mallory: rosarot; van Gieson-Färbung: schwach rötlich; Fibrinfärbung nach Weigert: das scharf abgegrenzte Zentrum der Körperchen bleibt ungefärbt, es ist umgeben von einer homogen violett gefärbten Schicht, deren äußerer Rand leicht gezackt ist und sich von dem gekörnten und verdichteten Cytoplasma nicht scharf abhebt; Ninhydrin-Reaktion: positiv; (Blockierungsreaktion, Benzoylierung: negativ, Desaminierung und Methylierung: schwach positiv); Reaktion auf saure Phosphatase: deutlich positiv; Reaktion auf alkalische Phosphatase: schwach positiv; Sulfidsilbermethode: negativ; bei den Färbungen mit Methylviolett, Kongorot und Toluidinblau färben sie sich nicht an; PAS-Reaktion: negativ. Ferner konnten wir feststellen, daß die Zellkerne durch die sog. Paraproteinkörperchen an den Rand der Zelle gedrückt werden. Zuerst zeigen die Zellkerne, in denen die Körperchen auftreten, eine deutliche Einbuchtung, später nehmen sie eine längliche Form an und schrumpfen. So sieht man diese zugrunde gehenden Zellkerne neben dem Paraproteinkörperchen bei der Hämatoxylin-Eosin-Färbung als ein sich dunkelviolett anfärbendes Gebilde liegen. Die Tubulusepithelien, in denen diese Körperchen auftreten, werden in das Tubuluslumen abgestoßen. Daher findet man sie stets in den nachfolgenden Abschnitten der Tub. recti I und im Nierenbecken. Am Rande der Körperchen sieht man in der Regel noch die untergegangenen Zellkerne liegen, die bei der DNS-Reaktion immer eine deutlich positive Reaktion zeigen.

Ferner wurden Nieren elektronenmikroskopisch untersucht. Die gewonnenen Bilder ähneln denen, die Hübner in seiner Arbeit über die sog. Kollidonnephrose zeigt und sind bei den Plasmaexpandern gleich. Bei den Tieren, die 2 Tage nach der letzten Injektion getötet worden sind, erscheint das Cytoplasma der Zellen der Tub. cont. I transparent und aufgehellt (Abb. 3a und b). Die Mitochondrien weisen eine Auflockerung auf und im

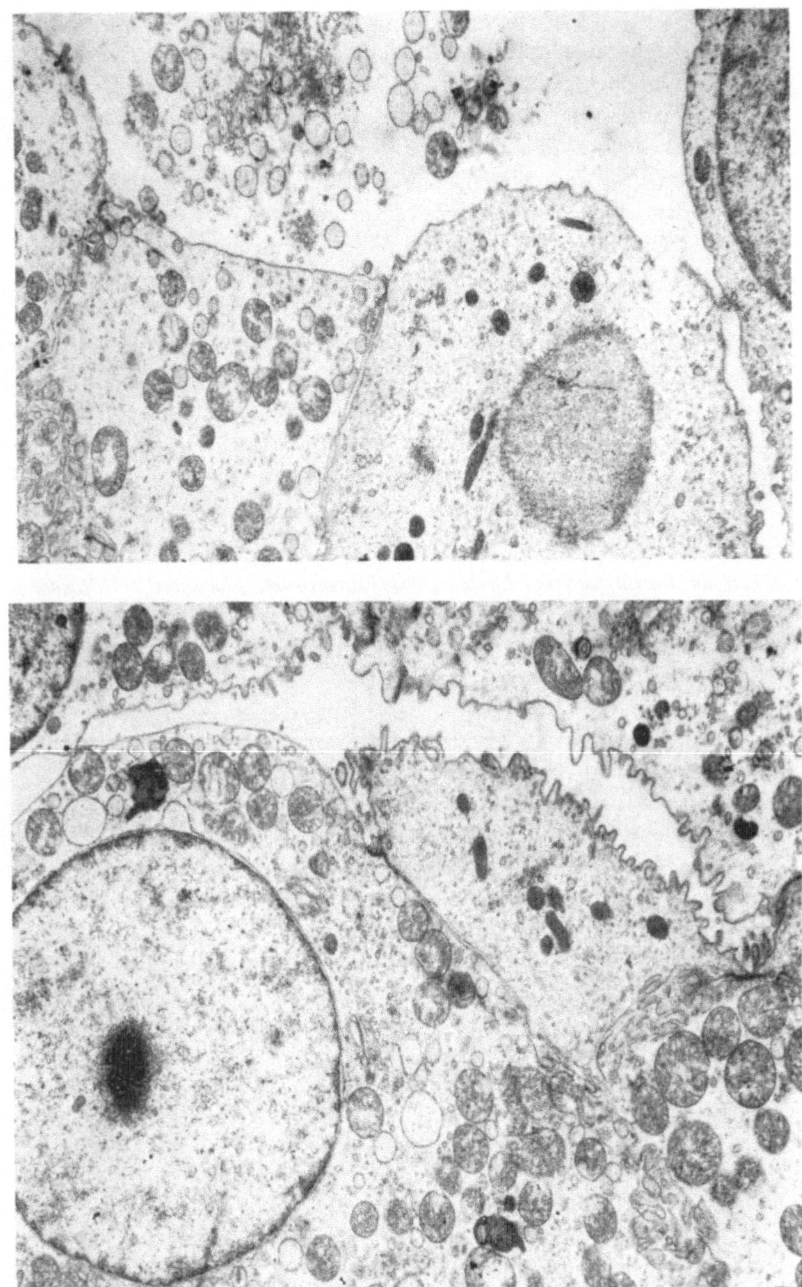

Abb. 3: In dem aufgehellten Cytoplasma liegen zahlreiche, aufgelockerte Mitochondrien, a) Der Bürstensaum ist abgeflacht, und tropfenförmig werden Cytoplasmabestandteile in das Lumen des Harnkanälchens abgestoßen. b) Im Cytoplasma liegen zahlreiche kleine und größere Vacuolen.

Cytoplasma sieht man zahlreiche kleine und größere Vakuolen. Der Bürstensaum erscheint abgeflacht, und kleine Cytoplasmateilchen werden in das Lumen des Harnkanälchens abgegeben. Jedoch sind auch diese elektronenmikroskopisch beobachteten Zellveränderungen vollkommen reversibel, und bei den Tieren, die 14 Tage nach der letzten Injektion getötet wurden, nicht mehr nachzuweisen.

An den Zellen der übrigen Abschnitte des Nephrons konnten wir bei der histologischen Untersuchung keine morphologischen Veränderungen nachweisen.

Nach Rattenserum-Injektionen ist in den Zellen der Tub. cont. I lediglich die Anzahl der Vakuolen erhöht, jedoch überschreitet die Vakuolengröße nicht den physiologischen Bereich. Die Zellen der Tub. recti I zeigen ebenfalls leichte Cytoplasmaauflockerungen und kurze Zeit nach der letzten Injektion sind die Lumina dieser Harnkanälchen mit einer sich bei der

Tabelle 1

PSP-Test an Ratten nach i.v. Injektion von Rattenserum, Haemaccel, Gelifundol und Plasmagel (Injektionsmenge: 3,1–3,3 ml/100 g KG)

geprüfte Lösung	Farbstoffretention in Prozent 10 min nach i. v. Injektion von PSP		
	$\bar{x}$	$s_{\bar{x}}$	p
I. *Rattenserum*			
vor Injektion (n = 13)	28,49	± 0,85	—
1 Tag nach Injektion (n = 13)	29,61	± 0,76	⟨0,40⟩ 0,30
2 Tage nach Injektion (n = 13)	29,01	± 0,78	⟨0,70⟩ 0,60
II. *Haemaccel*			
vor Injektion (n = 11)	30,0	± 0,65	—
1 Tag nach Injektion (n = 11)	33,4	± 1,52	⟨0,01⟩ 0,05
2 Tage nach Injektion (n = 9)	34,0	± 1,94	⟨0,05⟩ 0,02
6 Tage nach Injektion (n = 8)	33,2	± 1,77	⟨0,10⟩ 0,05
III. *Gelifundol*			
vor Injektion (n = 9)	28,92	± 0,88	—
1 Tag nach Injektion (n = 8)	32,60	± 1,81	⟨0,10⟩ 0,05
2 Tage nach Injektion (n = 9)	32,21	± 1,10	⟨0,05⟩ 0,05
6 Tage nach Injektion (n = 9)	27,47	± 0,65	⟨0,30⟩ 0,20
IV. *Plasmagel*			
vor Injektion (n = 10)	37,64*	± 0,55	—
1 Tag nach Injektion (n = 10)	40,09	± 1,43	⟨0,20⟩ 0,10
2 Tage nach Injektion (n = 10)	39,94	± 0,92	⟨0,05⟩ 0,02
6 Tage nach Injektion (n = 9)	35,82	± 0,61	⟨0,05⟩ 0,02

* Der höher liegende Ausgangswert in dieser Tiergruppe ist darauf zurückzuführen, daß aus äußeren Gründen ein anderer Rattenstamm verwendet werden mußte.

Mallory-Färbung violett anfärbenden, körnigen Masse gefüllt. Jedoch zeigen die Tiere, die 48 Std nach der letzten Injektion getötet worden waren, bereits wieder ein normales histologisches Nierenbild.

Zur Klärung der Frage, ob die morphisch festgestellten Veränderungen an den Nierentubuluszellen zu einer Beeinträchtigung der Nierenfunktion führen, wurde an den Ratten der Phenolsulfonphthalein (PSP)-Test durchgeführt. Die Nierenfunktionsprüfung wurde 1 Tag, 2 Tage und 6 Tage nach der intravenösen Injektion von Haemaccel, Gelifundol und Plasmagel (3,1–3,3 ml/100 g Körpergewicht) vorgenommen. Darüber hinaus wurde auch die Wirkung von einer Injektion Rattenserum geprüft, das an der Niere keinerlei morphologische Veränderungen ausgelöst hatte. Die Ergebnisse dieser Untersuchungen sind in der Tab. 1 zusammengestellt.

Besprechung der Ergebnisse

Nach Verabreichung von Gelatineplasmaexpandern und Rattenserum kann man nur an den Nierenhauptstücken histologische Veränderungen feststellen, während die übrigen Organe (Leber, Milz, Herzmuskulatur) ein normales histologisches Bild aufweisen.

Nach Verabreichung hoher Dosen von Gelatineplasmaexpandern kommt es zur vakuolären Umwandlung des Cytoplasmas der Zellen der Tub. cont. I. Die Größe der Vakuolen ist einerseits abhängig von der Menge des verabreichten Plasmaexpanders, andererseits von der Zusammensetzung des Gelatinepräparates. So sind die durchschnittlichen Vakuolendurchmesser bei unseren Untersuchungen am größten nach der Verabreichung des Haemaccels und am kleinsten nach Plasmagel-Gaben, während die durchschnittliche Vakuolengröße nach Gelifundol-Injektionen eine mittlere Stellung einnimmt. Die vakuolären Veränderungen der Zellen der Tub. cont. I betrachten wir als funktionelle Überlastung dieser Harnkanälchenabschnitte, weil sich nach unserer Meinung die Zellen bei der Ausscheidung der Plasmaexpander mit diesen Stoffen beladen und sie einige Zeit retinieren. Dadurch kommt es zu einer funktionellen Belastung des Zellstoffwechsels, jedoch nicht zu einer Stoffwechselstörung der Zellen im Sinne einer Pathobiose. Wir sind daher der Ansicht, daß die vakuolären Veränderungen der Zellen der Tub. cont. I der Ausdruck einer funktionellen Überforderung dieser Harnkanälchenabschnitte darstellen. Da die Vakuolisierung der Zellen trotz der hohen Dosierung bei unseren Versuchstieren nach einer bestimmten Zeit zur Restitutio ad integrum führte, d. h. vollständig reversibel ist, und auch elektronenmikroskopisch an den Zellen keine pathologischen Befunde erhoben werden konnten, sind die vakuolären Veränderungen der Zellen der Tub. cont. I auf keinen Fall überzubewerten.

In die gleiche Richtung deuten die physiologischen Untersuchungsergebnisse mit Hilfe des PSP-Testes. Wie die Befunde zeigen (Tab. 1), führen die geprüften Plasmaexpander (Haemaccel, Gelifundol, Plasmagel) zu einer gewissen Zunahme der PSP-Retention, was auf eine verringerte Ausscheidungsleistung der Nierentubuli hinweisen dürfte. Dieser Effekt ist 2 Tage nach der Injektion der Plasmaexpander am stärksten ausgeprägt und auch statistisch zu sichern. Die Retentionswerte liegen 6 Tage nach der Injektion wieder im Bereich der Norm. Nach Verabreichung von Rattenserum kann dagegen keine Beeinflussung der Nierenfunktion im Sinne einer verringerten Ausscheidungsleistung festgestellt werden, und auch bei den histologischen Untersuchungen war wohl die Anzahl der Vakuolen in den Zellen der Tub. cont. I etwas erhöht, jedoch überstiegen die Vakuolendurchmesser nicht den physiologischen Bereich.

An den Zellen der Tub. recti I beobachtet man nach Verabfolgung der Plasmaexpander Haemaccel und Gelifundol eine geringgradige Schwellung, während nach Plasmagel-Gaben keine Veränderungen auftreten. Ferner findet man nach Haemaccel-Injektionen in den Zellen dieser Harnkanälchenabschnitte sog. Paraproteinkörperchen. Diese Eiweißkörperchen drücken durch ihre Größe den Zellkern zur Seite und führen im Laufe der Zeit zum Zelluntergang. Zwar ist die Anzahl der untergehenden Zellen bei einer dreimaligen Anwendung des Haemaccels in einer Dosierung von 2,7 ml/100 g Körpergewicht zur Gesamtzahl der Nierenzellen als gering zu bezeichnen. Das Auftreten dieser sog. Paraproteinkörperchen muß aber wahrscheinlich bei der Anwendung des Haemaccels in Kauf genommen werden und ist möglicherweise auf die chemische Behandlung des Ausgangsproduktes zurückzuführen.

Wir können daher zusammenfassend sagen, daß nach den Ergebnissen der morphologischen und physiologischen Untersuchungen nach der Verabreichung hoher Dosen der Plasmaexpander Haemaccel, Gelifundol und Plasmagel an Ratten eine vorübergehende Überlastung der Nierentubuli festgestellt werden kann. Die Beeinträchtigung der Nierenfunktion ist aber nur von verhältnismäßig kurzer Dauer, und innerhalb von Tagen kommt es zu einer Restitutio ad integrum der morphischen und funktionellen Veränderungen.

Zusammenfassung

Nach der Verabreichung der Gelatineplasmaexpander (Haemaccel, Gelifundol und Plasmagel) kann man in den Rattennieren in den Zellen der Tub. cont. I eine vakuolige Umwandlung des Cytoplasmas feststellen. Diese Zellveränderungen sind der morphische Ausdruck einer funktionellen Überforderung dieser Harnkanälchenabschnitte. Sie sind vollständig reversibel und führen nach einer bestimmten Zeit zur Restitutio ad integrum.

An den Zellen der Tub. recti I haben wir nach Plasmagel-Gaben keine Veränderungen festgestellt. Nach Haemaccel und Gelifundol und auch nach

Rattenseruminjektionen kommt es in diesen Harnkanälchenabschnitten zu einer geringgradigen Schwellung der Tubulusepithelien. Nach Verabfolgung von Haemaccel treten in den Zellen der Tub. recti I noch außerdem vereinzelt sog. Paraproteinkörperchen auf, deren Auftreten für die betroffene Zelle einen Zelluntergang zur Folge hat. Die beobachteten Veränderungen an diesen Harnkanälchenabschnitten bilden sich jedoch schnell zurück und bleibende Schädigungen sind im Laufe unserer Untersuchungen bei keinem Tier beobachtet worden. An den übrigen Abschnitten der Harnkanälchen sowie an den Organen (Leber, Milz und Herz) haben wir keine morphologischen Veränderungen nach der Verabreichung von Gelatineplasmaexpandern nachweisen können.

Durch den Phenolsulfonphthalein-Test ist außerdem die Nierenfunktion nach der Verabfolgung von Gelatineplasmaexpandern überprüft worden. Nach der Verabfolgung zeigen die Ratten eine geringgradige Änderung der Nierenfunktion im Sinne einer verminderten Ausscheidungsfunktion, die sich jedoch innerhalb weniger Tage zurückbildet. Nach Rattenserumgaben in entsprechender Dosierung bleibt dagegen die Nierenfunktion unverändert.

Literatur

Czok, G.: Klin. Wschr. **41**, 234 (1963).
Griem, W., G. Czok und K. Lang: Anaesthesist **13**, 321, 324, 330 (1964).
Hübner, G.: Beitr. path. Anat. **126**, 1 (1962).

Tierexperimentelle Untersuchungen mit Plasmaexpandern

Von **U. F. Gruber** und **C. Burri**

Aus der I. Chirurgischen Universitätsklinik Göteborg (Chefarzt: Prof. L.-E. Gelin), dem Laboratorium für experimentelle Chirurgie, Davos-Platz, und aus der Chirurgischen Klinik, Kantonsspital Chur (Chefarzt: Prof. M. Allgöwer)

Es ist unbestritten, daß die frühzeitige, völlige Wiederherstellung des effektiv zirkulierenden Blutvolumens den dominierenden Faktor in der Schockbehandlung darstellt. Die Beurteilung von Untersuchungen über die Wirksamkeit verschiedener therapeutischer Maßnahmen beim schockierten Menschen ist schwierig. Erstens sind die individuellen Unterschiede betreffend Alter, Geschlecht, Körperbau und vorbestehende Krankheiten sehr groß. Zweitens handelt es sich bei den meisten Schockpatienten entweder um Polytraumatisierte, Verbrannte oder um Personen mit komplexen Krankheitsbildern des Abdomens oder des Thorax. Bei all diesen Schockbildern wird der Volumenverlust durch bakterielle und respiratorische Komponenten, gastrointestinale Resorptionsstörungen, ausgedehnte Gewebszerstörungen, evtl. auftretende Toxine und je nach primärer Ursache durch viele weitere Faktoren zusätzlich kompliziert. Der „reine“ hypovolämische Schock kann deshalb klinisch unter standardisierten Bedingungen und in größerer Anzahl, wie es für die Beurteilung der Wirksamkeit von Plasmaexpandern notwendig wäre, nicht untersucht werden, weil er nur sehr selten vorkommt. Wir sind deshalb in der Schockforschung weiterhin auf tierexperimentelle Untersuchungen angewiesen. Wir sind uns bewußt, daß nicht alle in Tierversuchen gefundenen Resultate ohne weiteres auf die Humanmedizin übertragen werden können. Es sei jedoch in Erinnerung gerufen, daß sich sämtliche toxikologischen und pharmakologischen Prüfungen von neuen Drogen weitgehend auf Tierexperimente stützen, und diejenigen Situationen, wo sich z. B. zwischen Hund und Mensch qualitativ völlig andere Verhältnisse zeigen, sind wohl selten.

In den letzten 50 Jahren wurden mehr als ein Dutzend verschiedener Substanzen experimentell und klinisch auf ihre Tauglichkeit als Plasmaersatzstoff geprüft [1]. Für uns stehen heute noch zwei Substanzen zur Diskussion: Dextran und Gelatine, während in den meisten andern Ländern als Plasmaexpander praktisch nur Dextranderivate verwendet werden.

Im folgenden soll versucht werden, die bis heute vorliegenden tierexperimentellen Untersuchungen über Gelatine- und Dextranpräparate zusammenfassend kurz zu diskutieren. Dem Hauptindikationsgebiet der Plasmaexpander entsprechend, beschränken wir uns auf die Besprechung von Schockexperimenten. Durch zusätzliche Eigenschaften haben die modernen Dextranlösungen in den letzten Jahren allerdings zu einer wesentlichen Verbreiterung ihres Anwendungsbereiches geführt. Tierexperimentelle Untersuchungen solcher Art sollen am Schluß kurz gestreift werden, da sie für das Verständnis der anderen Versuche von Wichtigkeit sind.

Gelatinelösungen waren unter den ersten geprüften Blutersatzmitteln, berichtete doch HOGAN [42] schon 1915 über deren Anwendung. Man muß sich deshalb fragen, warum sie nach ausgedehnter Prüfung in USA in den fünfziger Jahren von der Bildfläche verschwanden. IVY u. Mitarb. [44] zeigten 1943 an Hand eines Schockmodells, bei dem alle unbehandelten Kontrollhunde starben, eine Überlebensrate von 94% für Plasma, von 60% für Gelatine und von 42% für physiologische Kochsalzlösung.

W. SWINGLE [67] und seine Gruppe aus Princeton schreiben 1944 im American Journal of Physiology: "According to most investigators gelatin is not as effective as plasma, but more efficacious than saline". Diese Autoren belegen ihre Feststellung mit 10 Literaturzitaten [20, 27, 29, 44, 45, 51, 59, 68, 72, 76]. In ihrem Tourniquetschock-Modell erwies sich eine Gelatineinfusion als unwirksam. In der Zusammenfassung dieser Arbeit wird festgehalten: "The gelatin was apparently not retained in the circulation, but rapidly passed through the injured capillaries".

Dies bedeutet aber nichts anderes, als daß man schon damals die Tatsache erkannte, daß ein Plasmaexpander über eine genügend lange intravasale Verweildauer verfügen muß, um im hypovolämischen Schock eine Wirksamkeit entfalten zu können [31, 61]. Obschon keine sorgfältigen, kontrollier- und reproduzierbaren, vergleichenden tierexperimentellen Untersuchungen über die Tauglichkeit der wiedereingeführten Gelatinelösungen in der Behandlung des hypovolämischen Schockes bestanden [41], kamen diese Präparate erneut in den Handel. Die chemische Struktur des Gelatinemoleküls wurde so verändert, daß die früher diesen Lösungen anhaftenden Nachteile, wie Gelierung bei geringster Kälteeinwirkung wegfielen. Das wesentlichste Kriterium jedoch, das schon 1950 in den USA und England zur Ablehnung der Gelatine geführt hatte, nämlich das zu kleine Molekulargewicht, blieb unverändert. Eine Substanz mit einem mittleren, wesentlich unter der Nierenschwelle liegenden Molekulargewicht, und ohne großmolekularen Anteile, kann auf die Dauer keine genügende onkotische Wirksamkeit ausüben und ist deshalb nach dem heutigen Stand unseres Wissens als Plasmaexpander ungeeignet.

Andererseits sind seit der Entdeckung der Dextrane vor mehr als 20 Jahren [30, 66] darüber weit mehr als 1000 Arbeiten erschienen. In unzähligen Experimenten wurde der Volumeneffekt verschiedener Dextranpräparate gemessen und deren Wirksamkeit in allen möglichen Schockmodellen geprüft. Viele Arbeiten vergleichen die therapeutische Wirkung von kristalloiden Lösungen, Vollblut, Plasma, Gelatine, PVP und Dextranen im hypovolämischen Schock [19, 40, 47, 48, 52, 55, 56, 60, 70, 73]. Es besteht auf Grund all dieser Untersuchungen kein Zweifel darüber, daß Dextranpräparate einen ausgezeichneten Volumeneffekt auszuüben vermögen und wirksame Plasmaersatzstoffe darstellen, die über viele Stunden einen normalen onkotischen Druck des Blutes aufrecht zu erhalten vermögen. Sowohl klinisch wie experimentell sind Dextranlösungen verschiedenen Plasmapräparaten nicht nur ebenbürtig, sondern oft überlegen [71]. In einigen ältern Untersuchungen wiesen höher konzentrierte Gelatinepräparate eine annähernd so gute Wirksamkeit wie Dextrane auf, besonders wenn sie in größeren Mengen appliziert wurden [24]. Eine solche Therapieform ist aber nicht nur unwirtschaftlich, sondern mit großen praktischen Nachteilen verbunden. Zudem wurden die heute erhältlichen Dextranpräparate durch Eliminierung der hochmolekularen Anteile stark verbessert und weisen zusätzlich antithrombotische Eigenschaften auf, während Gelatinepräparate bei niederer Konzentration eine erhöhte Aggregationstendenz hervorrufen [69].

Trotz dieser Vorgeschichte haben es Burri u. Mitarb. nach Wiedereinführung der Gelatinelösungen unternommen, deren Wirksamkeit in verschiedenen tierexperimentellen Schockmodellen zu prüfen. Resultate von Blutvolumenuntersuchungen bei leicht hypovolämischen, sonst gesunden Menschen, hatten wir bereits früher vorgelegt [32, 33, 34, 35, 39].

In einem ersten Modell [16] wurde Kaninchen in standardisierter Weise mittels eines Entblutungsgerätes 1,5% des Körpergewichtes Blut entzogen. 30 min später wurde die gleiche Menge Dextran 70000* oder Gelatine** transfundiert. Die Kontrollgruppe erhielt keine Therapie. 8 Std nach Therapiebeginn betrug die Hämatokritsenkung bei den Physiogeltieren nur ein Drittel der Dextrangruppe. Physiogeltiere zeigen eine überschießende Diurese, Kontrolltiere sind oligurisch, die Macrodex-Kaninchen weisen eine normale Urinausscheidung auf.

Während in diesem leichten Schockmodell sowohl Kontrolltiere wie auch alle behandelten Kaninchen überlebten, starben im nächsten Experiment [16] sämtliche Kontrolltiere, die keine Therapie erhielten. Die 20 Tiere wurden innerhalb 15 min auf einen Blutdruck zwischen 35–40 mmHg entblutet und während 90 min auf dieser Höhe gehalten. Anschließend erfolgte Reinfusion von 1% des Körpergewichtes von: 1. Eigenblut oder 2. Gelatine oder 3. Dextran 70000, die 4. Gruppe erhielt keine Therapie. Die Anzahl Dauerüberleber beträgt bei Eigenblut 80%, bei Dextran 60% und

---

* Dextran 70000 = Macrodex®, Pharmacia, Uppsala.

** Gelatine = Physiogel, Schweizerisches Rotes Kreuz, Bern

bei Physiogel 20%, alle Kontrolltiere starben. Die durchschnittlichen Überlebenszeiten der Kaninchen, die Eigenblut (22 Std) oder Dextran (21 Std) erhielten, sind gegenüber der Gelatinegruppe (14 Std) signifikant länger ($p < 0{,}001$).

Im irreversiblen hämorrhagischen Schock erhielten wir prinzipiell die gleichen Resultate [15]. Die durchschnittlichen Überlebenszeiten für die einzelnen Gruppen betrugen: Eigenblut 570 min, Dextran 70000 246 min, Physiogel 108 min, Ringerlösung 37 min, keine Therapie 11 min.

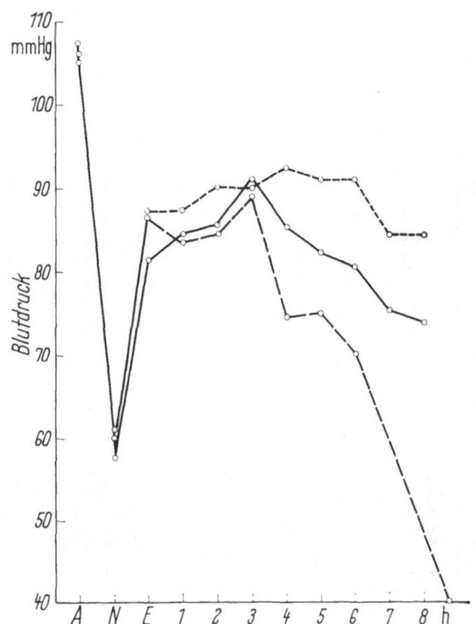

Abb. 1: Durchschnittliche Blutdruckwerte im Verbrennungsschock. A = Ausgangsdruck. N = tiefster Wert während Narkoseeinleitung mit Narconumal. E = Wert unmittelbar nach der Verbrennung. ··········· = Dextran. ———— = Gelatine. - - - - - = Kontrollgruppe ohne Flüssigkeitsersatz.

Ein besonders gut geeignetes Modell zum Studium der Wirksamkeit eines Plasmaexpanders bildet der Verbrennungsschock [13]. Die Tiere wurden einer 30%igen Verbrennung der Körperoberfläche bei 250 °C während 15 sec unterzogen. Je 10 Kaninchen erhielten entweder Gelatine, Dextran 70000 oder keine Ersatztherapie. Die Dosierung der Expander betrug 25 ml/kg Körpergewicht, verabreicht 4mal in Abständen von je 2 Std. Die durchschnittliche Überlebenszeit betrug 522 min für die Gruppe ohne Flüssigkeitssubstitution, 716 min für die Gelatinetiere und 1212 min für die Dextrangruppe. Die Überlegenheit von Dextran ist statistisch gesichert. Das Verhalten der Blutdruck- und Hämatokritwerte sowie die Angaben über die Urinausscheidung gehen aus Abb. 1 und 2 hervor.

Ferner wurde in Davos die Resistenz mehrerer hundert weißer Mäuse auf die Injektion von Salmonella-Endotoxin oder Verbrennungstoxin nach Verabreichung von Dextran, resp. Gelatine geprüft [14]. Die Durchschnittsletalität bei 4 Versuchsgruppen 72 Std nach 0,15 mg Salmonella-Endotoxin und nach Vorbehandlung mit 2% des Körpergewichtes verschiedener Lösungen betrug: nach 0,9% Kochsalz 47,5%, nach Gelatine 44,7%, nach Dextran 70000 45,0% und nach Kohlelösung, die bekanntlich zu einer sicheren RES-Blockierung führt, 92,5%. Auch bei Steigerung der

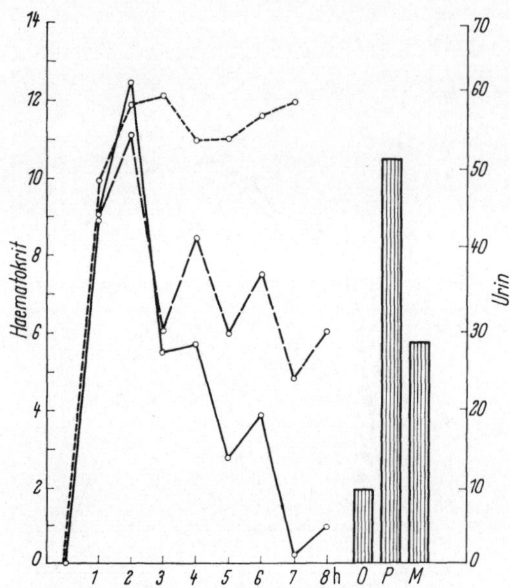

Abb. 2: Zunahme der Hämatokritwerte in Prozent des Ausgangswertes. .... = Kontrollgruppe (ohne Flüssigkeitstherapie). -------- = Gelatine. ——— = Dextran. (Beachte die unterschiedlichen Bezeichnungen verglichen mit Abb. 1!) Die schwarzen Säulen stellen die durchschnittliche Urinausscheidung pro Gruppe während 8 Stunden dar. O = Kontrollgruppe. P = Gelatine. M = Dextran.

Dosen blieben die Verhältnisse unverändert (Abb. 3). Der zeitliche Verlauf der Letalität nach Injektion von 1,6% des Körpergewichtes Homogenisats verbrannter Mäusehaut und nach verschiedener Vorbehandlung geht aus Abb. 4 hervor.

Intravenöse Injektion eines Plasmaexpanders auf Gelatine- oder Dextranbasis bewirkt bei der weißen Carworth-Maus keine verminderte Resistenz gegen Salmonella-Endotoxin oder gegen ein toxisches Homogenisat verbrannter Haut. Diese Versuche lassen also den Schluß zu, daß diese Plasmaersatzstoffe in Mengen bis zu 2,5% des Körpergewichtes nicht zu einer funktionellen Beeinträchtigung des RES führen.

Eine andere Frage besteht darin, ob wir heute die Möglichkeit haben, irreversible Schockzustände medikamentös zu beeinflussen. 9 tierexperimentelle Arbeiten sind uns bekannt, die zeigen, daß eine Behandlung mit niedermolekularem Dextran die Mortalität in derartigen Schockmodellen zu senken vermag [3, 22, 25, 28, 50, 53, 58, 64, 65]. Resultate von Untersuchungen dieser Art mit Gelatinepräparaten sind nicht publiziert worden.

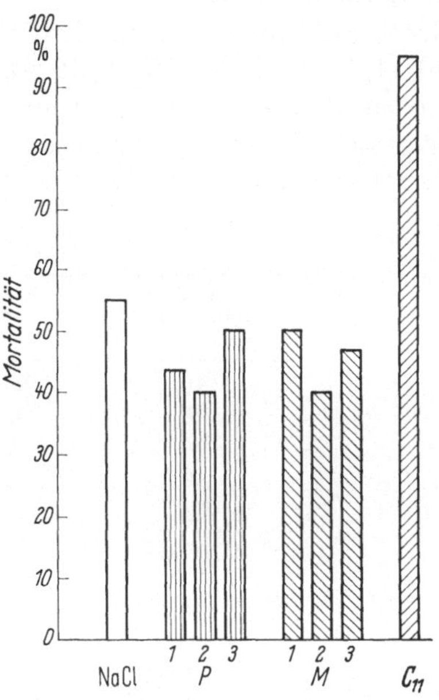

Abb. 3: Letalität von 120 Mäusen 72 Std nach 0,15 mg Endotoxin. Vorbehandlung (4 Std vor Endotoxin) mit verschiedenen Plasmaersatzstoffen und Kontrollösungen i.v. NaCl = 0,9 % NaCl-Lösung 2,5 % des Körpergewichtes. P_1 = Gelatine 1,5 % des Körpergewichtes. P_2 = Gelatine 2,0 % des Körpergewichtes. P_3 = Gelatine 2,5 % des Körpergewichtes. M_1 = Dextran 1,5% des Körpergewichtes. M_2 = Dextran 2,0 % des Körpergewichtes. M_3 = 2,5 % des Körpergewichtes. C_{11} = Kohlelösung 1,5 % des Körpergewichtes.

Angesichts der Schwere solcher irreversibler Schockzustände sind derartige Therapiefortschritte zu begrüßen, handelt es sich doch vereinfacht ausgedrückt darum, fast tote Tiere wieder lebendig zu machen. Wegen der Komplexität dieser Zustände sind Untersuchungen mit Kombinationen verschiedener Therapiemöglichkeiten für die Zukunft besonders wichtig.

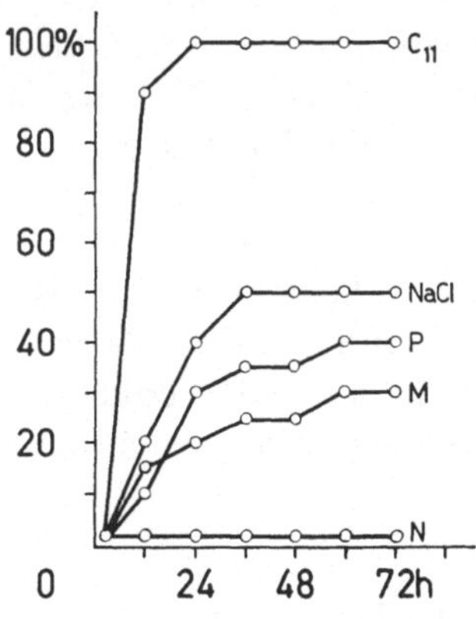

Abb. 4: Zeitlicher Verlauf der Letalität nach Injektion von 1,6 % des Körpergewichtes Homogenisat verbrannter Haut und verschiedener Vorbehandlung (gleiche Versuchsanordnung wie bei Abb. 4). NaCl = 0,9 % Kochsalzlösung 2 % des Körpergewichtes. P = Gelatine 2 % des Körpergewichtes. M = Dextran 2 % des Körpergewichtes. C_{11} = Kohlelösung 0,5 % des Körpergewichtes. N = Kontrolle ohne Vorbehandlung.

In diesem Zusammenhang ist von Bedeutung, ob gewissen Plasmaexpandern Eigenschaften zukommen, die Blut, resp. Plasma nicht aufweisen. Am besten untersucht ist wohl die antithrombotische Wirkung von Dextranen. Sie wurde in letzter Zeit sowohl experimentell wie klinisch in über 20 Arbeiten eingehend geprüft, und es ist sehr wohl möglich, daß die antithrombotischen Eigenschaften teilweise für die günstigen Resultate in der Schockbehandlung mit Dextranen verantwortlich sind [4, 5, 6, 7, 8, 9, 10, 11, 12, 17, 18, 21, 23, 37, 46, 49, 54, 57, 62, 63, 74, 75]. Wir haben in den letzten Monaten die Frage abzuklären versucht, ob es sich dabei um eine spezifische Dextranwirkung handelt, oder ob dieser Effekt ein rein kolloidosmotischer sei.

Tabelle 1

Anzahl untersuchter Venen	Therapie	kein Thrombus vorhanden bei
10	Kontrolle	10 %
10	Kochsalz	10 %
10	Albumin	10 %
10	Dextran	50 %

Tabelle 2

Prozent Veränderung des Hämatokrits am Ende des Experimentes verglichen mit den Anfangswerten

n	Therapie	% Hkt. Veränderung
5	Kontrolle	+ 1,8
5	Kochsalz	— 7,7
5	Albumin	— 17,6
5	Dextran	— 20,2

Wir konnten zeigen [37], daß gleiche Mengen von blutisoonkotischen Dextranlösungen verglichen mit Albumin beim Kaninchen eine thromboseprophylaktische Wirkung auszuüben vermögen. Die Resultate gehen aus Tab. 1 und 2 hervor. Der leichte Unterschied in der prozentualen Hämatokritsenkung ist nicht signifikant, während der thromboseprophylaktische Effekt von Dextran statistisch gesichert ist. Dextranpräparate werden deshalb heute nicht nur als Plasmaexpander verwendet, sondern haben in der Prophylaxe thromboembolischer Komplikationen (vor allem Macrodex) und in der Verbesserung der Durchblutungsverhältnisse (vor allem Rheomacrodex) neue, weite Indikationsgebiete gefunden [2, 26, 35, 36].

Zusammenfassung

Der heutige Stand der Frage, welche Plasmaexpander zur Behandlung von Schockzuständen am besten geeignet seien, wird auf Grund eigener tierexperimenteller Untersuchungen und früher publizierten Arbeiten, diskutiert. Gleiche Mengen von Gelatinelösungen sind Dextranpräparaten bei der Behandlung von Schockzuständen unterlegen, weil sie wegen ihres zu kleinen mittleren Molekulargewichtes und ihrer Molekulargewichtsverteilung die Zirkulation rasch verlassen, d. h. ein genügend großes effektiv zirkulierendes Blutvolumen auf die Dauer nicht aufrecht zu erhalten vermögen. Sowohl Gelatine- wie Dextranpräparate führen bei der weißen Maus nicht zu einer verminderten Resistenz gegen Salmonella-Endotoxin oder Verbrennungstoxine und dürften die Funktion des RES deshalb nicht beeinträchtigen. Dextranpräparate weisen außer ihren kolloidosmotischen Eigenschaften noch andere spezifische Vorteile auf, von denen der antithrombotische Effekt bei Dextran 70000 besonders ausgeprägt ist, während Dextran 40000 zu einer starken Verbesserung der Durchblutung führt. Sowohl für militärische wie auch für zivile Bedürfnisse sind deshalb Dextranpräparate den Gelatinelösungen überlegen.

Literatur

[1] Allgöwer, M. and U. F. Gruber: Current Status of Plasma Expanders. Rev. Int. Serv. Santé Armées **37**, 751 (1964).

[2] Bergentz, S.-E., L.-E. Gelin, C.-M. Rudenstam, and B. Zederfeldt: Indications for the use of low viscous dextran in surgery. Acta chir. scand. **122**, 343 (1961).

[3] Bloch, J. A., Ch. H. Piercel, W. G. Manax, and R. C. Lillehei: Treatment of experimental cardiogenic shock. Surgery **58**, 197 (1965).

[4] Bloom, W. L., D. S. Harmer, M. F. Bryant, and S. S. Drewer: Coating of Blood Vessel Surfaces and Blood Cells: A New Concept in the Prevention of Intravascular Thrombosis. Circulation **26**, 690 (1962).

[5] Bloom, W. L., N. D. Fowler, J. A. Ward, and R. H. Tranch: Hemodilution and Changes in Hemostasis induced by Dextran: An Experiment in Dogs with and without Plasma Volume Expansion. J. Surg. Res. **3**, 152 (1963).

[6] Bloom, W. L., D. S. Harmer, M. F. Bryant, and S. S. Brewer: Coating of Vascular Surfaces and Cells – A New Concept on the Prevention of Intravascular Thrombosis. Proc. Soc. Exp. Biol. **115**, 384 (1964).

[7] Borgström, S., L.-E. Gelin, and B. Zederfeldt: The formation of vein thrombi following tissue injury. An experimental study in rabbits. Acta chir. scand. Suppl. 247 (1959).

[8] Brewer, Sp.: The Sthenoplastic Effect of Dextran on Platelets – The Mechanism for Prevention of Thromboembolism. Xth Congress of the Int. Soc. Hematology, Stockholm, 1964, Abstract K 13.

[9] Bryant, M. F., W. L. Bloom, and Sp. S. Brewer: Use of Dextran in preventing thrombosis of small arteries following surgical trauma. J. Med. Ass. Georgia **50**, 580 (1961).

[10] Bryant, M. F., W. L. Bloom, and S. S. Brewer: Experimental study of the antithrombotic properties of dextrans of low molecular weight. Amer. Surg. **29**, 256 (1963).

[11] Bryant, M. F.: A new method of preventing postoperative thrombosis in small arteries. Sth. med. J. **57**, 391 (1964).

[12] Bryant, M. F., W. L. Bloom, and Sp. S. Brewer: Study of the anti-thrombotic properties of dextrans of large molecular weight. J. Cardiovasc. Surg. **5**, 48 (1964).
[13] Burri, C. und M. Allgöwer: Die Wirksamkeit zweier Plasmaexpander im experimentellen Verbrennungsschock. Schweiz. med. Wschr. **94**, 816 (1964).
[14] Burri, C. und M. Allgöwer: Zur Funktion des reticuloendothelialen Systems (RES) nach Plasmaexpandern. Helv. Chir. Acta **31**, 533 (1964).
[15] Burri, C., D. de Gaspero, U. F. Gruber und M. Allgöwer: Die Wirkung verschiedener Plasmaersatzstoffe im hämorrhagischen und im Verbrennungsschock. Helv. Chir. Acta **31**, 150 (1964).
[16] Burri, C. und M. Allgöwer: Der therapeutische Effekt verschiedener Plasmaexpander im experimentellen hämorrhagischen Schock. Chirurg **36**, 1 (1965).
[17] Cox, E. F., C. Th. Flotte, and R. W. Buxton: Dextran in the treatment of thrombophlebitis. Circulation **28**, 706 (1963).
[18] Cox, E. F., C. Th. Flotte, and R. W. Buxton: Dextran in the treatment of thrombophlebitis. Surgery **57**, 225 (1965).
[19] Eckert, Ch., T. E. Weichselbaum, R. Sights, and V. Miller: Study of the effect of the administration of dextran and physiologic saline solution on the colloidal osmotic pressure of the plasma in splenectomized dogs following hemorrhage. Surg. Forum **4**, 731 (1953).
[20] Ely, J. O. and A. W. Angulo: Experimental burns; influence of gelatin-glucose-salts solution on hemoconcentration of burns. J. Franklin Inst. **235**, 197 (1943).
[21] Ernst, C. B., W. J. Fry, R. O. Kraft, and M. S. de Weese: The role of low molecular weight dextran in the management of venous thrombosis. Surg. Gynec. Obstet. **119**, 1243 (1964).
[22] Evans, W. E. and J. C. Darin: The additive effects of low molecular weight dextran in the treatment of endotoxin shock with hyperbaric oxygen. J. Trauma **5**, 213 (1965).
[23] Flotte, C. Th. and E. F. Cox: Dextran in the Treatment of Thrombophlebitis. Trans. South. Surg. Ass. **74**, 114 (1963).
[24] Frawly, J. P., C. P. Arzt, and J. M. Howard: Plasma Retention and Urinary Excretion of Dextran and Modified Fluid Gelatin in Combat Casualties. Surgery **37**, 784 (1955).
[25] Gadboys, H. L., R. S. Litwak, J. Ishiguro, and M. Kahn: Experimental large-volume hemodilution. Circulation **31–32**, Suppl. I, 121 (1964).
[26] Gelin, L.-E.: Pathophysiologie und Klinik der Blutströmung in den kleinen Gefäßen. Anaesthesist **13**, 333 (1964).
[27] Gordon, H., L. J. Hoge, and H. Lawson: Gelatin as substitute for blood after experimental hemorrhage. Amer. J. med. Sci. **204**, 4 (1942).
[28] Greenfield, L. and A. Blalock: Effect of low molecular weight dextran on survival following hemorrhagic shock. Surgery **55**, 684 (1964).
[29] Grodins, F. S.: Gelatin as a blood substitute in shock due to limb trauma. Fed. Proc. **2**, 17 (1943).
[30] Grönwall, A.: Dextran and its use in colloidal infusion solutions. Almqvist & Wiksell, Uppsala (1957).
[31] Gropper, A. L., E. W. Cochrell, L. G. Raisz, and E. J. Pulaski: A comparison of Dextran and Oxypolygelatin in the Treatment of Hemorrhagic Hypotension. Amer. J. Physiol. **169**, 749 (1952).
[32] Gruber, U. F. und J. Siegrist: Der Volumeneffekt verschiedener Plasmaersatzstoffe. Arch. klin. Chir. **301**, 128 (1962).

[33] GRUBER, U. F.: Diskussionsbeitrag zu Hochspannungsunfall und Niere, in R. Hauf's Beiträge zur ersten Hilfe und Behandlung von Unfällen durch elektr. Strom, Heft **3**, 184 (Verlags- und Wirtschaftsgesellschaft der Elektrizitätswerke mbH, Frankfurt a. M., 1963).

[34] GRUBER, U. F. und M. ALLGÖWER: Indikationen für Plasmaexpander, in K. HORATZ und R. FREYS Schock und Plasmaexpander, p. 137 (Springer, Heidelberg, 1964).

[35] GRUBER, U. F.: Indications des Nouveaux Expanders Plasmatiques. Méd. et Hyg. **22**, 719 (1964).

[36] GRUBER, U. F.: New Aspects on Dextran Therapy. Macrodex en Rheomacrodex Documentatie **2**, 13 (1965).

[37] GRUBER, U. F., S.-E. BERGENTZ, and L.-E. GELIN: Thrombus preventing effect of plasma expanders. Scand. J. Clin. Lab. Invest. **17**, Suppl. 86, 143 (1965).

[38] GRUBER, U. F., S. GRASS, E. MEILI-GERBER und M. ALLGÖWER: Die Beeinflussung der Diurese durch Verabreichung verschiedener Blutersatz- und Plasmapräparate beim leicht hypovolämischen Menschen. Helv. chir. Acta **32**, 610 (1965).

[39] GRUBER, U. F., E. GERBER, S. GRASS und M. ALLGÖWER: Volume Effects of New Plasma Expanders in Hypovolemic Subjects. Proc. Xth Cong. Int. Soc. Blood Transf., Stockholm 1964. p. 116 (Karger, Basel/New York, 1965).

[40] GRÜNING, W. U. und H. ROTH: Das Verhalten des Blutvolumens beim Menschen nach Infusion von Blutersatzflüssigkeiten. Klin. Wschr. **32**, 351 (1954).

[41] HASCHER, H. und M.: Beitrag zur Therapie des Schocks unter besonderer Berücksichtigung der flüssigen Gelatine als Plasmaexpander. Anaesthesist **9**, 236 (1960).

[42] HOGAN, J. J.: The intravenous use of colloidal gelatin solutions in shock. J. Amer. Med. Ass. **54**, 721 (1915).

[43] HYDE, G. M., N. I. BERLIN, R. J. PARSONS, and B. WHITTINGTON: The blood volume expansion produced by gelatin, serum albumin, and plasma. Surg. Gynec. Obstet. **95**, 657 (1952).

[44] IVY, A. C., H. GREENGARD, I. F. STEIN, F. S. GRODINS, and D. F. DALTON: Effect of various blood substitutes in resuscitation after otherwise fatal hemorrhage. Surg. Gynec. Obstet. **76**, 85 (1943).

[45] JANOTA, M., H. NECHELES, R. E. WESTON, V. WEISSMAN, and O. LEVINSON: Gelatin infusion in hemorrhagic shock. Exper. Med. and Surg. I, 298 (1943).

[46] JUST-VIERA, J. O. and G. H. YEAGER: Protection from Thrombosis in Large Veins. Surg. Gynec. Obstet. **118**, 354 (1964).

[47] KALRA, S. L., G. SINGH, M. RAM, and S. O. WALLER: A modified gelatin as a plasma expander. Experiments on haemorrhaged dogs. Indian J. med. Res. **46**, 171 (1958).

[48] KNUTSON, R. C., J. L. BOLLMAN, and J. S. LUNDY: Comparative effectiveness of certain volemic substances in maintaining plasma volume after blood loss. Surg. Forum **2**, 637 (1951).

[49] KOEKENBERG, L. J. L.: Experimental use of Macrodex as a prophylaxis against post-operative thrombo-embolism. Proc. Dijkzigt Conf. on the Prevention of Thromboembolism in Surgery 123 (1961).

[50] LEPLEY, D. jr., M. WEISFELDT, A. S. CLOSE, R. SCHMIDT, J. BOWLER, R. C. KORY, and E. H. ELLISON: Effect of low molecular weight dextran on hemorrhagic shock. Surgery **54**, 93 (1963).

[51] LITTLE, J. M. and H. S. WELLS: Capillary permeability to intravenously administrated gelatin. Amer. J. Physiol. **138**, 495 (1943).

[52] Lundy, J. S. and H. K. Gray: Dextran in supportive therapy with comments on Periston and Gelatin. Arch. Surg. **61**, 55 (1950).
[53] McPherson R. C. and A. J. Haller: The comparative effects of blood, saline and low molecular dextran on irreversible hemorrhagic shock. J. Trauma **4**, 414 (1964).
[54] Merck, D. E., J. D. Hardy, and J. A. Gronvall: Hemodynamic and clotting problems of superior vena cava – right pulmonary artery anastomosis (Glenn operation). Clin. Res. **11**, 25 (1963).
[55] Metcalf, W., L. M. Rousselot, F. E. Gilbertson, and J. M. Harmon: A Clinical Method for the Determination of the Molecular Weights and the Molecular Weight Distribution of Plasma Expanders. Surg. Forum **4**, 719 (1953).
[56] Metcalf, W., L. M. Rousselot, J. M. Harmon, and F. E. Gilbertson: The Determinants of the efficacy of various expanders in plasma volume expansion and maintenance in normal subjects. Surg. Forum **4**, 714 (1953).
[57] Moncrief, J. A., J. C. Darin, P. C. Canizaro, and R. B. Sawyer: Use of dextran to prevent arterial and venous thrombosis. Ann. Surg. **158**, 553 (1963).
[58] O'Neill jr. J. A. and J. H. Foster: The influence of low molecular weight dextran on lethal endotoxemia. Amer. Surg. **30**, 612 (1964).
[59] Parkins, V. M., C. E. Koop, C. Riegel, H. M. Vars, and J. S. Lockwood: Gelatin as plasma substitute with particular reference to experimental hemorrhage and burn shock. Ann. Surg. **118**, 193 (1943).
[60] Parkins, V. M., J. H. Perlmutt, and H. M. Vars: Dextran, modified fluid gelatin and other plasma volume expanders in hemorrhaged dogs. Fed. Proc. **11**, 116 (1952).
[61] Ravin, H. A., A. M. Seligman, and J. Fine: Polyvinyl Pyrrolidone as a Plasma Expander. New Engl. J. Med. **247**, 921 (1952).
[62] Sawyer, R. B., J. A. Moncrief, and P. C. Canizaro: Dextran Therapy in Thrombophlebitis. J. Amer. Med. Ass. **191**, 740 (1965).
[63] Sawyer, R. B. and J. A. Moncrief: Dextran Specificity in Thrombus Inhibition. Arch. Surg. **90**, 562 (1965).
[64] Schenk, jr. W. G., N. A. Dehlin, E. Domanig, P. Hahnloser, and R. K. Hoyt: Blood viscosity as a determinant of regional blood flow. Arch. Surg. **89**, 783 (1964).
[65] Schlueter, T. M. and T. R. Kelly: Effect of low molecular weight dextrans and fibrinolysins on hemorrhagic shock. Surg. Forum **15**, 32 (1964).
[66] Squire, J. R., J. P. Bull, W. d'A. Maycock, and C. R. Ricketts: Dextran. Blackwell, Oxford (1955).
[67] Swingle, W. W., W. Kleinberg, and H. W. Hays: A Study of Gelatin and Saline as Plasma Substutites. Amer. J. Physiol. **141**, 329 (1944).
[68] Taylor, N. B. and E. T. Waters: Isinglass as transfusion fluid in haemorrhage. Canad. med. Ass. J. **44**, 547 (1941).
[69] Thorsén, G. and H. Hint: Aggregation, sedimentation and intravascular sludging of erythrocytes. Acta chir. scand. Suppl. 154 (1950).
[70] Thorsén, G.: The use of dextrans as infusion fluids. Surg. Gynec. Obstet. **109**, 43 (1959).
[71] Wassermann, K. and H. S. Mayerson: Plasma and dextran infusions following hemorrhage in dogs. Fed. Proc. **11**, 168 (1952).
[72] Waters, E. T.: Comparison of isinglass and gelatin as blood substitutes. Canad. med. Ass. J. **45**, 395 (1941).
[73] Weil, P. G. and D. R. Webster: Clinical Experience with Plasma Augmenters, Dextran and PVP. Surg. Forum **4**, 712 (1953).

[74] WINFREY, E. W., C. B. NABEL, C. G. RHEA, and J. H. FOSTER: Experimental studies of the antithrombogenic properties of low molecular weight dextran. Conference on evaluation of low molecular weight dextran in shock. Pharmacology and pertinent rheology. (National Academy of Sciences – National Research Council, Washington, D.C.) Washington 8081 (1963).

[75] WINFREY, E. W. and J. H. FOSTER: Low molecular weight dextran in small artery surgery. Arch. Surg. **88**, 78 (1964).

[76] WOLFSON, W. L. and F. TELLER: Intravenous use of gelatin solution in hemorrhage; experimental study. Amer. J. med. Sci. **178**, 562 (1929).

Zu: Tierexperimentelle Untersuchungen mit Plasmaexpandern

Von **H. Lutz**

Aus der Abteilung für Anaesthesiologie (Vorst.: Prof. Dr. O. H. Just) der Chirurg. Univ.-Klinik (Dir.: Prof. Dr. Linder) Heidelberg

Bei der Auswahl eines bestimmten Volumenersatzmittels zur Kreislaufauffüllung sollte vor allem die vorliegende Situation entscheidend sein:

In Friedenszeiten kann im allgemeinen spätestens 2–3 Std nach einem

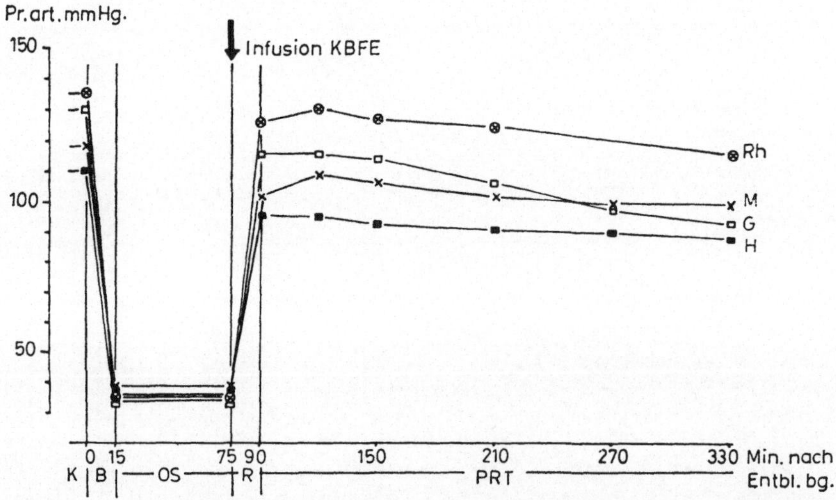

Abb. 1: Das Verhalten des arteriellen Mitteldruckes (Pr. art. mmHg) bei je 5 Hunden in 4 Versuchsgruppen. Innerhalb von 15 min wird durch arteriellen Blutentzug von 5% des KG in ml der Blutdruck auf 40 mmHg gesenkt (B). Dieser Wert bleibt in der oligämischen Schockphase (OS) eine Stunde lang konstant. Im Anschluß daran wird die Blutbahn mit Rheomacrodex (Rh), Macrodex (M), Gelifundol (G) oder Haemaccel (H) wieder aufgefüllt. Zwischen den einzelnen Versuchsgruppen besteht innerhalb der Versuchszeit bis 330 min nach dem Entblutungsbeginn kein signifikanter Unterschied (aus Just/Lutz: Genese und Therapie des hämorrhagischen Schocks, Thieme, Stuttgart 1966).

Unfall oder einer größeren – auch intraoperativen – Blutung eine optimale Therapie, z. B. durch Bluttransfusionen, durchgeführt werden. In diesen Fällen sind die heute angebotenen Volumenersatzmittel auf Dextran- oder

Gelatinegrundlage gleichermaßen gut zur Auffüllung der Blutbahn geeignet. Wir konnten in experimentellen Untersuchungen mit schwerem hämorrhagischen Schock nachweisen, daß diese kolloidalen Blutflüssigkeitsersatzmittel den Blutdruck über die Versuchszeit von 4 Std ausreichend stabilisieren (Abb. 1).

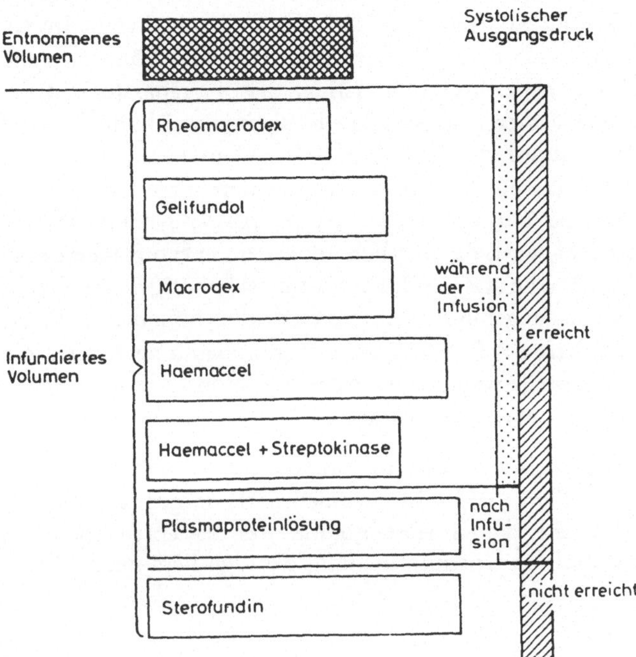

Abb. 2: Vergleich der verschiedenen Infusionsmengen, die nach einem schweren arteriellen Blutentzug erforderlich sind, um den systolischen Blutdruck wieder herzustellen. Lediglich bei Infusion von Rheomacrodex liegt die verabreichte Menge unter dem entzogenen Blutvolumen. Alle anderen Infusionslösungen benötigen zur Erreichung des systolischen Ausgangsdruckes ein größeres Volumen. Mehr als 150% der entzogenen Blutmenge werden nicht infundiert (aus Just/Lutz: Genese und Therapie des hämorrhagischen Schocks. Thieme, Stuttgart, 1966).

Die Dextranpräparate besitzen dabei gegenüber den Gelatinederivaten durch ihren höheren onkotischen Druck die Eigenschaft, zusätzlich Wasser in die Blutbahn einzuziehen. Der Blutdruckanstieg ist deshalb nach Dextraninfusionen wesentlich stärker ausgeprägt. Der früher allgemein benutzte Begriff „Plasma-Expander" trifft somit lediglich auf Dextranpräparate zu.

Unter *Katastrophenbedingungen* wird es jedoch kaum möglich sein, innerhalb von 4 Std eine adäquate Substitutionstherapie durchzuführen. Hier sollten deshalb nur solche Infusionsmittel infundiert werden, die eine längere Verweildauer besitzen. Das höhermolekulare Dextranpräparat Macrodex bleibt nach unseren Untersuchungen mindestens 8 Std kreislaufwirksam. Macrodex ist demnach gerade in Katastrophensituationen im Vergleich mit anderen Volumenersatzmitteln zur Kreislaufauffüllung am besten geeignet.

In *extremen Notfallssituationen* sollte die Infusionstherapie mit Rheomacrodex begonnen werden. Nicht nur, weil mit diesem Infusionsmittel Mikrozirkulationsstörungen abgefangen werden können, sondern vor allem, weil der hyperonkotische Effekt dieses Präparates mit dem daraus resultierenden Wassereinstrom in die Blutbahn den Blutdruck in sehr kurzer Zeit wieder stabilisiert. Nach experimentellem hämorrhagischen Schock haben wir mit diesem Präparat immer in der kürzesten Zeit die stärkste hämodynamische Wirkung erzielt, da der Ausgangsblutdruck schon nach Mengen erreicht wird, die deutlich unter dem entnommenen Blutvolumen liegen (Abb. 2). Alle anderen Infusionsmittel benötigen zur Erreichung des systolischen Ausgangsblutdruckes ein wesentlich höheres Infusionsvolumen. Diese Eigenschaft des Rheomacrodex besitzt damit auch einen erheblichen praktischen Vorteil, wenn unter extremen Notfallsbedingungen lediglich *ein* intravenöser Zugang vorhanden ist.

Es muß allerdings erneut darauf hingewiesen werden, daß Rheomacrodex nicht unkontrolliert verabreicht werden darf, da der starke Wasserentzug aus dem Gewebe die Gesamtsituation des Patienten später ungünstig beeinflussen und die Urinausscheidung deutlich herabsetzen kann.

Kapillardurchblutung nach dextranhaltigen Lösungen

Von **K. Hutschenreuter**

Aus dem Institut für Anaesthesie (Dir.: Prof. Dr. K. Hutschenreuter) der Universitätskliniken im Landeskrankenhaus Homburg/Saar

Dextran wurde 1869 von Scheibler entdeckt und 1943 erstmals in Schweden von Grönwall und Engelmann als Plasmaersatzmittel angewandt. Maßgebend für den Einfluß der verschiedenen Dextrane auf die Mikrozirkulation ist ihr mittleres Molekulargewicht. Solche mit einem mittleren Molekulargewicht von über 100000 werden gewöhnlich als hochmolekular, unter 40000 als niedermolekular bezeichnet. Während das britische Dextran ein mittleres Molekulargewicht von 150000, das sogenannte amerikanisch-schwedische von 75000 aufweist, besitzt das original schwedische ein solches von etwas unter 40000. Letzteres ist auch bei uns im klinischen Gebrauch, wie z. B. in Form des Rheomacrodex.

Darüber hinaus existieren ausschließlich für experimentelle Zwecke Fraktionen mit einem wesentlich höheren mittleren Molekulargewicht von 1–2 Millionen. Dieses ausgesprochen hochmolekulare Dextran ist für uns vor allem deshalb sehr interessant, weil man mit seiner Hilfe jene Mikrozirkulationsstörungen auszulösen vermag, deren Studium seit wenigen Jahren aktuell geworden ist. Nach Gelin werden diese Störungen der capillären und auch venolären Durchblutungsverhältnisse vor allem ausgelöst durch Steigerung der Blutviskosität. Als Ursachen hierfür werden beispielsweise angesehen: Blutdruckabfall, wie beim Schockzustand, erhöhter Katecholaminspiegel, Strömungsverlangsamung, Hypothermie, Lipämie, Intoxikationen, Zunahme des Erythrocytenvolumens.

Im Septemberheft 1965 des American Journal of Surgery hat Hardaway die Störungen der Mikrozirkulation beim Schock, die er als Mikrokoagulation bezeichnet, mit einer schematischen Darstellung zu charakterisieren versucht. Normalerweise ist die Arteriole weit geöffnet. Von den zugehörigen Capillaren wird unter Umständen nur eine durchströmt. Die anderen befinden sich in Ruhe. Geschlossen bleibt im Normalzustand die arteriovenöse Kurzschlußverbindung. Der Blutstrom durch die Capillare geht in dieser Phase schnell vonstatten. Die Blutviskosität ist dementsprechend relativ gering. Während der Capillardurchströmung sinkt der pH-Wert nur wenig ab.

In der Frühphase des Schocks, beispielsweise nach Blutung oder Trauma, kontrahiert sich die Arteriole. Sie läßt nur noch wenig Blut in die Capillaren übertreten. Außerdem besteht eine Hypotension in der Arterie. Ein Teil des arteriellen Blutes strömt jetzt unter Umgehung der Capillare direkt über Kurzschlußverbindungen in das Venensystem. Der Blutstrom durch alle gleichzeitig offenen Capillaren bewegt sich sehr langsam. Der pH-Abfall ist wesentlich stärker als normalerweise.

Im späteren Schockstadium wird die Arteriole noch mehr kontrahiert, und sie läßt jetzt noch weniger Blut ins Capillarsystem. Der arteriovenöse Shunt ist noch geöffnet. Durch Viskositätssteigerung des langsam strömenden und sehr sauren Capillarblutes kommt es zur Agglomeration, die bis zur Mikroembolie und Nekrose der zugehörigen Zellen führen kann. Die Durchströmung durch die noch verbleibende Capillare ist enorm verlangsamt.

Im irreversiblen Schock schließlich kann sich nach Auffüllung des Gefäßsystems die Arteriole wieder etwas öffnen. Auch können die Mikroembolien durch endogenes Fibrinolysin abgebaut worden sein. Jedoch ist der Tod der von der Zirkulation länger ausgeschlossen gewesenen Zellen nicht mehr abzuwenden.

Die Veränderungen laufen also nach HARDAWAY etwa in folgender Reihe ab: Durch Viskositätssteigerung kommt es zur Verlangsamung der Blutströmung und zur Entstehung von Thrombocyten- und Erythrocytenaggregaten in Form des Sludge-Phänomens mit konsekutiver Prästase und Stase. Hieraus können sich Mikroembolien entwickeln, die zu Hypoxie, Acidose und sogar Nekrobiose Anlaß geben können.

Im Gegensatz zum ausgesprochen hochmolekularen Dextran ist die niedermolekulare Dextranfraktion mit einem mittleren Molekulargewicht von 38000–40000 zur Auflösung des Sludge-Phänomens in der Lage. Diese Tatsache ließ sich experimentell nachweisen, beispielsweise durch Viskositätsbestimmungen, Siebungsdruckmessungen, Vitalmikroskopie, bioptische Untersuchungen und mittels Ophthalmodynamographie.

Als nicht sicher typische, aber doch bis zu einem gewissen Grade brauchbare klinische Symptome für eine Verbesserung der Mikrozirkulation nach Infusion niedermolekularen Dextrans dürfen angeführt werden: Anstieg der Hauttemperatur, Zunahme der Venenfüllung, vor allem am Handrücken, ansteigende Urinmenge. Außerdem konnten wir beobachten, daß sich nach Kreislaufauffüllung mit niedrig-viskösem Dextran bei positivem Therapieerfolg die Nagelbettdurchblutung rasch besserte. Das erkennt man ganz einfach mit Hilfe der Nageldruckprobe. Normalerweise wird bei Nachlassen des Druckes auf einen Fingernagel der bis dahin blasse Bezirk des Nagelbettes schlagartig wieder durchblutet. Liegen aber stärkere rheologische Störungen vor, läßt dieses Einströmen von Blut einige Sekunden auf sich warten. Außerdem findet man gewöhnlich eine ausgesprochene

Akrocyanose. Dieses einfache Symptom ist, soweit wir es bislang zu beurteilen vermögen, nicht absolut spezifisch für eine capilläre Blutzellaggregation im Sinne eines Sludge-Phänomens. Immerhin hilft uns aber die Nageldruckprobe in der Klinik sowohl in diagnostischer als auch therapeutischer Hinsicht wenigstens etwas weiter. Ist sie verzögert, muß mit dem Vorliegen von Mikrozirkulationsstörungen gerechnet werden. Das kann beispielsweise der Fall sein bei Ileus, Pankreatitis oder Peritonitis, bei Verbrennungen oder Erfrierungen, bei der Fettembolie, beim Crush-Syndrom, bei Transfusionsstörungen, während Hypothermien und auch bei arteriellen Durchblutungsstörungen sowie nach Traumen und insbesondere bei allen Formen des Schocks. Diese pathologischen Zustände stellen deshalb auch Indikationen zur Anwendung von niedrig-viskösem Dextran dar. Seine Infusion erscheint wenigstens so lange empfehlenswert, bis die Nageldruckprobe ohne Verzögerung abläuft und eine praktisch normale capilläre Durchblutung erkennen läßt.

Experimentelle Untersuchungen mit kolloidalen Volumenersatzlösungen

Von **M. Halmágyi** und **K. Überla**

Aus dem Institut für Anaesthesiologie (Dir.: Prof. Dr. R. Frey) und dem Institut für Medizinische Statistik und Dokumentation (Dir.: Prof. Dr. Dr. S. Koller) der Johannes Gutenberg-Universität Mainz

Bevor ich auf unsere experimentellen Untersuchungen mit den Volumenersatzlösungen näher eingehe, halte ich es für erforderlich über die Ergebnisse der Genauigkeitsprüfungen der auch in diesen Versuchen angewandten Blutvolumenbestimmungsmethode zu berichten.

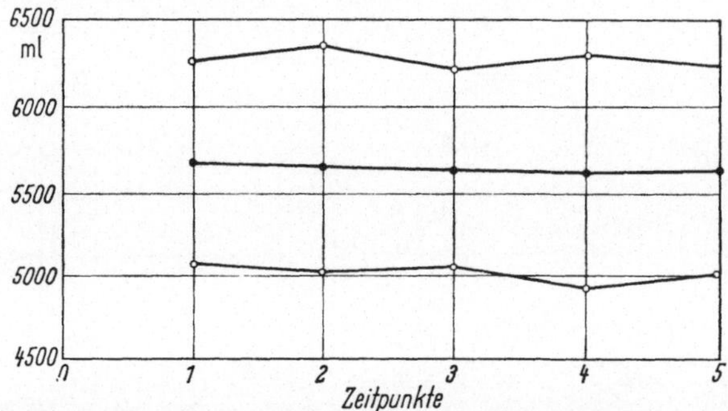

Abb. 1: Wiederholte Volumenbestimmungen. Bereich: $\bar{x} \pm t_{0,01} \cdot s_{\bar{x}}$

Die Bestimmung der zirkulierenden Blutmenge erfolgte in unseren Untersuchungen mit Hilfe des von Williams und Fine entwickelten Volemetron. Wir verwandten das mit ^{131}J markierte Humanalbumin der Firma Philipps-Duphar in Amsterdam. Die Aktivität der angewandten Dosen lag zwischen 2,5 und 5 Micro-Curie. Die Mischungszeit betrug in den Versuchen 10 min.

Um über die Genauigkeit der Blutvolumenbestimmungen aussagen zu können, wurden an 10 kreislaufgesunden Versuchspersonen nach einer 6-stündigen Nahrungskarenz und Ruhelage von 30 min 5 Volumenbestimmungen in konstanten Zeitabständen durchgeführt.

Die erste Frage, die wir an das Material stellten, war: werden die Meßergebnisse durch wiederholte Bestimmungen erkennbar beeinflußt? Bereits die Abb. 1 zeigt, daß die Mittelwerte des Blutvolumens bei wiederholten

Messungen in etwa dieselben sind. Sie wurden hier mit ihrem Konfidenzintervall bei einer Irrtumswahrscheinlichkeit von 1% angegeben. Ein systematischer Einfluß der Wiederholungen auf die Messungen läßt sich nicht erkennen. Dieses wurde mit einer Varianzanalyse genau überprüft.

Die zweite Frage lautete: Ist die Genauigkeit der Bestimmungsmethode bei Wiederholungen größer als die Unterschiede im Blutvolumen zwischen den Personen? Wenn eine Untersuchungsmethode nicht genügend genau ist um Unterschiede zwischen Personen sicher nachweisen zu können, dann ist es nicht sinnvoll sie weiter zu verwenden. Bei unseren Volumenbestimmungen ergab sich, daß die Variationen zwischen den Wiederholungen erheblich kleiner waren als die zwischen den Personen.

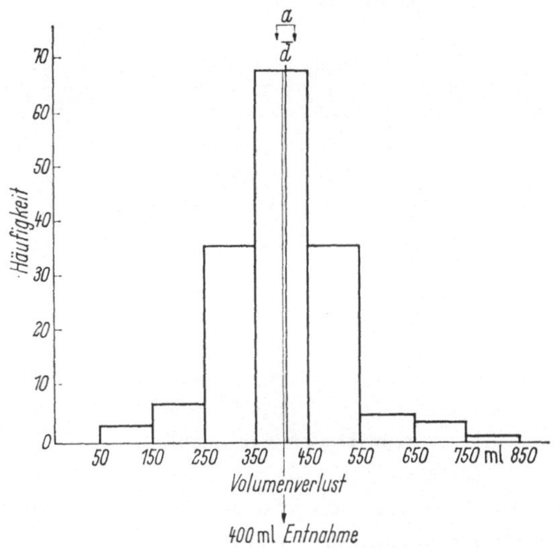

Abb. 2: Gemessener Volumenverlust nach 400 ml Blutentnahme. n = 160, $\bar{d}$ = 408,75, S_d = 106,09.
Vertrauensbereich des Mittelwertes (a): $\bar{d} \pm t_{0,01} \cdot s_{\bar{d}} = 408{,}75 \pm 21{,}6$.

Die dritte Frage war die nach der Genauigkeit der Messung als solcher in ml. Aus den 5 Wiederholungen bei den 10 Personen errechnet sich ein Meßfehler von 209 ml. In bezug auf durchschnittlich 5600 ml Blut liegt der Meßfehler also in der Größenordnung von ca. 4%.

Weiterhin haben wir die Nachweisbarkeit von 400 ml Blutentnahme an 160 Versuchspersonen auf ihre Genauigkeit geprüft. Bildet man für jede Person die Differenz zwischen den Blutvolumina, die unmittelbar vor und nach einer Blutentnahme von 400 ml bestimmt wurden, dann ist zu erwarten, daß die Differenzen einen Mittelwert von 400 ml haben. In der Abb. 2 sind die einzelnen Differenzen in Hunderterklassen eingeteilt und ihre Häufigkeit angegeben. Tatsächlich errechnet sich ein Mittelwert von —408,7 ml aus den gemessenen Werten.

Zusammenfassend können wir also feststellen:

1. Auf Grund der vorliegenden Daten läßt es sich behaupten, daß die Wiederholung der Volumenbestimmung keinen Einfluß auf das Meßergebnis hat.

2. Man kann mit einer Irrtumswahrscheinlichkeit, die kleiner als 1% ist, behaupten, daß die Volumenbestimmung mit der ^{131}J-Methode des Volemetron genau genug ist, um Unterschiede zwischen den Personen zu erfassen.

3. Die Genauigkeit in ml ausgedrückt, ist durchaus mit der Genauigkeit anderer physiologischer Meßmethoden vergleichbar.

4. Eine Entnahme von 400 ml läßt sich bei exaktem Arbeiten mit überzeugender Genauigkeit nachweisen.

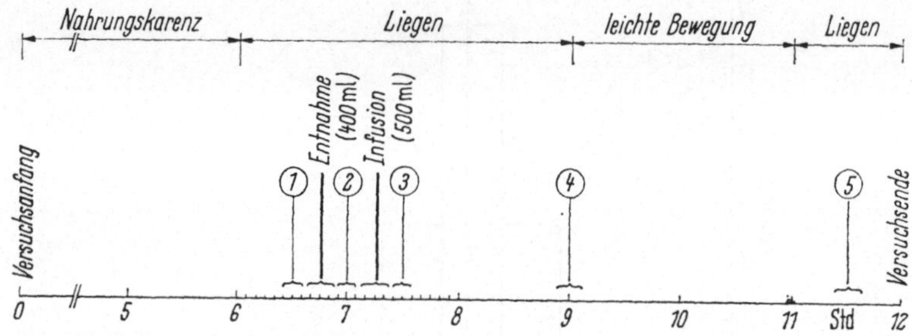

Die Zahlen in den Kreisen geben die Zeiten (1) bis (5) an, zu denen Blutvolumenbestimmungen durchgeführt wurden.

Abb. 3: Versuchsablauf.

Nach diesem Exkurs komme ich jetzt auf die Untersuchungen mit den kolloidalen Volumenersatzmitteln zurück. In einer ersten Publikation hatten wir über die Volumenwirkung von 4 Volumenersatzmitteln berichten können, inzwischen wurden die Untersuchungen auf insgesamt 9 verschiedene Lösungen ausgedehnt, über die im folgenden referiert werden soll.

Der Grundgedanke unserer Versuchsplanung war der, den Kreislauf nach einer Blutentnahme durch ein Ersatzmittel aufzufüllen, und die Veränderungen des zirkulierenden Blutvolumens zu messen.

Um die Volumenwirkung der einzelnen Mittel optimal beurteilen zu können, wurden die Messungen zu 5 verschiedenen Zeitpunkten vorgenommen. Den genauen Ablauf der Versuche veranschaulicht die Abb. 3: Flüssigkeits- und Nahrungskarenz 6 Std vor Versuchsbeginn, Ruhelage 30 min vor Versuchsbeginn, während dieser Zeit dreimalige Puls- nud Blutdruckkontrolle sowie eine kreislaufanalytische Messung. Dann folgte die Bestimmung des Ausgangsvolumens (1). Nach dieser Bestimmung Blutentnahme von 400 ml innerhalb von 15 min. Daran schloß sich die zweite Volumenbestimmung zur Feststellung des Defizits an (2). Ihr folgte die Infusion von 500 ml Testlösung innerhalb von 15 min. 5 min nach Beendigung der Infusion wurde die dritte (3), nach 90 min die vierte (4) und nach 240 min die fünfte Volumenmessung (5) durchgeführt.

Untersucht wurden, wie die Tab. 1 zeigt, an je 10 Versuchspersonen:
die spontane Wiederauffüllung des Kreislaufs,
die Volumenwirkung und Verweildauer
der physiologischen Kochsalzlösung,
der Plasma-Protein-Lösung und der Eigenblutkonserve.

An weiteren je 30 Versuchspersonen: die Volumenwirkung und Verweildauer
der 6%igen Dextranlösung Macrodex mit einem mittleren Molekulargewicht von 58200,
der 10%igen Dextranlösung Rheomacrodex mit einem mittleren Molekulargewicht von 37200,
der 4%igen Dextranlösung Neo-Subsidal mit einem mittleren Molekulargewicht von 45000,
der 3,5%igen Gelatinelösung Haemaccel mit einem mittleren Molekulargewicht von 35000,
der 4%igen Polyvinylpyrolydonlösung Periston mit einem mittleren Molekulargewicht von 25000.

Wir ergänzten diese Ergebnisse mit Untersuchungen an je 10 Versuchspersonen und testeten:
eine 6%ige Dextranlösung mittleres Molekulargewicht 86000,
eine 6%ige Polyvinylpyrolidonlösung mittleres Molekulargewicht 25000,
eine 4%ige Polyvinylpyrolidonlösung mittleres Molekulargewicht 30000
und die 3%ige Gelatinelösung Plasmagel mit einem mittleren Molekulargewicht von 40000.

Einfachheitshalber sind in der Tab. 1 nur die mittleren Molekulargewichte angegeben, wobei die Molekulargewichtsverteilung mindestens von gleichem Interesse ist.

Für die praktische Bewertung standen folgende Fragen im Vordergrund:

1. Wie beeinflussen die verschiedenen kolloidalen Mittel das zirkulierende Blutvolumen, d. h. welchen Auffülleffekt haben sie.
2. Bei welchen Mitteln ist eine echte expandierende Wirkung nachweisbar,
3. wie lange bleibt die einmal erreichte Auffüllung erhalten.

In der Abb. 4 sind die Mittelwerte der Differenzen der ersten und zweiten Blutvolumenbestimmung und ihre Vertrauensbereiche angegeben. Die Mittelwerte, die mit ihren Vertrauensbereichen außerhalb der gestrichelten Null-Linie fallen, sind statistisch signifikant. Es ist aus der Abbildung gut zu ersehen, daß die Blutentnahme von 400 ml bei allen Gruppen, bei denen sie durchgeführt wurde, nachweisbar war.

In der Abb. 5 sind die gemessenen Blutvolumen dargestellt, die vor und nach einer Blutentnahme bzw. nach einer Infusion von physiologischer Kochsalzlösung durchgeführt wurden. Wir möchten hier feststellen, daß

Tabelle 1: *Die Versuchsgruppen*

	Gruppe	Versuchsgruppen	Entnahme ml	Infusion ml	Anzahl der Versuchspersonen
Kontrollen	I		—	—	10
	II		400	—	10
	III	*NaCl* 0,9 %	400	500	10
	IV	*PPL-Lösung*	400	500	10
	V	*Blut*	400	500	10
Dextran	VI	*Rheomacrodex* 10 % mittl. Mol. Gew. 37200	400	500	30
	VII	*Macrodex* 6 % mittl. Mol. Gew. 58200	400	500	30
	VIII	*Hochmol. Macrodex* 6 % mittl. Mol. Gew. 86000	400	500	10
	IX	*Neo-Subsidal* 4 % mittl. Mol. Gew. 45000	400	500	30
Polyvinyl-pyrrolidin	X	*Periston-1* 4 % mittl. Mol. Gew. 25000	400	500	30
	XI	*Periston-2* 6 % mittl. Mol. Gew. 25000	400	500	10
	XII	*Periston-3* 4 % mittl. Mol. Gew. 30000	400	500	10
Gelatine	XIII	*Haemaccel* 3,5 % mittl. Mol. Gew. 35000	400	500	30
	XIV	*Plasmagel* 3 % mittl. Mol. Gew. 40000	400	500	10

bei unserer Versuchsanordnung während der ganzen Versuchsperiode keine spontane Wiederauffüllung des Kreislaufes, wie es die gestrichelten Säulen zeigen, nach der Blutentnahme erfolgte. Die Tatsache, daß die körpereigenen Regulationen durch unsere Versuchsanordnung weitgehend ausgeschaltet wurden, berechtigt uns nicht nur über den unmittelbaren Auffülleffekt, sondern auch über die Verweildauer der untersuchten Lösungen innerhalb der Versuchsperiode auszusagen.

Die Auffülleffekte der einzelnen Testlösungen sind auf schon geschilderter Weise in der Abb. 6 dargestellt. Außer der sogenannten physiologischen Kochsalzlösung und der 4%igen Polyvinylpyrolidonlösung mit einem mittleren Molgewicht 25000 war bei allen anderen Testsubstanzen ein statistisch signifikanter Auffülleffekt verschiedenen Ausmaßes zu beobachten.

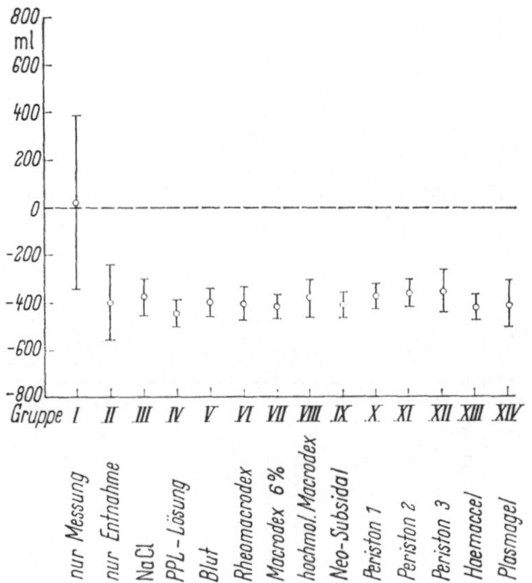

Abb. 4: Um wieviel nimmt Volumen durch Entnahme ab?
(2) – (1) Bereich: $\bar{d} \pm t_{0,01} \cdot S_{\bar{d}}$

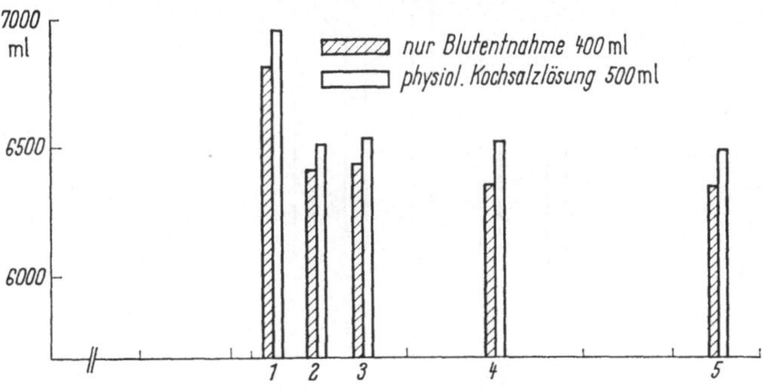

Abb. 5: Kontrollversuche.

In sehr vereinfachter Weise sind diese unmittelbaren Auffülleffekte der handelsüblichen Lösungen veranschaulicht, wobei die infundierte Menge kolloidaler Lösung gleich 100% gesetzt wurde (Abb. 7). Es ist festzustellen, daß alle Dextranlösungen mit Ausnahme der 10%igen Rheomacrodexlösung eine dem Blut und der Plasma-Protein-Lösung entsprechende Volumenwirkung aufwiesen. Die leichten Unterschiede im Volumeneffekt sind statistisch nicht zu sichern. Die 10%ige Dextranlösung Rheomacrodex zeigte eine über die infundierte Menge hinausgehende Volumenwirkung. Der Volumeneffekt der 3,5%igen Gelatinelösung Haemaccel und

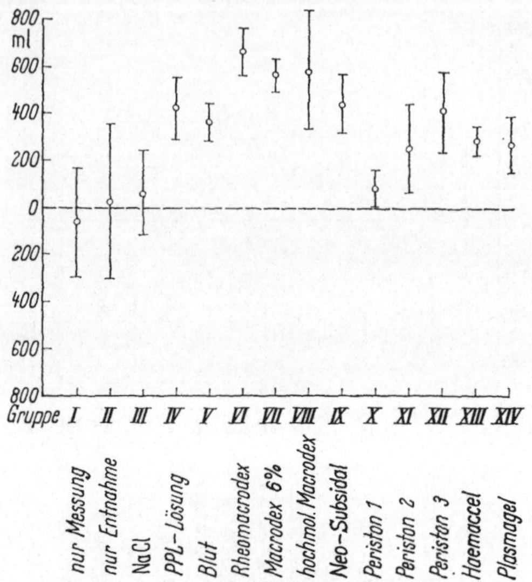

Abb. 6: Um wieviel nimmt Volumen durch Infusion zu?
(3) – (2) Bereich: $\bar{d} \pm t_{0,01} \cdot S_{\bar{d}}$

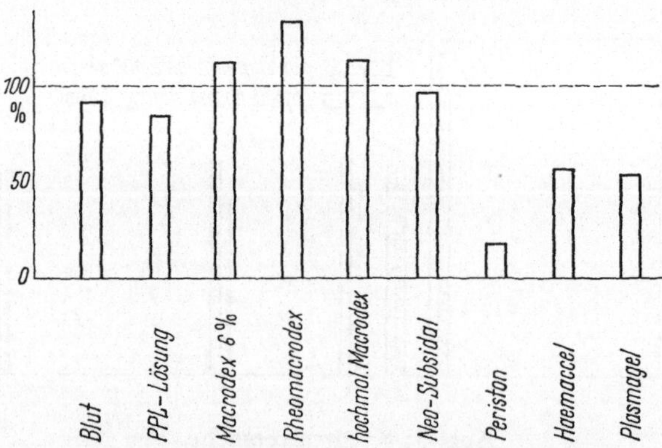

Abb. 7: Auffülleffekt. Infundierte Menge kolloidaler Lösung = 100%.

der 3%igen Gelatinelösung Plasmagel erreicht im Durchschnitt 57 bzw. 52,5% der infundierten Menge.

Veränderungen in den hier geschilderten Volumeneffekten traten in dem weiteren Verlauf der Versuche nur bei der 10%igen Dextranlösung Rheomacrodex und bei der 4%igen Dextranlösung Neo-Subsidal auf. Der überschießende Volumenanteil der Rheomacrodexlösung war 90 min nach Ende der Infusion nicht mehr nachweisbar, der der infundierten Menge entsprechende Volumeneffekt blieb jedoch über die ganze Versuchsperiode bestehen. Die Volumenwirkung der Neo-Subsidal-Lösung nahm 240 min nach Ende der Infusion um 200 ml ab.

Zusammenfassend möchten wir sagen, daß wir im Gegensatz zu anderen Autoren fanden, daß außer der Rheomacrodexlösung keine der Dextranlösungen eine die infundierte Menge übersteigende Volumenwirkung hat. Die Gelatinelösungen haben einen Volumeneffekt, der 50–60% der infundierten Menge beträgt.

Wir wollten im Rahmen dieses Vortrages nicht eine Qualifikation der einzelnen Volumenersatzlösungen geben, dies ergibt sich zuerst aus der jeweiligen Indikation, worüber Herr Ahnefeldt berichten wird. Es sollte hier in überzeugender Weise dargestellt werden, daß die Infusion gleicher Mengen der einzelnen Volumenersatzlösungen einen sehr unterschiedlichen Volumeneffekt bewirken können. Unsere Versuchsergebnisse sollten zu einer exakteren Handhabung dieser Lösungen verhelfen. Die schematische und großzügige Dosierung, die auf dem Gebiet der gesamten Infusionstherapie zu beobachten ist, ist unseres Erachtens bei der Vielzahl der heutigen sehr differenzierten Lösungen nicht zu verantworten.

Literatur

Ahnefeld, F. W., R. Frey und M. Halmágyi: Bibl. haemat. (Basel) **16**, 223 (1963).

Allgöwer, M. und E. Studer: Langenbecks Arch. klin. Chir. Kongreßbd. **301**, 122 (1962).

Gelin, L. E.: In: Schock und Plasmaexpander, herausgeg. von K. Horatz und R. Frey. Berlin-Göttingen-Heidelberg: Springer 1964.

Gruber, U. F. und M. Allgöwer: In: Schock und Plasmaexpander, herausgeg. von K. Horatz udn R. Frey. Berlin-Göttingen-Heidelberg: Springer 1964.

Gruber, U. F. und J. Siegrist: Langenbecks Arch. klin. Chir., Kongreßbd. **301**, 128 (1962).

Havers, L.: In: Schock und Plasmaexpander, herausgeg. von K. Horatz und R. Frey. Berlin-Göttingen-Heidelberg: Springer 1964.

Kirchner, E.: Brun's Beitr. klin. Chir. **203**, 462 (1961).

Koller, S.: Im Biochem. Taschenbuch, herausgeg. von H. M. Rauen, S. 1221. Berlin-Göttingen-Heidelberg: Springer 1956.

Schneider, K. W. und L. Nowicki: Z. klin. Med. **157**, 453 (1963).

Siegrist, J., F. W. Ahnefeld und M. Halmágyi: Indikationen und klinische Ergebnisse der Blutvolumenbestimmung mit radioaktivem Jod. Kongreßber. des 1. Europ. Kongr. für Anaesthesiologie, Wien 1962.

Weber, Erna: Grundriß der biologischen Statistik, S. 231. Jena: VEB Gustav Fischer 1957.

Williams, A. A. and J. Fine: New Engl. J. Med. **264**, 842 (1961).

Zu: Experimentelle Untersuchungen mit kolloidalen Volumenersatzlösungen

Von **W. Fekl** und **H. Bickel**

Es hat sich gerade in den letzten Jahren deutlich gezeigt, daß bei Untersuchungen zur Wertung von Volumenersatzmitteln die spezifische Wirkung des betreffenden Präparates zu differenzieren ist von der unter Umständen auf Seiten des Organismus ablaufenden Regulation. Unter anderem wies 1958 F. Baumgartl auf diese Notwendigkeit hin. Wir selbst haben früher bei derartigen Prüfungen am Modell des hämorrhagischen Schocks immer wieder in verschieden hohen Maße die Eigenregulation des Körpers mitgemessen. Dem Mainzer Team ist es unseres Erachtens in recht erfreulicher Weise gelungen, diese Klippe zu umschiffen und eine reproduzierbare Versuchsanordnung mit hoher Aussagekraft zu finden.

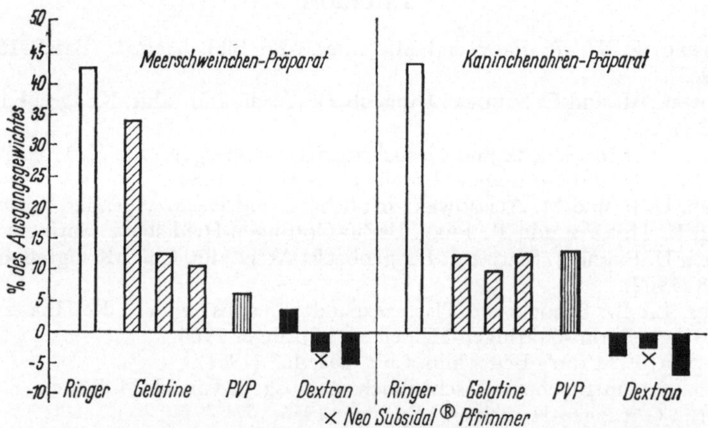

Abb. 1: Gewichtsveränderungen der durchströmten Präparate.

Um ähnlich eindeutige Versuchsbedingungen zu schaffen, bedienten wir uns zweier tierexperimenteller Modelle, welche ausschließlich der Starlingschen Hypothese entsprechen, nämlich dem isolierten Kaninchenohr nach Krakow und Pissemski und der Meerschweinchenhinterextremität nach Trendelenburg, modifiziert nach Kochmann und Catel. Als Kriterien dienten die Gewichtsdifferenzen vor und nach dem zweistündigen Durchströmungsvorgang, ausgedrückt als Prozentsatz vom Ausgangsgewicht.

Unter diesen Versuchsbedingungen wird praktisch nur die kolloidosmotische Aktivität der Testpräparate unter biologischen Bedingungen ermittelt, während Eigenregulationen vernachlässigt werden können.

Die in der Abbildung dargestellten Resultate aus beiden Versuchsanordnungen sind im wesentlichen analog. Wie zu erwarten war, ergaben sich starke Gewichtszunahmen nach der Durchströmung mit Ringer-Lösung, die auf erhebliche Ödemeinlagerungen zurückzuführen sind. Ebenfalls deutlich ausgeprägt waren die Gewichtszunahmen nach Durchströmung mit handelsüblichen Volumenersatzmitteln auf der Basis von Gelatine und PVP, einschließlich eines eigenen Gelatine-Versuchspräparates. Gegensätzlich verhielten sich jedoch das Neo-Subsidal und die beiden weiteren geprüften handelsüblichen Volumenersatzmittel auf Dextranbasis. Mit Ausnahme einer Versuchsgruppe wurden hier sogar durchweg Gewichtsabnahmen erzielt, welche als Flüssigkeitsübertritt aus dem Interstitium in den Intravasalraum zu werten sind.

Da gemäß der STARLINGschen Hypothese die Flüssigkeitswanderung zwischen Interstitium und Intravasalraum bestimmt wird vom Verhältnis des hydrostatischen Drucks bei der Durchströmung zu dem kolloidosmotischen Druck des Durchströmungsmittels und ersterer bei allen Versuchen selbstverständlich gleich war, können die unterschiedlichen Ergebnisse nur auf unterschiedliche kolloidosmotische Wirkungen zurückgeführt werden. Im wesentlichen dürfte es sich dabei um zwei Dinge handeln, nämlich

a) um die Abwesenheit oder Anwesenheit einer für den notwendigen onkotischen Druck hinreichenden Kolloidteilchenzahl im Intravasalraum, grob gesprochen also um eine dem Molekulargewicht angepaßte Konzentration des verwendeten Kolloids und

b) gegebenenfalls das Austreten oder Nichtaustreten kleinerer Kolloide aus dem Intravasalraum ins Interstitium, wobei ein dem kolloidosmotischen Druck des Intravasalraums entgegengesetztes Druckgefälle erzeugt wird.

In Übereinstimmung mit den Untersuchungen von AHNEFELD, HALMÁGYI und ÜBERLA sowie auch den größeren Versuchsreihen von ALLGÖWER, BURRI und GRUBER ergaben unsere Untersuchungen die Überlegenheit dextranhaltiger Lösungen. Es hat sich dabei gezeigt, daß auch ein relativ niedermolekulares 4%iges Dextranpräparat (Neo-Subsidal) einen hinreichend hohen onkotischen Druck im Intravasalraum erzeugt, ohne daß dieser durch merklichen Austritt ins Interstitium sekundär beeinträchtigt wird. Hierauf fußend haben wir unsere Wahl unter den zur Verfügung stehenden Kolloiden getroffen.

Indikationen für kolloidale Volumenersatzmittel

Von **F. W. Ahnefeld**

Aus dem Institut für Anaesthesiologie (Dir.: Prof. Dr. R. Frey) der Universität Mainz und der Anaesthesieabteilung (Leitender Arzt: Priv.-Doz. Dr. F. W. Ahnefeld) des Zentrallazarettes der Bundeswehr Koblenz

In den vorausgegangenen Referaten wurden bereits einige wesentliche Charakteristika der Substanzen besprochen und abgeklärt, die heute in kolloidalen Infusionslösungen unter dem Sammelbegriff Plasmaexpander Verwendung finden.

Das Indikationsgebiet für die kolloidalen Infusionsmittel wurde auf Grund der 1883 von Ernst von Bergmann und Ott mitgeteilten Untersuchungsergebnisse erschlossen. Beide stellten fest: „Die Gefahr von Blutverlusten bis zu zwei Drittel der gesamten Blutmenge liegt in dem dadurch bedingten Mißverhältnis zwischen Gefäßkapazität und Gefäßinhalt. Dieser Gefahr begegnet ein zugeführtes Flüssigkeitsvolumen, gleichgültig, ob diese Flüssigkeit blutkörperchenhaltig ist oder nicht.“ Die zunächst auf Grund dieser Erkenntnisse verwandten Salzlösungen brachten Anfangserfolge, ihre Wirkung konnte jedoch – wie sich aus der Starlingschen Lehre ergibt – nicht befriedigend sein. Volumenersatzmittel müssen nicht nur in der Elektrolytkonzentration mit dem Blut übereinstimmen, sondern darüber hinaus einen mindestens gleichgroßen kolloidosmotischen Druck aufweisen wie die Bluteiweißkörper. Nur dann ist eine genügend lange Verweildauer, vor allem ein ungestörter Ablauf der Austauschvorgänge zwischen Blutbahn und Gewebe zu erwarten.

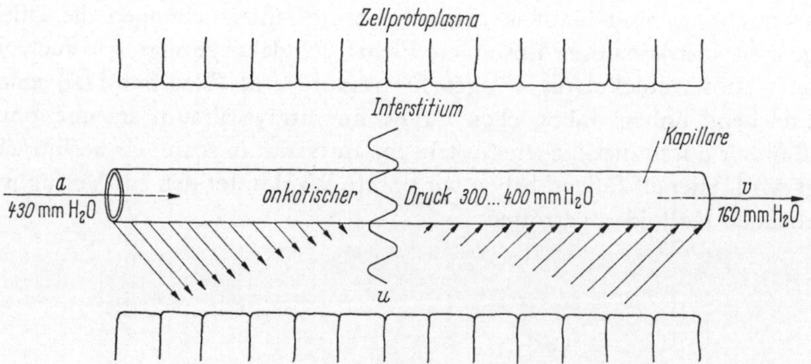

Abb. 1: Ablauf der Austauschvorgänge zwischen Blutbahn und Gewebe.

Die wichtigsten Forderungen, die wir an diese Lösungen zu stellen haben, sind in der Tabelle verzeichnet:

Tab.: 1 *Forderungen an kolloidale Volumenersatzmittel*

1. Eine dem Blut entsprechende:
   a) Volumenwirkung bei ausreichender Verweildauer
   b) Viskosität
   c) onkotische Wirkung
2. Keine Beeinträchtigung physiologischer Vorgänge
3. Fehlen allergischer Erscheinungen
4. Keine Beeinflussung der Blutgerinnung
5. Keine Speicherung

Gleichgültig welches Kolloid als Ausgangssubstanz gewählt wird, stets besteht die Notwendigkeit, ein Optimum zwischen Verträglichkeit und Wirkung zu suchen, in jedem Falle also einen Kompromiß einzugehen. Diese Tatsache bestimmt in erster Linie die Zusammensetzung der Lösung, das verwendbare Molekulargewicht, die Konzentration etc. Die zum Teil beträchtlichen Unterschiede in der Wirksamkeit der verschiedenen Präparate sind primär häufig nicht beabsichtigt, sondern durch die speziellen Eigenschaften des jeweils verwandten Kolloids bedingt. Erst sekundär wird die sich daraus ergebende Wirkung der Präparate idealisiert. Die Beurteilung basiert dann nicht mehr auf den Erkenntnissen über die Pathophysiologie des Schocks, die Anlaß zur Entwicklung dieser Mittel waren, sondern es werden neue, dem jeweiligen Kolloid angepaßte Maßstäbe verwandt. Nur hierin sehe ich die Ursache für die Divergenz der Auffassungen. Auch die unterschiedliche, heute übliche Nomenklatur beeinflußt die Diskussion über die Indikationsstellung ungünstig. Die Kennzeichnung als Blut- oder Plasmaersatzmittel ist irreführend, da die spezifischen, biologischen und chemischen Funktionen des Blutes wie O_2-Transport, Pufferwirkung, Transportfunktion, Infektabwehr usw. fehlen. Der heute am weitesten verbreitete Sammelbegriff „Plasmaexpander" wurde von MOORE nur für Substanzen vorgeschlagen, bei denen nach der Zufuhr die Zunahme des intravasalen Volumens *größer* ist als die infundierte Menge. Eine derartige Wirkung ist aber nicht unbedingt erforderlich, beim dehydrierten Patienten sogar gefährlich und wird, sehen wir vom 10%igen niedermolekularen Dextran ab, von keinem der Präparate erreicht, wie die Ergebnisse von HALMÁGYI bestätigen. Um mit einem Sammelbegriff die Indikation ansprechen und Präparate unterschiedlicher Wirkungsweise zusammenfassen zu können, schlagen wir die Kennzeichnung als kolloidale Volumenersatzmittel vor.

In den operativen Fächern haben wir bei der endgültigen Versorgung nach einer Hypovolämie die Aufgabe, die Homoeostase in *allen* Flüssigkeitsräumen *gezielte* Substitution von Erythrocyten, Plasmaeiweißen, Elektrolyten und Wasser wieder herzustellen. Diese Aufgabe läßt sich mit den hier zu besprechenden kolloidalen Substanzen nicht erreichen. Wir betreiben bei der Anwendung dieser Infusionslösungen keine gezielte Substitutionstherapie, sondern führen nur einen vorübergehenden intravasalen Volumenersatz durch.

Es besteht heute kein Zweifel mehr daran, daß die Hypovolämie bei der Entstehung des Schocks die entscheidende Rolle spielt. Wir mußten, wie Allgöwer uns vor Jahren aufforderte, lernen, in Blutvolumen zu denken, um die Schocktherapie den Erfordernissen anzupassen. Die neueren Forschungsergebnisse über die Mikrozirkulationsstörungen, vor allem aber die Stoffwechseldysregulationen beim Schock, weisen jedoch nachdrücklich darauf hin, daß bei einer ausgeprägten, vor allem länger bestehenden Hypovolämie die alleinige Volumensubstitution nicht mehr ausreichen kann, um eine Normalisierung herbeizuführen. Die von Allgöwer aufgestellte grundsätzliche Forderung läßt sich somit ergänzen: Wir müssen im Volumen denken, aber das vorhandene Defizit in Relation zu dem entscheidenden Zeitfaktor setzen. Aus dieser Feststellung, die aus den unbestrittenen Forschungsergebnissen über die Pathogenese des Schocks abzuleiten ist, ergeben sich die Forderungen, die wir für kolloidale Volumenersatzmittel aufzustellen haben. Nur ein möglichst frühzeitiger Flüssigkeitsersatz mit einem Mittel, das über eine dem Blut entsprechende Volumenwirkung bei ausreichender intravasaler Verweildauer verfügt und dadurch zu einem vollständigen und genügend lange anhaltenden Ausgleich des Defizits führt, ist für diese Aufgabe geeignet. Jeder andere Deutungsversuch geht nicht von dem klar definierbaren Schockgeschehen, sondern nur von den Möglichkeiten aus, die die verschiedenen Volumenersatzmittel beinhalten. Ersatzmittel werden doch nur verwandt, da wir 1. am Unfallort oder bei der Erstversorgung in der Klinik Blut und seine Derivate nicht sofort oder auch nicht in genügendem Umfange zur Verfügung haben und wir 2. aus den experimentellen Untersuchungen wissen, daß es zunächst ausreicht, eine der zahlreichen Funktionen des Blutes, nämlich vorwiegend die onkotische Wirkung der Albumine zusammen mit einer isotonen Flüssigkeit zu ersetzen, um Zeit zu gewinnen und die sich anbahnende Dysregulation im ersten Stadium abzufangen. Die Verweildauer darf weder zu kurz noch zu lang sein. Sie sollte bei kleineren Verlusten ausreichen, um die Entstehung einer erneuten Hypovolämie bis zu einem, durch körpereigene Regulationen erreichten Ausgleich zu verhindern, sie darf andererseits die gezielte, echte Substitution, wie sie bei größeren Verlusten innerhalb der ersten 24 Std erforderlich ist, nicht unmöglich machen. Eine dem Blut entsprechende Volumenwirkung müßte daher für ca. 4–6 Std erhalten bleiben. Sie haben aus den Ergebnissen, die Halmágyi vortrug, ersehen können, daß diese Forderung nur von den Dextranpräparaten erfüllt wird. Bei einigen kolloidalen Volumenersatzmitteln wird in letzter Zeit eine im Vergleich zum Blut auf ca. 60% reduzierte Volumenwirkung herausgestellt und betont, daß durch die Verteilung der Lösung auf den intra- und extravasalen Raum die Volumenauffüllung besser zu kontrollieren, insbesondere eine Hypervolämie zu vermeiden sei. Diese Argumente gehen auf Grund der zitierten Untersuchungsergebnisse an den Tatsachen vorbei. Sie treffen in gewissem Umfange lediglich für einen vor dem Trauma dehydrierten Patienten zu, sie ändern aber nichts daran, daß in jedem Falle primär eine Normovolämie die Voraussetzung für die Normalisierung der Hämodynamik darstellt. Unsere Forderungen schließen dagegen nicht aus, daß zur Erzielung der Homoeostase so bald wie möglich, aber erst nach adäquatem Ausgleich des intravasalen Defizits, eine gezielte Therapie mit Elektrolytlösungen erfolgen muß, um zusätzliche, jedoch nicht grundsätzlich vorhandene und von Fall zu Fall wechselnde Störungen im extra- und intracellulären Raum zu beseitigen. Im Zusammenhang mit den kolloidalen Volumenersatzmitteln haben wir uns nur mit der Substitution des Volumens zu befassen, mehr darf und kann man von diesen Substanzen nicht erwarten. Viele Einwände, die gegen die kolloidalen Volumenersatzmittel vorgebracht werden, beachten diese Voraussetzungen nicht. Sie stiften insbesondere deswegen Verwirrung, da immer wieder ältere Untersuchungsergebnisse zitiert werden, die jedoch auf die seit einigen Jahren im Handel befindlichen Zubereitungsformen nicht mehr zutreffen. Ich kann hier nur einige Einwände besprechen:

1. Die Synthese vom Plasmaeiweiß wird nur von solchen hochmolekularen Substanzen behindert, deren Verweildauer größer ist als die durch Eigenregulation mögliche Ersatzquote. Diese Voraussetzung trifft für keines der in Deutschland im Handel befindlichen Präparate zu. Nach Liljedahl u. Mitarb. befanden sich Tiere, bei denen Blut entnommen und das Defizit mit einem 10%igen niedermolekularen Dextran ausgeglichen wurde, 24 Std später in einem schlechteren Zustand als unbehandelte Kontrolltiere. Die Autoren sehen hierin einen Beweis dafür, daß Dextran den Einstrom von Plasmaeiweiß verhindert, beachten jedoch leider nicht, daß Rheomacrodex, wie Ihnen hier demonstriert wurde, nur eine kurzzeitige Verweildauer, jedoch ein starkes Wasserbindungsvermögen besitzt und daher zum primären Ersatz eines Volumendefizits ungeeignet erscheinen muß. Der nach 24 Std schlechtere Zustand der nicht adäquat behandelten Tiere ist zum Teil auf die nicht ersetzten Wasserverluste, also Veränderungen, die sich im extravasalen Raum abspielen, sicher aber nicht auf eine Behinderung des Einstromes von Plasmaeiweißen in den intravasalen Raum zurückzuführen. Diese Deutung wird durch die Untersuchungen von Schwarzkopff bestätigt, der feststellte, daß die absolute Menge an zirkulierendem Albumin nach einer Dextraninfusion nicht abnimmt, sondern im Gegenteil vermehrt ist.

2. Eine präparat-spezifische Allergie, die früher bei Dextranen vereinzelt beobachtet wurde, konnte in den letzten Jahren nicht mehr nachgewiesen werden.

3. Hämostasedefekte sind bei Verwendung therapeutischer Dosen nach Dextranzufuhr nur dann zu erwarten, wenn bereits vorher Schädigungen am Gerinnungssystem bestanden.

4. Obwohl die pH-Werte der Lösungen zum Teil deutlich im sauren Bereich liegen, stellt die Zufuhr wegen der geringen Titrationsacidität keine Belastung für die Alkalireserve dar (Müller). Moore stellte fest, daß die Verbesserung der Durchblutung, die mit Volumenersatzmitteln erreicht wird, die infolge der Hypovolämie verminderte Gesamtpufferkapazität bis auf das 10fache steigern kann.

Aus der bisherigen Darstellung ergeben sich die therapeutischen Möglichkeiten, die uns die kolloidalen Volumenersatzmittel erschließen. Sie sind grundsätzlich dann indiziert, wenn im Rahmen einer Notfallbehandlung die Notwendigkeit besteht, ein eingetretenes intravasales Volumendefizit so schnell wie möglich auszugleichen. Gesamtmengen bis zu 2 l bedingen bei Erwachsenen keine wesentlichen Störungen physiologischer Vorgänge. Kolloidale Volumenersatzmittel haben lediglich die Aufgabe, die bestehende Hypovolämie auszugleichen, sie besitzen keine biologischen Funktionen. Bis zu Verlusten von ca. 1000 ml genügt im allgemeinen die alleinige Zufuhr dieser Infusionslösungen, um die Zeit zu überbrücken, bis das entstandene Defizit an Plasmaeiweiß etc. durch körpereigene Regulationen ausgeglichen wird. Liegen die Verluste höher, so wird eine gezielte Substitution mit Blut, Eiweiß, Wasser und Elektrolyten erforderlich, um die Homoeostase wieder herzustellen. Am Beispiel eines speziellen Traumas, der Verbrennungsverletzung, läßt sich feststellen, daß Volumenersatzmittel zur Bekämpfung des Verbrennungsschocks, nicht aber zur Behandlung der Verbrennungskrankheit geeignet sind.

Ich sah die Aufgabe meines Referates darin, an einige, für die Anwendung kolloidaler Volumenersatzmittel wichtige Voraussetzungen und Definitionen zu erinnern, da sich hieraus zwangsläufig ein klar abgrenzbares Indikationsgebiet ergibt.

Herstellung: Universitätsdruckerei Mainz GmbH

Erschienene Bände:

---

1 **Resuscitation Controversial Aspects.** Chairman and Editor: Peter Safar. VI, 64 pages, 1963. DM 10,—

2 **Hypnosis in Anaesthesiology.** Chairman and Editor: Jean Lassner. VIII, 51 pages, 1964. DM 8,50

3 **Schock und Plasmaexpander.** Herausgegeben von K. Horatz und R. Frey. 60 Abb., VIII, 154 Seiten, 1964. DM 18,—

4 **Die intravenöse Kurznarkose mit dem neuen Phenoxyessigsäurederivat Propanidid** (Epontol®) (3-Methoxy-4-(N,N-diäthylcarbamoylmethoxy)-phenylessigsäure-n-propylester), Herausgegeben von K. Horatz, R. Frey und M. Zindler. 163 Abb., XII, 318 Seiten, 1965. DM 21,—

5 **Infusionsprobleme in der Chirurgie.** Unter dem Vorsitz von M. Allgöwer. Leiter und Herausgeber: U. F. Gruber. 14 Abb., IX, 108 Seiten, 1965. DM 7,20

6 **Parenterale Ernährung.** Herausgegeben von K. Lang, R. Frey und M. Halmágyi. 47 Abb., X, 156 Seiten, 1966. DM 19,60

7 **Grundlagen und Ergebnisse der Venendruckmessung zur Prüfung des zirkulierenden Blutvolumens.** Von V. Feurstein. 21 Abb. und 2 Tab., VIII, 37 Seiten, 1965. DM 9,60

9 **Die Neuroleptanalgesie.** Herausgegeben von W. F. Henschel. 80 Abb., XII, 207 Seiten, 1966. DM 36,—

10 **Auswirkungen der Atemmechanik auf den Kreislauf.** Von R. Schorer. 17 Abb., VIII, 58 Seiten, 1965. DM 14,—

12 **Sauerstoffversorgung und Säure-Basenhaushalt in tiefer Hypothermie.** Von P. Lundsgaard-Hansen. 15 Abb., VIII, 91 Seiten, 1966. DM 18.—

14 **Die Technik der Lokalanaesthesie.** Von H. Nolte. 29 Abb., VIII, 53 Seiten, 1966. DM 6.—

16 **Anaesthesiologische Probleme in der HNO-Heilkunde und Kieferchirurgie.** Herausgegeben von K. Horatz und H. Kreuscher. 3 Abb., VIII, 39 Seiten, 1966. DM 9,60

17 **Probleme der Intensivbehandlung.** Von K. Horatz und R. Frey. 50 Abb., XII, 119 Seiten, 1966. DM 19,80

In Vorbereitung:

---

8 **IIIrd World Congress of Anaesthesiology São Paulo 1964.** Editors: R. Frey, R. R. Macintosh, J. E. Eckenhoff, Juan A. Nesi, Ph. R. Bromage, C. Gray, M. Digby Leigh, Lucien E. Morris

11 **Der Elektrolytstoffwechsel von Hirngewebe und seine Beeinflussung durch Narkosemittel.** Ein Beitrag zum Problem der Narkosetheorien. Von W. Klaus

15 **Anaesthesie und Notfallmedizin.** Herausgegeben von K. Hutschenreuter